Spurensuche im myofaszialen System –

Die Behandlung von Schmerzen

Bettina Tamura

SPURENSUCHE IM MYOFASZIALEN SYSTEM

Die Behandlung von Schmerzen

Bettina Tamura

PFLAUM
VERLAG

Autorin

Bettina Tamura
Email tamura@muskeltherapie.com

Hinweis

Die medizinische Entwicklung schreitet permanent fort. Neue Erkenntnisse, was Medikation und Behandlung angeht, sind die Folge. Autor und Verlag haben alle Texte mit großer Sorgfalt erarbeitet, um alle Angaben dem Wissensstand zum Zeitpunkt der Veröffentlichung anzupassen. Dennoch ist der Leser aufgefordert, Dosierungen und Kontraindikationen aller verwendeten Präparate und medizinischen Behandlungsverfahren anhand etwaiger Beipackzettel und Bedienungsanleitungen eigenverantwortlich zu prüfen, um eventuelle Abweichungen festzustellen.

ISBN

978-3-7905-1066-9

Druck

Sommer media GmbH & Co. KG, Feuchtwangen

Bibliografische Information

Die Deutsche Nationalbibliothek verzeichnet diese Publikation in der Deutschen Nationalbibliografie; detaillierte bibliografische Daten sind im Internet über http://dnb.d-nb.de abrufbar.

INHALT

Teil 2
Spezielle Schmerzphänomene
Ab Seite 133

2

Teil 3 Spezielle Diagnosen

Ab Seite 177

3

Teil 5 Behandlungstechniken zum Nachschlagen

Ab Seite 215

5

6

Anhang

DANKSAGUNG

Diese Arbeit ist das Ergebnis meiner jahrzehntelangen Beschäftigung mit dem Thema Schmerzbehandlung in der Physiotherapie. Auf meinem Weg begegnete ich einigen Menschen, die mich inspirierten. In den 90er-Jahren war es Walter Packi, der die ersten Ideen zu einer alternativen Schmerzbetrachtung hatte. Auch Dr. Brügger beschrieb einige Aspekte, die mich zum Nachdenken brachten. Vor allem meinen Patienten, die mir Vertrauen schenkten und sich in meine Behandlung begaben, verdanke ich viele Erkenntnisse. Ihre Schmerzen spornten mich an, nach Lösungsmöglichkeiten zu forschen.

Besonderer Dank gilt meinen Kindern. Meine Tochter Nina hat mir mit ihrer sprachlichen Begabung wertvolle Hilfe gelcistet und sehr zur besseren Verständlichkeit des Buches beigetragen. Mein Sohn Robin hat geduldig alle Funktionslinien in die Fotos gezeichnet.

Das myofasziale System birgt noch viele Geheimnisse. Viele Zusammenhänge mit Schmerzen oder anderen Erkrankungen liegen noch im Dunkeln. Machen wir uns auf, sie weiter zu erforschen!

VORWORT

In diesem Buch möchte ich einen Weg beschreiben, wie man die Ursache von Schmerzen im myofaszialen System, den Muskeln und Faszien, aufspüren kann. Dieser Weg beruht auf meinen Erfahrungen der letzten 20 Jahre, in denen ich die funktionelle muskeltherapie nach tamura® (fmt) entwickelt habe. Sie ist als eigenes Markenzeichen geschützt. Seit meinem ersten Buch im Jahre 2010 sind viele neue Erkenntnisse sowohl aus der Praxis als auch der Forschung hinzugekommen, die ich gerne hier teilen möchte.

Mit der fmt können myofasziale Störungen ausfindig gemacht und behandelt werden. Störungen dieser Art können verschiedenste Schmerzen und Symptomatiken verursachen. Das myofasziale System durchzieht den gesamten Körper und bildet eine funktionell verbundene Einheit. Deshalb bedarf es eines Testsystems, das den gesamten Körper bei der Suche nach der Schmerzursache miteinbezieht.

Die fmt kann syndromübergreifend auf jede Art von Schmerzen angewendet werden. Dieses Buch dient der konkreten Anleitung für die Praxis, gedacht für alle Therapeuten, die sich mit der Behandlung von Schmerzen beschäftigen. Die Untersuchungs- und Behandlungsschritte sind genau beschrieben und somit sofort umsetzbar.

Im ersten Teil beschreibe ich die Grundlagen der fmt. Neben einer Vorstellung des myofaszialen Systems erkläre ich die Entstehung von Schmerzen aufgrund von myofaszialen Störungen. Darauf basieren die Prinzipien des Testsystems der fmt, mit dem diese Störungen aufgespürt werden können. Ich stelle sowohl einige Basistests vor, die häufig einen guten Einstieg darstellen, als auch vertiefende Testmöglichkeiten. Schließlich erläutere ich die grundlegende Behandlungstechnik, mit der die gefundenen Störungen aufgelöst werden können. Dieses Grundwissen ermöglicht bereits den Einstieg in die praktische Anwendung.

Der zweite Teil befasst sich mit der Untersuchung und Behandlung spezieller Schmerzphänomene im Bewegungsapparat, wie z. B. Schmerzen beim Treppensteigen. Im dritten Teil weite ich die Behandlungsmöglichkeiten über den Bewegungsapparat hinaus auf internistische Probleme und weitere Diagnosen aus. Der vierte Teil erläutert – ergänzend zur Schmerzbehandlung – das verlängernde Muskeltraining nach fmt. Es bietet eine effektive Möglichkeit zur Prävention und Erhaltung eines gesunden myofaszialen Systems. Abschließend bietet der fünfte Teil eine Übersicht der Behandlungstechniken für bestimmte Körperregionen, in denen die Lagerung des Patienten sowie Haltung und Griffe des Therapeuten schnell nachgeschlagen werden können.

Das Buch ist so konzipiert, dass der Leser mit konkreten Anleitungen zügig eigene Erfahrungen sammeln kann. Aufgrund der Komplexität des myofaszialen Systems ist aber nicht jeder mögliche Fall abgedeckt. Mit zunehmender Übung können Sie die Grundprinzipien der Testmethode nach fmt intuitiv und kreativ anwenden. Die Methode lässt dabei Raum für eigene Ideen und Weiterentwicklung.

Celle, April 2018 Bettina Tamura

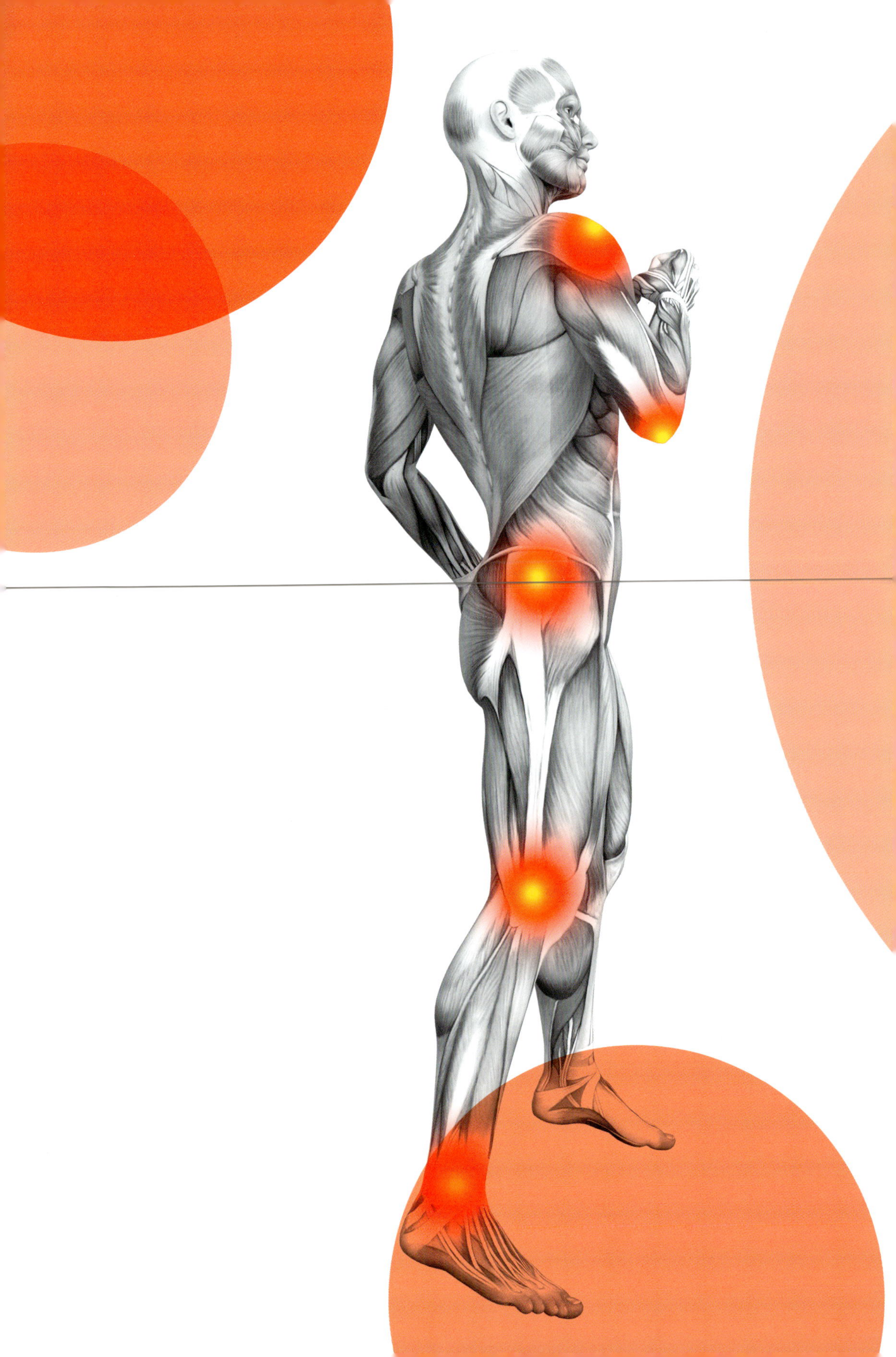

Teil 1
Grundlagen

Theoretische Grundlagen

1

1.1 DAS MYOFASZIALE SYSTEM

Das myofasziale System besteht aus Muskeln und Bindegewebe und ermöglicht uns Bewegung. Durchzogen von Rezeptoren stellt es außerdem das größte Sinnesorgan des Körpers dar. Das Wort „myofaszial“ setzt sich aus den beiden Teilen „myo“ und „faszial“ zusammen. „Myo“ stammt aus dem Griechischen und bedeutet Muskel. „Faszia“ kommt aus dem Lateinischen und bedeutet Bündel, Band oder Verbund. Damit ist das verbindende Gewebe, sprich das Bindegewebe, gemeint. Unter Faszien verstand man bisher nur die bindegewebigen Hüllen um unsere Muskulatur. Faszienforscher haben sich aber nun darauf geeinigt, auch das feinste Bindegewebe innerhalb und außerhalb der Muskelzellen (Epi-, Peri- und Endomysium), die Sehnen, Aponeurosen und Gelenkkapseln als Faszien zu bezeichnen [10]. Blut, Knochen und Knorpel, die klassischerweise auch zum Bindegewebe gezählt werden, gehören allerdings nicht dazu.

An jeder Bewegung ist das myofasziale System beteiligt. Wie sich die Wellen um einen ins Wasser geworfenen Stein ausbreiten, so sollte sich eine Bewegung ungehindert im Körper ausbreiten können. Wird dieser Fluss an irgendeiner Stelle behindert oder gestoppt, so wird die Funktion gestört. Bei kleinen Bewegungen, z. B. beim Beugen und Strecken eines Fingers, ist dieses Weiterfließen kaum sichtbar, bei größeren Bewegungen, z. B. beim Gehen, ist es nicht zu übersehen. Dieses Zusammenspiel wird durch das myofasziale System ermöglicht. Es ist das größte Organ des Körpers.

Um zu verstehen, welche Anteile des myofaszialen Gewebes wir später bei der Behandlung beeinflussen, ist es wichtig, die einzelnen Bestandteile und deren Funktionen zu kennen.

1.1.1 Bestandteile des myofaszialen Systems

- **Fascia superficialis**
  Die gelbliche, unebene, aus lockerem Bindegewebe bestehende Faszia superficialis hüllt den gesamten Körper ein und liegt direkt zwischen der oberen und tiefen Fettschicht der Haut, mit der sie über Retinacula verbunden ist und eine Einheit bildet.

  Die Haut mit der Fascia superficialis gleitet über der Fascia profunda. Zwischen ihnen liegt ein gleitfähiges Netz aus Retinacula. Wunderschön sichtbar gemacht hat dies Dr. Jean-Claude Guimberteau in seinen Filmaufnahmen „Strolling under the skin“ [4].

- **Fascia profunda** (s. Abb. 1.1)
  Die Faszia profunda ist eine glatte, silbrige Hülle um unsere gesamte Muskulatur. Sie ist fester als die oberflächliche Faszie und gleitet über der Muskulatur oder ist teilweise mit ihr verwachsen.

- **Septi intermusculares** (s. Abb. 1.2)
  Die Septi intermusculares gehen von der Faszia profunda aus und trennen einzelne Muskelgruppen, um ihnen Führung und Gleiten wie in einem Kanal zu ermöglichen.
- **Muskeln mit Epi-, Peri- und Endomysium** (s. Abb. 1.3)
  Das Epimysium ist die direkte äußere Umhüllung eines Muskels. Das Perimysium umschließt einzelne Muskelfaserbündel und das Endomysium umhüllt die einzelnen Muskelfasern.

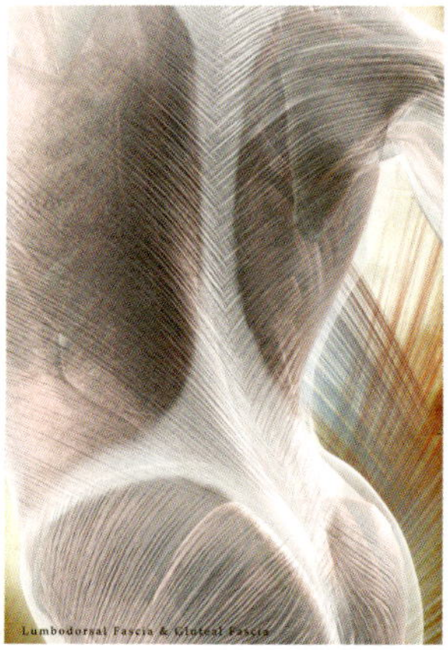

Abb. 1.1

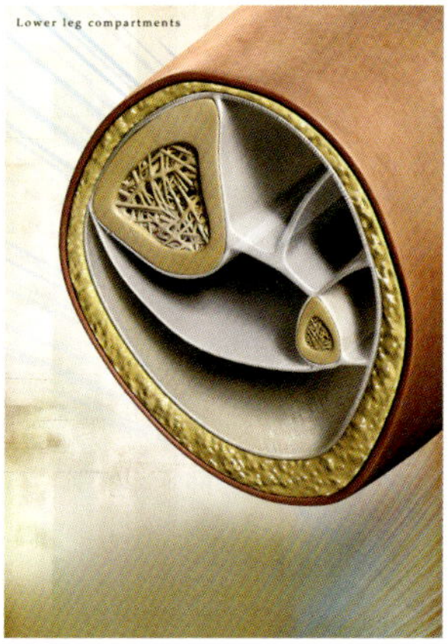

Abb. 1.2

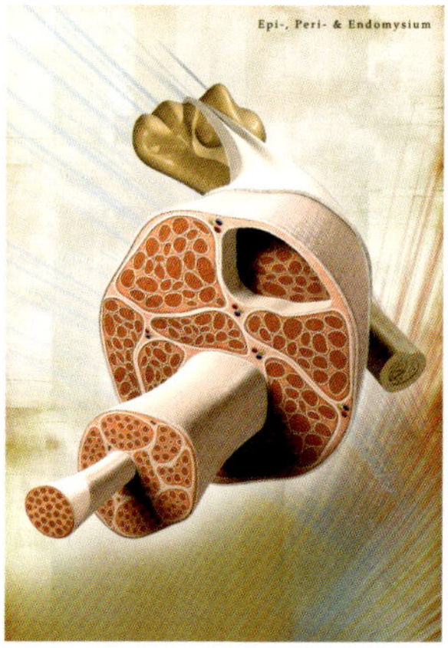

Abb. 1.3

Bilder: (©fascialnet.com)

- **Aktin und Myosin mit begleitendem Bindegewebe**
  Aktin und Myosin sind die eigentlichen kontraktilen Elemente im Muskel. Auch sie werden von feinstem Bindegewebe begleitet.
- **Sehnen, Bänder, Gelenkkapseln, Aponeurosen**
  All diese Strukturen sind direkt oder indirekt mit den oben beschriebenen Faszien verbunden.
- **Viszerale Faszien**
  Die viszeralen Faszien bilden ein Netzwerk aus Hüllen und Beuteln, das unseren Organen Form und Halt gibt.
- **Myofasziale Funktionslinien**
  Als funktionellen Bestandteil des myofaszialen Systems habe ich den Begriff der myofaszialen Funktionslinien kreiert. Myofasziale Funktionslinien bieten ein Hilfsmittel, um die bei einer Bewegung oder Haltung involvierten Strukturen genau zu erfassen. Funktionslinien sind hierbei nicht mit Muskelketten zu verwechseln. Muskelketten sind hintereinander verlaufende ganze Muskeln oder Muskelgruppen, die funktionell zusammenarbeiten, wie sie z. B. von Thomas W. Myers in seinem Buch „Anatomy trains" [8] beschrieben werden. Entweder sie arbeiten als sich kontrahierende oder verlängernde Kette zusammen. Im Gegensatz zu Muskelketten sind myofasziale Funktionslinien nicht in erster Linie nach

ihrer anatomischen Zusammengehörigkeit definiert, sondern in Bezug auf die Bewegungen, an denen sie beteiligt sind. Wir können unseren Körper auf verschiedenste Weise und mit großer Präzision bewegen. Jede dieser Bewegungen können wir mit Hilfe individueller Funktionslinien beschreiben. Hierbei handelt es sich um sämtliche myofaszialen Strukturen, die durch Verlängerung oder Kontraktion die Bewegung ermöglichen. Man könnte also in einem bestimmten Moment einer Bewegung eine Linie durch den Körper ziehen, die zeigt, wo Verlängerung bzw. Kontraktion stattfindet. Die Charakterisierung der Funktionslinie erfolgt hierbei auf weit präziserer Ebene als ganzer Muskelketten. Menschen sind nun mal keine Roboter, die stets auf exakt die gleiche Weise den Arm heben. Um der Vielfalt unserer Bewegungen gerecht zu werden, beschreiben wir die Funktionslinien auf der Ebene einzelner in einer Linie liegender Muskelfaserbündel mit den begleitenden Faszien. Je nach Bewegung des Körpers und der Extremitäten im Raum sind verschiedene myofasziale Funktionslinien beteiligt. Bei jeder kleinsten Änderung der Körperhaltung wechseln auch die beteiligten myofaszialen Funktionslinien. Diese genau zu erfassen ist unabdingbar, um der Schmerzursache im myofaszialen System auf die Spur zu kommen.

Merke

Das fasziale Bindegewebe bildet eine Kontinuität durch den gesamten Körper. Dadurch hängt alles direkt oder indirekt zusammen und jede Spannungsänderung, jeder Zug wirkt sich auf alle übrigen myofaszialen Abschnitte aus. Auch Muskeln und fasziales Gewebe sind funktionell nicht voneinander zu trennen. Sie sind miteinander verwoben. Wenn ich also von Muskeln spreche, meine ich immer auch das begleitende fasziale Gewebe.

1.1.2 Aufgaben des myofaszialen Systems

- **Bewegung ermöglichen**
  Bewegungen werden von myofaszialen Funktionslinien auf der agonistischen und antagonistischen Seite realisiert.

  Jede Bewegung sollte fließend, uneingeschränkt und schmerzfrei möglich sein. Das verlangt sowohl das Anspannen, als auch das ungehinderte Nachgeben verschiedener myofaszialer Funktionslinien.

- **Kraftübertragung**
  Muskeln setzen nicht nur an Knochen an, sondern sind teilweise auch mit Faszien fest verbunden, die bei der Kraftübertragung helfen. Statt sich also am Knochen zu verankern, kann sich ein Muskel auch teilweise an der tiefen Faszie verankern. Das wird z. B. deutlich beim Abriss der langen Bizepssehne am Arm. Aufgrund der Verbindung mit der tiefen Faszie bleibt trotzdem ein Teil der Muskelfunktion erhalten.

- **Katapult-Mechanismus** [7]
  Der Katapult-Mechanismus entsteht durch die elastische Speicherkapazität der Faszien. Sie werden wie Gummibänder vorgespannt und beim Loslassen wird die

darin gespeicherte kinetische Energie frei und unterstützt so den Muskel. Auf diese Weise wird z. B. die Wadenmuskulatur beim Rennen unterstützt.

- **Sinnesorgan** [9]
  Das Fasziennetz ist das größte Sinnesorgan des Menschen. Verschiedene Rezeptoren (Golgi, Ruffini, Pacini, Muskelspindeln, freie Nervenendigungen) registrieren unsere Lage im Raum, Dehnung, Druck, Vibration, Scherkräfte, Anspannung sowie chemische und thermische Reize. Bei Zug auf fasziales Gewebe entstehen piezoelektrische Signale, die sich über das Fasziennetz ausbreiten und so Informationen blitzschnell weiterleiten.

- **Gleiten**
  Faszien ermöglichen das Gleiten von verschiedenen Gewebeschichten gegeneinander, sodass die unterschiedlichen Muskelschichten, Gefäße und Nerven bei Bewegung ungehindert gegeneinander gleiten können.

- **Halt und Form**
  Faszien bieten Halt und entlasten die Muskeln. Ein Beispiel ist der Tractus iliotibialis, eine Verstärkung der Fascia lata am lateralen Oberschenkel. Wenn wir beim Stehen nur ein Bein belasten und das Becken des Spielbeines locker fallen lassen, dann brauchen wir wenig Muskelkraft und „hängen uns quasi in unseren Tractus hinein".

  Faszien tragen außerdem viel zur Struktur unseres Körpers bei. Zum Beispiel wird die Querstreifung der Skelettmuskeln und die Führung der Aktin- und Myosinfilamente durch Bindegewebe gewährleistet. Bei Organen werden die spezialisierten Zellen in einer bestimmten Form zusammengehalten.

- **Schutz**
  Faszien bieten Schutz vor Gewalteinwirkung von außen und bilden eine Barriere gegen Infektionen.

- **Wärmehaushalt**
  Muskeln erzeugen durch Ihre Aktivität Wärme im Körper.

- **Unterstützung des venösen Rückflusses**
  Faszien fördern auch den venösen Rückfluss. Spannt sich die Wadenmuskulatur an, wird auch die umhüllende Faszie gespannt und das Blut aus den darin verlaufenden Venen weiter in Richtung Herzen gepresst.

1.1.3 Anpassungsfähigkeit des myofaszialen Systems

Das myofasziale System ist nicht statisch, sondern in der Lage, sich an Anforderungen anzupassen. Durch körperliches Training kann es z. B. mehr Kraft, Länge, Elastizität und Gleitfähigkeit gewinnen. Die Dicke und Anordnung der Fasern des Bindegewebes und der Muskeln passen sich den Anforderungen an. Beispielsweise entsteht der Tractus iliotibialis erst durch den aufrechten Gang, der eine besondere seitliche Stabilität des Oberschenkels erfordert.

Im Gegensatz dazu kommt es bei mangelnder Nutzung des myofaszialen Systems zu Atrophie, Verkürzung, Steifigkeit und Verklebung durch vermehrte Bildung von Crosslinks (ungeordnete planlose Querverbindungen zwischen den Bindegewebsfasern) [1]. Das Gewebe „verfilzt".

1.1.4 Funktionsstörungen des myofaszialen Systems

Funktionsstörungen des myofaszialen Systems sind die Hauptursache für Schmerzen. Auch wenn Gelenkveränderungen oder Nervenkompressionen eine Rolle spielen, so ist das myofasziale System daran stets beteiligt. Normalerweise werden Schmerzen hauptsächlich Gelenkveränderungen (z. B. Arthrosen, degenerative Gelenkveränderungen, Meniskusschäden, im Volksmund „Verschleiß") oder Nervenstörungen (z. B. „Ischiasschmerz", Bandscheibenschäden) zugeschrieben, obwohl wir wissen, dass degenerative Veränderungen oft nicht in Relation stehen zu den auftretenden Schmerzen. Es gibt Menschen mit deutlichen degenerativen Gelenkveränderungen, die keine Schmerzen haben und Menschen mit leichten degenerativen Veränderungen, die wiederum unter starken Schmerzen leiden. Gelenkveränderungen können also nicht die einzige Ursache für Schmerzen am Bewegungsapparat sein.

Daher können wir fast immer von einem „myofaszialen Schmerzsyndrom" sprechen, auch wenn noch andere Faktoren eine Rolle spielen können. Sogar bei manchen Beschwerden, die normalerweise dem internistischen oder gynäkologischen Bereich zugeordnet werden, wie z. B. Sodbrennen, Atemeinschränkungen und Menstruationsschmerzen, gibt es eine myofasziale Komponente (s. Kapitel 18).

Myofaszial bedingte Schmerzen entstehen, wenn eine Störung im faszialen Anteil des myofaszialen Systems vorliegt. Erkrankte myofasziale Abschnitte, die ihre Aufgabe im Team nicht mehr leisten können, müssen vor Belastung geschützt werden. Das erreicht der Organismus durch Kompensationsbewegungen, Schonhaltungen oder – wenn das nicht ausreicht –, durch Schmerz. Das kann so weit führen, dass kaum eine Bewegung mehr schmerzfrei ist, bzw. kaum eine Haltung gefunden werden kann, die schmerzfrei ist. Durch den Schmerz wird der Körper ruhiggestellt. Mehr zum Phänomen Schmerz wird in Kapitel 1.4 erläutert.

1.2 WORIN BESTEHT DIE STÖRUNG, DIE SCHMERZEN ZUGRUNDE LIEGT?

1.2.1 Gestörte Verlängerbarkeit

Durch Verletzungen, Verklebungen, erhöhte Spannungen oder Narben werden myofasziale Funktionslinien empfindlich gestört und können sich bei bestimmten Bewegungen oder Haltungen nicht mehr anpassen. Die Verlängerung und das Gegeneinandergleiten des Bindegewebes innerhalb verschiedener myofaszialer Funktionslinien ist dann bei diesen Bewegungen gestört. Das Auseinandergleiten der kontraktilen Elemente Aktin und Myosin ist eingeschränkt und so kann das Verlängerungspotential der betroffenen Muskelfasern nicht ausgeschöpft werden. Der Muskel kann somit seine maximal verlängerte Stellung nicht einnehmen. Dies kann zu erheblichen Schmerzen führen. Im Gegensatz dazu steht die Verkürzung eines Muskels.

Das häufigste Problem bei Schmerzen ist die gestörte Verlängerbarkeit auf der antagonistischen Seite innerhalb der beteiligten myofaszialen Funktionslinien. Die Schmerzursache liegt also nicht dort, wo sich Muskeln kontrahieren, sondern dort, wo sich Muskeln verlängern.

Verkürzung

Ist ein Muskel verkürzt, dann verfügt er nicht über genügend Sarkomere (kontraktile Grundeinheit innerhalb einer Muskelfaser) in Serie (s. Abb. 1.4). Das führt zu einer eingeschränkten Beweglichkeit. Die Myosin- und Aktinfilamente können zwar maximal auseinandergleiten, aber die Anzahl der in Serie geschalteten Sarkomere ist eingeschränkt und damit auch die maximal mögliche Länge des Muskels.

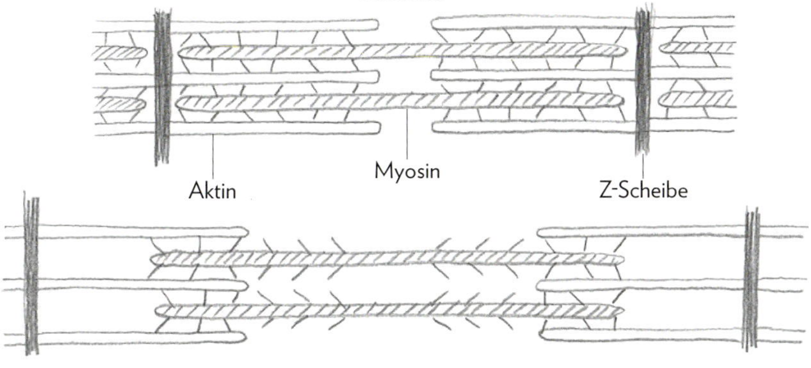

Abb. 1.4 Sarkomer

Merke

Die gestörte Verlängerbarkeit ist nicht zu verwechseln mit einer Muskelverkürzung.

1.2.2 Gestörte Verankerung

Schmerzen können auch ausgelöst werden, wenn Zug auf einen gestörten myofaszialen Abschnitt ausgeübt wird, ohne dass eine sichtbare Verlängerung stattfindet. Das ist z. B. der Fall, wenn sich myofasziale Funktionslinien zur Verankerung anspannen, z. B. bei der seitlichen Armhebung (s. Abb. 1.5), bei der das Gewicht des Armes durch die gegenüberliegenden seitlichen Rumpfmuskeln am Becken verankert wird. Die seitlichen Rumpfmuskeln müssen anspannen, um dem Armgewicht einen Gegenhalt zu bieten. Dabei wird das begleitende Bindegewebe auf Zug belastet.

Zusammenfassend können wir sagen, dass Verlängerung oder Zug einer gestörten myofaszialen Region für den Schmerz verantwortlich sind.

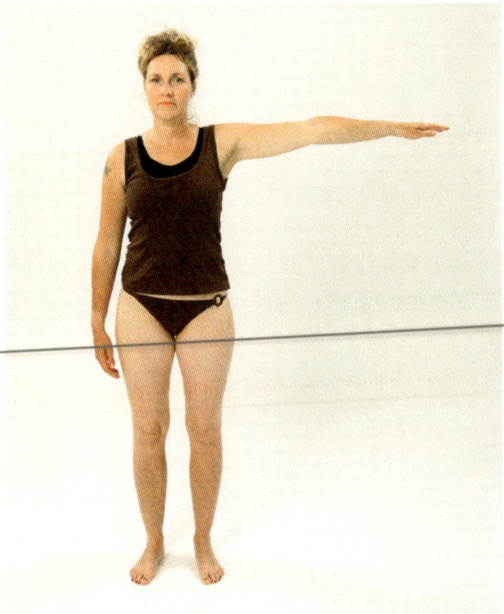

Abb. 1.5 Seitliche Armhebung

1.3 ENTSTEHUNG VON STÖRUNGEN IM MYOFASZIALEN SYSTEM

Störungen im myofaszialen System entstehen vorwiegend durch ungewohnte plötzliche oder ruckartige Längenforderung, die kleine Verletzungen im faszialen Gewebe hinterlassen. Dies wiederum führt zu erhöhter Spannung, Verklebung oder Vernarbung im Gewebe. Besonders bei plötzlicher exzentrischer Muskelarbeit (z. B. beim Versuch, sich abzufangen, wenn man ausrutscht) (s. Abb. 1.6).

Oder bei Längenforderung nach längerer Einstellung in angenäherter Stellung (z. B. schnelles Aufrichten nach langem Arbeiten in gebückter Haltung) (s. Abb. 1.7) kommt es zu solchen Spannungserhöhungen im faszialen Gewebe.

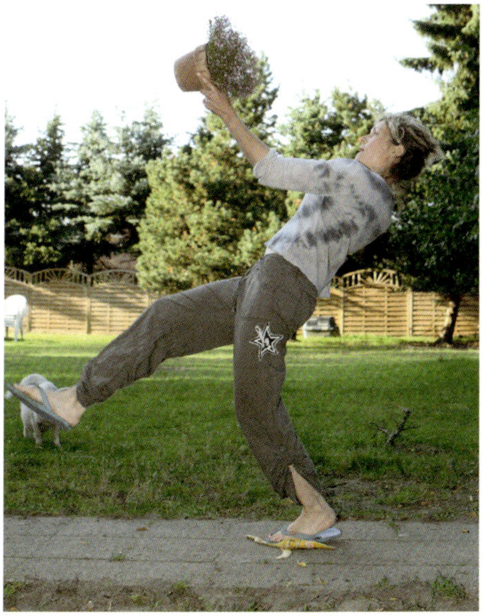

Abb. 1.6 Ausrutschen

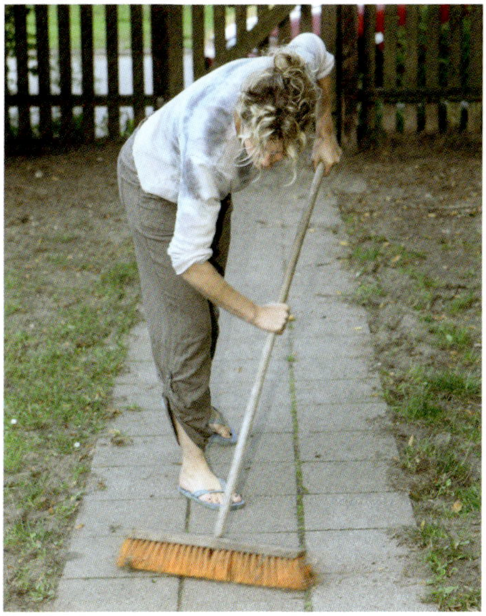

Abb. 1.7 Arbeit in gebückter Stellung

Zusätzlich ist unser myofasziales System im Laufe unseres Lebens vielen verschiedenen Belastungen ausgesetzt. Stürze, Unfälle, Überbelastungen, Distorsionen, Operationen und auch seelischer Stress hinterlassen ihre Spuren in diesem System.

Für die betroffenen myofaszialen Regionen ist die Kontraktion von Muskeln kein Problem, wohl aber die Verlängerung. So können eine oder mehrere betroffene myofasziale Abschnitte die Funktion der gesamten sich verlängernden myofaszialen Funktionslinie stören.

1.4 DAS PHÄNOMEN SCHMERZ

Wenn wir über Schmerz sprechen, müssen wir uns Folgendes bewusstmachen: Schmerz entsteht in unserem Gehirn. Schmerz ist keine Sinnesqualität wie Licht, das zu unseren Augen kommt oder Schall, der unsere Ohren erreicht. Schmerz kommt *nicht* von außen, wird über Nozizeptoren zum Gehirn geleitet und dann spürbar. Schmerz ist keine messbare, physikalische Größe.

Nozizeptoren, freie Nervenendigungen, reagieren auf chemische oder physikalische Reize, die unserem Körper schaden. Das Wort Nozizeptor leitet sich ab vom lateinischen Wort "nocere", was "schaden" bedeutet. Schmerz wird also in unserem Gehirn erzeugt, um uns vor weiterem Schaden zu schützen. Zum Beispiel halten wir unser

Bein ruhig, wenn es gebrochen ist. Wir treten nicht auf, wenn wir umgeknickt sind und uns unsere Bänder gezerrt haben.

Bei Störungen im myofaszialen System entsteht Schonung nach demselben Prinzip. Wenn bestimmte Bewegungen oder Haltungen schmerzhaft sind, sorgt der Schmerz dafür, dass wir diese Bewegungen oder Haltungen vermeiden und damit gestörte Regionen im myofaszialen System vor weiterem Schaden schützen. Wenn die Störung aufgelöst wird, verschwindet auch der Schmerz.

1.4.1 Schmerzort gleich Schmerzursache?

Allgemein wird davon ausgegangen, dass Schmerzort und -ursache sich decken oder zumindest sehr nahe beieinanderliegen, wie z. B. bei einem Wespenstich. Bei myofaszial bedingtem Schmerz liegen Ort und Ursache jedoch nicht beieinander. Diese Überzeugung ist die elementare Grundlage der funktionellen muskeltherapie nach tamura* und hat überhaupt erst dazu geführt, ein solches Testverfahren zu entwickeln.

Der Schmerz bringt uns dazu, bestimmte Bewegungen zu vermeiden. Um das zu erreichen, wird er dorthin projiziert, wo er dieses Ziel am besten erreicht. Der funktionsgestörte myofasziale Bereich soll vor Verlängerung und Zug geschützt werden. So wird jede Bewegung oder Haltung schmerzhaft, die dazu führen würde. Der Schmerz tritt meist dort auf, wo die Bewegung beginnt. Also z. B. im Schultergelenk bei Abduktion des Armes, obwohl die Ursache in der seitlichen Rumpfmuskulatur liegt. Die Herausforderung besteht also darin, herauszufinden, wo im myofaszialen System die Störung liegt.

Merke

Es ist entscheidend, zwischen der Ursache des Schmerzes und dem Ort, an dem er sich zeigt, zu differenzieren.

1.5 REAKTIONEN DES ORGANISMUS AUF STÖRUNGEN IM MYOFASZIALEN SYSTEM

Myofasziale Störungen führen nicht sofort zu Schmerzen, sondern erst einmal zu unbewussten subtilen Anpassungsreaktionen. Je höher die Anzahl der myofaszialen Störungen, desto deutlicher die Reaktionen des Organismus. Das kann bis hin zu massiven Schmerzen führen. Im Folgenden beschreibe ich die einzelnen Stadien der Reaktionen.

Unser ganzer Körper weist unzählige Rezeptoren auf, die unser Gehirn ständig über seinen Ist-Zustand informieren. So „weiß" unser Gehirn um alle Abweichungen vom gesunden Zustand sowohl aller Organe als auch des gesamten myofaszialen Systems und reagiert entsprechend darauf. Was das myofasziale System betrifft, so werden Bewegungen modifiziert, um erkrankte Strukturen zu schonen. Reicht dies nicht mehr aus, wird dem Körper durch Schmerz signalisiert, dass Vorsicht geboten ist bzw. bestimmte Bewegungen werden schmerzhaft, damit sie bewusst vermieden werden.

1.5.1 Veränderung der Bewegungsmuster

Eine Reaktion, die wir meist nicht bemerken, ist die geringfügige Veränderung einiger Bewegungsmuster. Dadurch vermeidet der Organismus, dass zu viel Länge von den erkrankten myofaszialen Abschnitten gefordert wird. Der Organismus ist erstaunlich lange in der Lage, solche Funktionsstörungen und ihre Auswirkungen durch dezente Bewegungsabweichungen zu kompensieren. Ein typisches Beispiel ist das Ausweichen in die Außenrotation beim Anziehen der Strümpfe (s. Abb. 1.8 und 1.9).

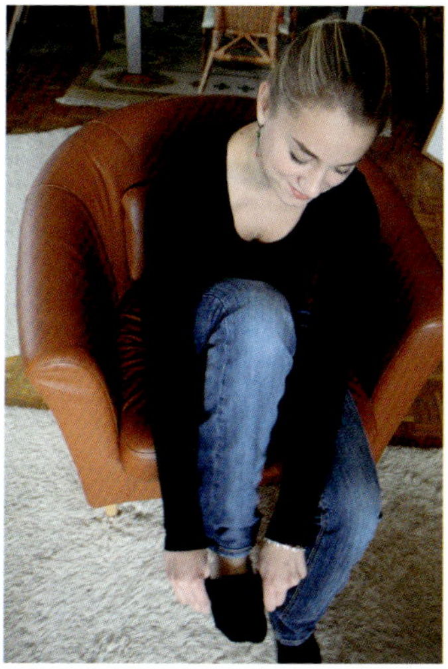

Abb. 1.8 Strümpfe Anziehen normal

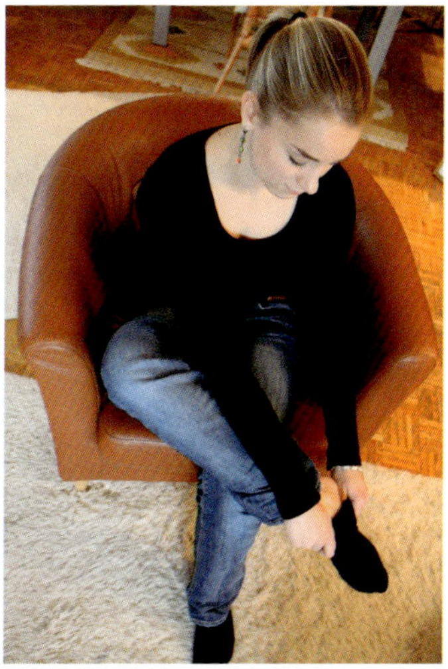

Abb. 1.9 Strümpfe Anziehen mit Ausweichbewegung

1.5.2 Schonhaltung

Eine dezente Schonhaltung besteht aus minimalen Abweichungen, die wir im Stand oder in Rückenlage gut beobachten können. Der Patient verliert das Gefühl für seine Mitte und zeigt insbesondere Abweichungen in der Rumpfsymmetrie. Wir sehen z. B. eine Translation des Beckens zu einer Seite, eine verstärkte Außen- oder Innenrotation eines Beines oder eine leichte Lateralflexion des Rumpfes. Obwohl der Patient das Gefühl hat, er liege bzw. stehe gerade, kann man Abweichungen von der Symmetrie beobachten. Diese Abweichungen machen deutlich, welche myofaszialen Abschnitte angenähert, also geschont werden.

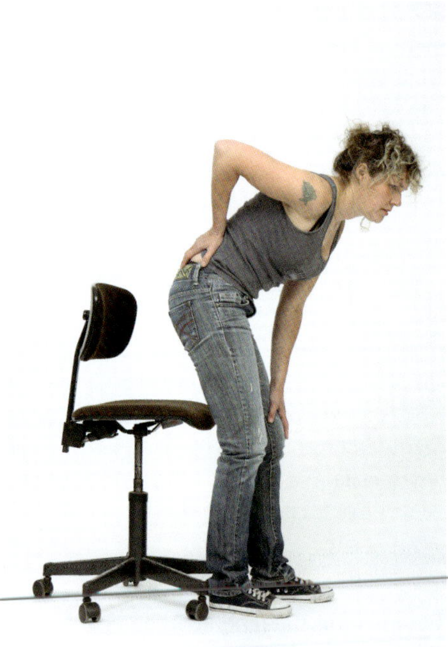

Bei einer sehr akuten Störung im myofaszialen System kommt es zu einer deutlichen Schonhaltung, die jegliche Verlängerung oder jeglichen Zug auf die betroffenen myofaszialen Abschnitte unterbindet. Typisch ist z.B. beim Hexenschuss die gebeugte Haltung mit der Unfähigkeit, sich ganz aufzurichten (s. Abb. 1.10).

Abb. 1.10 Schmerzen beim Aufrichten

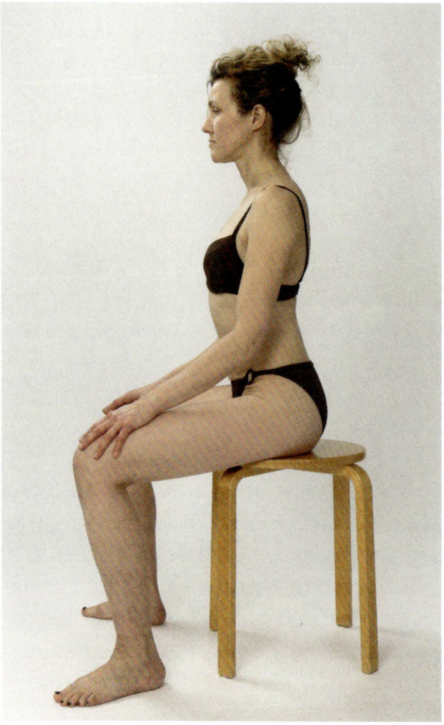

1.5.3 Schmerz

Der Schmerz ist für den Patienten natürlich die relevanteste Reaktion des Organismus. Er tritt jedoch nicht direkt im betroffenen myofaszialen Abschnitt auf, sondern dort, wo Muskeln durch ihre Kontraktion eine belastende Bewegung ausführen. Belastend heißt hier, dass diese Bewegung zu einer Verlängerung des gestörten myofaszialen Abschnitts führen würde. Damit es gar nicht erst dazu kommt, entsteht bereits vorher eine Schmerzempfindung.

Ein sehr häufiges Beispiel ist die Wirbelsäulenstreckung in Rückenlage oder im Sitz (s. Abb. 1.11).

Abb. 1.11 Rückenstreckung im Sitzen

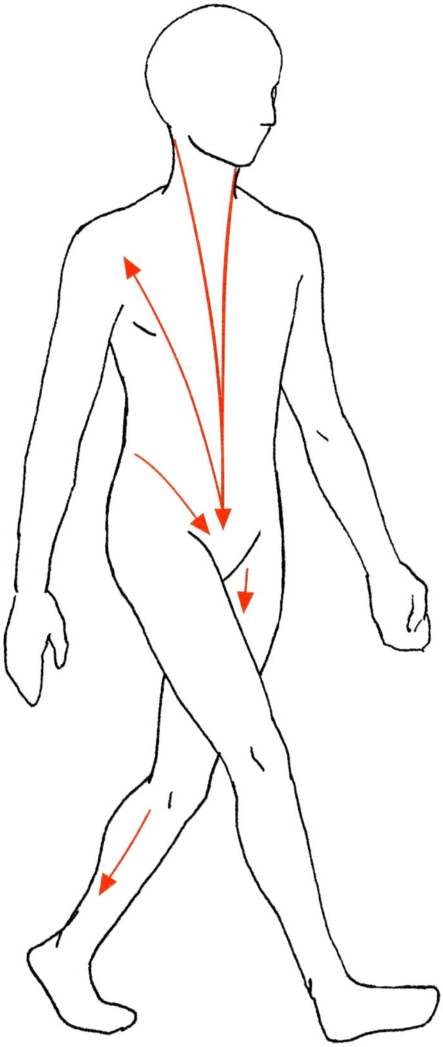

Abb. 1.12 Funktionslinien bei Fersenablösung

Kippt der Patient sein Becken und streckt den Rücken ganz durch, entsteht ein Schmerz im Rücken. Der Patient stoppt die Bewegung und der Organismus erreicht sein Ziel: den Schutz der Bauchmuskeln vor Verlängerung.

Seltener tritt der Schmerz in der verlängerten myofaszialen Funktionslinie auf und zwar dort, wo die Hauptbewegung stattfindet. Auch hier soll die Bewegung gebremst werden, um eine weitere Verlängerung dieser myofaszialen Funktionslinie zu unterbinden. Das Problem liegt hier ebenfalls in der verlängerten myofaszialen Funktionslinie, aber nicht direkt dort, wo der Schmerz auftritt, sondern weiter entfernt in den Abschnitten der weiterlaufenden Funktionslinien.

Beispiel: Beim Gehen tritt ein Schmerz in der Leiste auf und zwar kurz vor der Fersenablösung (s. Abb. 1.12).

Dabei befindet sich das betroffene Bein im Hüftgelenk in Extension. Die Hüftgelenksflexoren werden verlängert. Die Ursache für diesen Leistenschmerz liegt aber oft in den Fuß- und Zehenflexoren, die ebenfalls verlängert werden. Der Leistenschmerz dient hier dem Schutz dieser Muskeln/Faszien vor Verlängerung.

Diese verschiedenen Anpassungsreaktionen des Organismus machen wir uns zunutze, um der Schmerzursache auf die Spur zu kommen.

Grundlagen der Untersuchung nach fmt

2

Ziel der Untersuchung nach fmt ist, den Abschnitt der myofaszialen Funktionslinie aufzuspüren, der für den Schmerz verantwortlich ist. In diesem Kapitel erläutere ich das Grundwerkzeug, welches uns dies ermöglicht.

2.1 ANAMNESE

Um einen Überblick über die bisherigen Belastungen im Leben des Patienten zu bekommen, beginnen wir mit der Anamnese. Sie kann uns wichtige Hinweise liefern, in welchen Abschnitten das myofasziale System besonderen Belastungen ausgesetzt war. Der heute im Vordergrund stehende Schmerz ist nicht selten das Ergebnis einer langen Reihe von Ereignissen, die Veränderungen im myofaszialen Gewebe hervorgerufen haben. Körperliche und seelische Verletzungen hinterlassen ihre Spuren im faszialen Gewebe. Deshalb ist eine genaue Anamnese so hilfreich, denn sie führt uns oft zu versteckten Verklebungen, die vor langer Zeit entstanden sind.

2.1.1 Auslöser in der Vergangenheit

Wir fragen nach dem Beginn der Schmerzen. Gab es einen Auslöser? Wenn ja, was genau ist passiert? Wenn es ein Sturz oder ein Unfall war, bitten wir den Patienten, den Hergang genau zu beschreiben. Durch die Beschreibung, wie z. B. ein Sturz abgelaufen ist, können wir erkennen, welche Regionen ruckartig verlängert wurden.

Stürze oder Unfälle

Unfälle (Frakturen, Zerrungen, häufiges Umknicken) können beim Schmerzgeschehen eine wichtige Rolle spielen, weil sie auf versteckte Verklebungen im myofaszialen Gewebe hinweisen können. Auch wenn die Unfälle vor Jahrzehnten stattfanden, sind die daraus resultierenden unbehandelten myofaszialen Störungen immer noch wirksam. Muskeln und Faszien sind wie Elefanten! Sie vergessen nichts.

Beispiel Auffahrunfall

Durch die Wucht des von hinten aufprallenden Autos wird der Kopf durch seine Trägheit erst nach hinten und dann nach vorne geschleudert. Diese Bewegung macht natürlich nicht am Ende der Halswirbelsäule Halt. Sie läuft durch den Rumpf bis zu den Hüftgelenken und weiter bis zu den Füßen. Das Schleudern des Kopfes nach hinten verlängert ruckartig die ventrale Muskelkette vom Hals bis zur Symphyse. Hinzu kommt, dass die Rückbewegung nicht genau in der Flexions-Extensions-Achse verläuft, denn zum einen muss das auffahrende Auto ja nicht genau senkrecht von hinten kommen und zum anderen verändert die Verlaufsrichtung des Gurtes die Bewegungsachse. Das heißt, wenn Kopf und Körper in der zweiten Phase nach vorne geschleudert werden, wird die dorsale diagonale Rumpfmuskelkette gezerrt. Der Rumpf windet sich quasi um den Gurt. Diese Kräfte werden auch noch weiter auf die Beine übertragen, die sich der Wucht entgegenstemmen.

Ungewohnte Tätigkeit

Wenn eine bestimmte Tätigkeit der Auslöser für Schmerzen war, versuchen wir, auch diese zu analysieren. Ein Beispiel: Ein Patient hat beim Renovieren schwere Steine mit der Schubkarre transportiert. Durch den dabei meist stark angespannten M. trapezius wird der M. serratus anterior auf Länge beansprucht. Die dabei betroffene myofasziale Funktionslinie innerhalb des M. serratus anterior setzt sich weiter über die schrägen Bauchmuskeln fort. Aber auch die dorsale Beinkette muss sich verlängern und gleichzeitig anspannen, um das Gewicht durch den leicht vorgebeugten Oberkörper zu halten (Verankerung). In all diesen Gebieten können Störungen entstehen. Somit haben wir durch die Analyse dieses Herganges schon einen Hinweis auf eine mögliche Ursache.

Operationen

Operationen sind ein wichtiger Störfaktor im myofaszialen System, unabhängig davon, wie lange sie zurück liegen. Narben, insbesondere Bauchnarben, sind häufig Schmerzursachen, wenn sie nicht in allen Schichten und Richtungen frei verschieblich sind (s. Kap. 11). Da der Bauch unser Zentrum ist, ist er bei allen Bewegungen direkt oder indirekt involviert. Aber auch Narben an den Extremitäten können myofasziale Funktionslinien stören, auf denen sie liegen.

2.1.2 Auslöser in der Gegenwart

Hier stellt sich die Frage, wann der Schmerz gegenwärtig auftritt. Zu einer bestimmten Tageszeit? Bei einer bestimmten Tätigkeit? In einer bestimmten Haltung? Welche Muskeln werden dabei besonders auf Länge oder Zug beansprucht? Tritt der Schmerz z. B. verstärkt morgens auf, stellt sich die Frage, in welcher Haltung der Patient geschlafen hat.

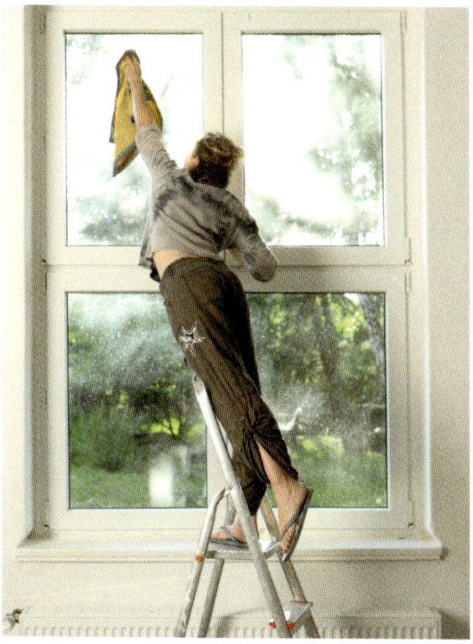

Einseitige Belastungen in Beruf oder Freizeit

Hier bekommen wir Hinweise, welche Muskeln besonders zu Verkürzungen neigen. Beispielsweise geht Bürotätigkeit fast immer mit einer verkürzten ventralen Muskelkette einher.

Vorübergehende ungewohnte Tätigkeiten

Vorübergehende ungewohnte Tätigkeiten können zu einer Spannungserhöhung im myofaszialen System führen, da sie oft von bereits verkürzter Muskulatur zu viel Länge fordern (z. B. Fenster putzen) (s. Abb. 2.1).

Abb. 2.1 Fenster putzen

Schlafstellung

Einen weiteren Hinweis kann die Frage nach der Lieblingsschlafstellung erbringen. Instinktiv wählen die Patienten eine Stellung, bei der die gestörten myofaszialen Abschnitte angenähert werden.

Nachdem wir alle relevanten Informationen gesammelt haben, widmen wir uns der genauen Untersuchung. Wir behalten alle Informationen im Kopf und überprüfen unsere Vermutungen (eine alte Blinddarmnarbe lässt z. B. vermuten, dass die Störung im Bauchbereich liegen könnte).

2.2 TESTGRUNDLAGEN

Die vier Fragen

Die wichtigsten Aspekte bei der Suche nach der Schmerzursache lassen sich in vier Fragen zusammenfassen.

I. **Welche Bewegung oder Haltung provoziert den Schmerz am deutlichsten?**

Mit der Beantwortung dieser Frage erhalten wir eine Testbewegung bzw. Testhaltung. Manchmal ergibt sie sich schon durch die Anamnese. Wenn nicht, können wir durch Testen der aktiven Beweglichkeit in verschiedenen Gelenken die schmerzhafteste Bewegung finden. Wir wählen dabei die Ausgangsstellung, die uns sinnvoll erscheint. Oft ergibt sie sich aus den Angaben des Patienten, z. B. wenn der Schmerz hauptsächlich im Sitzen, beim Gehen oder in Seitlage auftritt.

Wenn wir durch aktives Bewegen keine Bewegung finden, die den Schmerz provoziert, testen wir die passive Gelenkbeweglichkeit. Dabei zeigen sich oft versteckte Einschränkungen und Schmerzauslöser.

Häufig ist es gar nicht nötig, lange zu suchen. Schon die flache Rückenlage ohne Lagerungsmaterial ist bei vielen Patienten eine Schmerzprovokation und kann zunächst als Testhaltung dienen.

II. **Welche myofaszialen Funktionslinien sind daran beteiligt?**

Wir überlegen, welche Muskeln/myofaszialen Abschnitte verlängert werden oder verankern müssen und in welchen myofaszialen Funktionslinien die Verlängerung/Verankerung weitergeleitet wird.

III. **Wo innerhalb dieser myofaszialen Funktionslinien liegt die Störung?**

Um den betroffenen Abschnitt einzugrenzen, werden verschiedene Tests gemacht. Diese Tests unterliegen zwei Prinzipien.

a. Veränderung der Ausgangsstellung
Bei den Tests wird z. B. die schmerzhafte Bewegung in verschiedenen Ausgangsstellungen ausgeführt, sodass schmerzfreie Gelenke in eine andere Position kommen und die Schwerkraft unterschiedlich auf den Körper wirkt. Zum Beispiel können wir Stand und Sitz vergleichen. Durch eine veränderte Schmerzempfindung in verschiedenen Ausgangsstellungen können wir Rückschlüsse auf den betroffenen Abschnitt innerhalb der myofaszialen Funktionslinie ziehen. In welcher Ausgangsstellung ist der Schmerz am stärksten? Welche myofaszialen Abschnitte werden in dieser Ausgangsstellung mehr belastet?

Betrachten wir beispielsweise Schmerzen bei der Rotation der Halswirbelsäule nach rechts. Ist der Schmerz im Stand stärker, lässt das darauf schließen, dass die Ursache im Bereich der Hüftflexoren oder Wadenmuskeln (mehr Verlängerung) liegt. Die verlängerte myofasziale Funktionslinie läuft über den M. sternocleidomastoideus rechts, das Brustbein, die schrägen Bauchmuskeln, die Hüftflexoren links, den Tractus iliotibialis und den medialen Unterschenkel (s. Abb. 2.2).

Ist der Schmerz bei der Rotation der Halswirbelsäule im Sitzen stärker, lässt das darauf schließen, dass die Ursache im Bereich des Gesäßes (mehr Verlängerung) liegt. Die verlängerte myofasziale Funktionslinie läuft dann über den M. splenius capitis links, den M. longissimus capitis links, den M. rhomboideus rechts, die dorsalen Anteile des M. abdominis externus rechts und die Gesäßmuskeln rechts (s. Abb. 2.3).

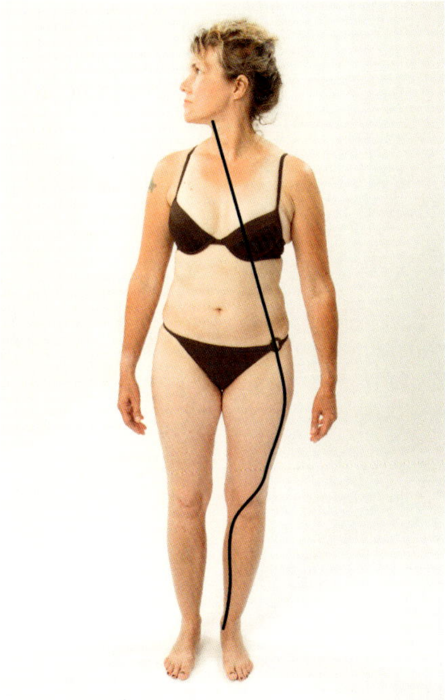

Abb. 2.2 HWS Rotation im Stand mit Funktionslinien

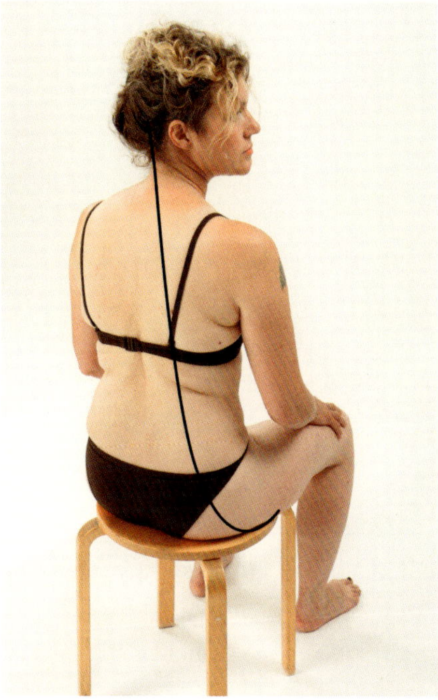

Abb. 2.3 HWS Rotation im Sitz mit Funktionslinien

b. Veränderung der Stellung schmerzfreier Gelenke

Ebenso können wir unterschiedliche Schmerzausprägungen feststellen, wenn wir in benachbarten oder auch weiter entfernt liegenden Gelenken die Stellung während der schmerzhaften Bewegung verändern. So kann z. B. ein Schmerz im Ellbogen beim Heben einer vollen Tasse unterschiedlich sein, abhängig von der Fußstellung während der Bewegung (s. Abb. 2.4).

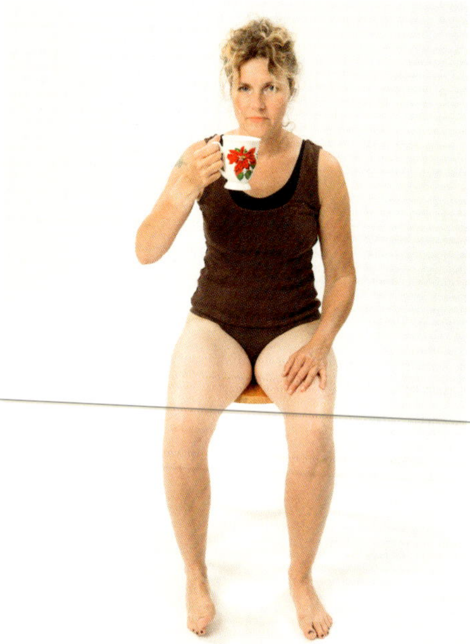

Abb. 2.4 Tasse heben im Sitz plus Supination rechts

Durch das Auswerten solcher Phänomene kann man der Schmerzursache innerhalb des myofaszialen Systems auf die Spur kommen.

Wir haben bei den Tests immer drei mögliche Ergebnisse:

a. Der Schmerz wird stärker

Durch den Test werden bestimmte Muskeln/myofasziale Regionen verlängert oder auf Zug belastet, wodurch sich der Schmerz verstärkt. Diese Muskeln/Faszien kommen als Schmerzursache in Frage.

b. Der Schmerz wird schwächer

Durch den Test werden bestimmte Muskeln/myofasziale Regionen angenähert, wodurch sich der Schmerz verringert. In diesem Fall sind diese angenäherten Muskeln/Faszien verdächtig, den Schmerz auszulösen.

c. Der Schmerz bleibt gleich

Durch den Test werden keine für den Schmerz relevanten Muskeln/myofaszialen Regionen verlängert oder angenähert.

Für Therapeuten, die noch nicht mit der fmt vertraut sind, ist es sinnvoll, mit einem vorgegebenen Basistest zu beginnen. Ansonsten gibt es keine definierte

Reihenfolge beim Testen. Die Tests aus den späteren Kapiteln können in verschiedenster Weise kombiniert werden.

IV. Wo finden wir beim Palpieren der verdächtigen myofaszialen Regionen Verklebungen, erhöhte Spannung und Druckschmerz?

Die letzte Gewissheit bringt dann die Palpation. Wenn wir den verdächtigen Abschnitt der myofaszialen Funktionslinie genau abtasten, können wir als geübte Therapeuten Verklebungen oder Spannungserhöhungen im Gewebe ertasten. Besonders im Bereich der Muskelansätze finden wir häufig Veränderungen. Danach entscheiden wir, wo wir mit der Behandlung beginnen.

Merke

Nur wenn wir die Ursache innerhalb des myofaszialen Systems präzise lokalisieren, können wir den Schmerz auch beseitigen. Behandeln wir nur vor Ort im Schmerzgebiet oder seiner direkten Umgebung, führt das meist nur zu Teilerfolgen oder zu einer vorübergehenden Besserung. Zum Beispiel können wir einen schmerzhaft verspannten M. trapezius fast nie „vor Ort" erfolgreich behandeln. Die Ursache liegt meist viel weiter entfernt.
Somit gibt es in der fmt *keine* vordefinierten Behandlungspunkte nach folgendem Prinzip: Schmerzt Punkt A, wird Punkt B behandelt. Die Schmerzursachen im myofaszialen System sind individuell verschieden.

Das Untersuchungssystem in Kurzform

- Anamnese
- Definition der Testbewegung
- Definition der beteiligten Funktionslinien
- Testmodifikationen
- Palpation

2.3 BASISTESTS

Die Basistests beinhalten drei Tests, mit denen wir bei jedem Schmerz feststellen können, ob sehr häufig betroffene Muskeln (Bauchmuskeln, Hüftbeuger, Fußmuskeln) und deren begleitende Faszien am Schmerzgeschehen beteiligt sind. Ich kann nicht genug betonen, wie wichtig diese drei Muskelgruppen sind. Bei sehr vielen Schmerzbildern sind sie involviert.

Grundsätzlich müssen wir uns aber bewusst sein, dass wir einzelne Muskeln nicht wirklich isoliert testen können. Mit den Tests versuchen wir dennoch, bestimmte myofasziale Regionen so weit wie möglich zu be- bzw. zu entlasten, um der Schmerzursache auf die Spur zu kommen. **Wenn ich im weiteren Verlauf der Untersuchung und Behandlung von Muskeln spreche, meine ich immer auch das begleitende fasziale Gewebe.**

2.3.1 Stufenlagerung plus Testbewegung

Um herauszufinden, ob die ventrale Hüft- und Rumpfmuskulatur am Schmerzgeschehen beteiligt ist, lassen wir die schmerzhafte Bewegung der Extremitäten (z. B. Dorsalextension des Handgelenkes, Supination des Fußes, Rotation der Halswirbelsäule) zunächst in flacher Rückenlage und dann in Stufenlagerung ausführen. Bei Schmerzen, die in Ruhe, also ohne Bewegung vorhanden sind (z. B. Rückenschmerzen in flacher Rückenlage), vergleichen wir einfach diese beiden Lagen. Bei der Stufenlagerung werden in Rückenlage die Beine des Patienten auf eine Lagerungskiste gelagert, sodass sich die Hüft- und Kniegelenke in ca. 80-90° Beugung befinden (s. Abb. 2.5).

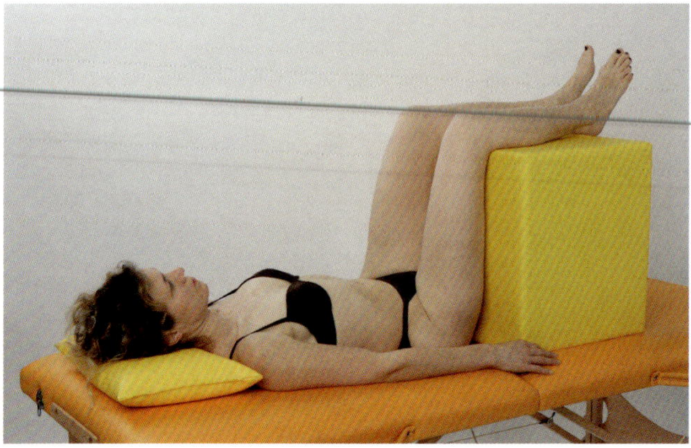

Abb. 2.5 Stufenlagerung

Wir unterlagern den Kopf mit einem Kissen und stellen eventuell noch das Kopfteil etwas höher. Dadurch werden Bauchmuskeln und Hüftbeuger stark angenähert und damit entlastet. Ist die Stufenlagerung bzw. die Bewegung der Extremitäten in Stufenlagerung weniger schmerzhaft, dann ist die ventrale Hüft- und Rumpfmuskulatur behandlungsbedürftig. Ist die Testbewegung in Stufenlage schmerzhafter als in flacher Rückenlage, deutet das darauf hin, dass die Ursache auf der Dorsalseite des Körpers liegt.

2.3.2 Iliopsoas-Test plus Testbewegung

Der M. iliopsoas ist für die Basisbehandlung so wichtig, weil er die obere mit der unteren Körperhälfte verbindet und damit zum Schnittpunkt zwischen myofaszialen Funktionslinien aus der oberen und unteren Körperhälfte wird. Wir führen diesen Test immer auf beiden Seiten aus.

Ausgangsstellung: flache Rückenlage

Wir bringen ein Bein des Patienten in 90° Knie- und Hüftbeugestellung, indem wir es auf einem Würfel lagern. Nun nehmen wir das gestreckt liegende Bein des Patienten und bewegen es etwas in Abduktion, sodass der Unterschenkel senkrecht von der Bank hängen kann (ist die Abduktion sehr eingeschränkt, muss der Patient etwas näher an den Bankrand rutschen). Von dort aus bringen wir das Bein zusätzlich in eine Innenrotation (s. Abb. 2.6).

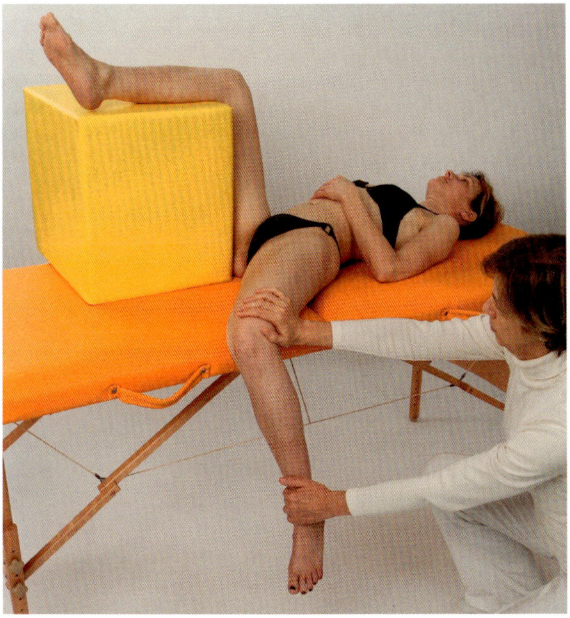

Abb. 2.6 Iliopsoas-Test

Nun fordern wir den Patienten auf, die Lendenwirbelsäule in die Unterlage zu drücken (Beckenaufrichtung).

Mit diesem Test bringen wir den M. iliopsoas in Verlängerung:

a. durch die Beinstellung: Abduktion/Extension/Innenrotation im Hüftgelenk

b. durch das in Flexion gelagerte Bein, wodurch es zu einer Beckenaufrichtung kommt

c. durch die aktive Beckenaufrichtung

Auch der M. pectineus, M. sartorius und M. rectus femoris werden hierbei verlängert.

Ist diese Testhaltung bzw. die schmerzhafte Bewegung der Extremitäten schmerzhafter, dann ist meistens der M. iliopsoas behandlungsbedürftig. Der M. pectineus, der M. sartorius und der M. rectus femoris kommen auch in Frage. Wenn die Komponente Innenrotation dieses Tests den Schmerz verstärkt, deutet das eher auf den M. sartorius hin. Wenn bei diesem Test eine vermehrte Knieflexion den Schmerz verstärkt, ist das ein Hinweis auf den M. rectus femoris. Ist dagegen der Schmerz geringer, deutet das auf eine Beteiligung der Gesäßmuskeln, der ischiocruralen Muskulatur oder des M. gastrocnemius hin, die jetzt eher angenähert sind.

2.3.3 Fußstellung

Im Fuß treffen sich alle myofaszialen Funktionslinien des Körpers. Daher kommt diesen Ansatzpunkten eine wichtige Bedeutung zu. Wenn Fußverletzungen oder häufiges Umknicken bei der Anamnese erwähnt wurden, sollten wir bei jedem Schmerz die Muskel- und Faszienansätze am Fuß untersuchen. Hier prüfen wir auch die Seitenbänder und die Gelenkkapsel des oberen Sprunggelenkes. Durch Umknicken sind oft Vernarbungen entstanden, die eine fließende Bewegung des Sprunggelenkes stören und das myofasziale System stark beeinträchtigen können.

Ausgangsstellung: Flache Rückenlage

Die Füße unseres Patienten hängen über das Fußende der Behandlungsbank hinaus (s. Abb. 2.7).

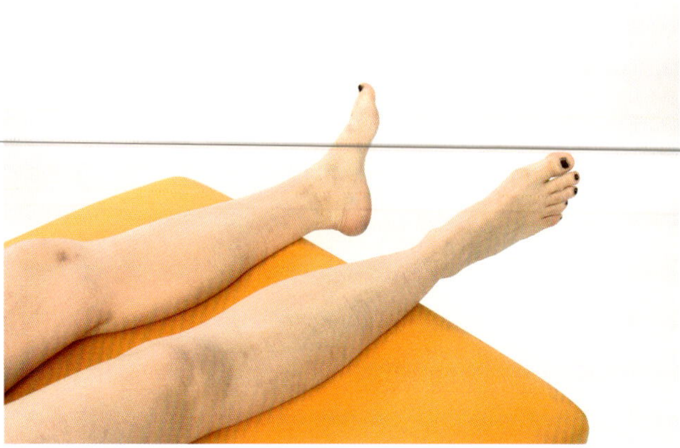

Abb. 2.7 Fußstellung

Wir achten nun sorgfältig auf die Fußstellung. Gibt sie Hinweise auf verkürzte Muskelketten? Steht der Fuß in Mittelstellung? Ist die Dorsalextension (verkürzte ventrale Beinkette) oder Plantarflexion (verkürzte dorsale Beinkette) stärker betont? Oder steht der Fuß vermehrt in Inversion (verkürzte mediale Beinkette) oder Eversion (verkürzte laterale Beinkette)? Befinden sich die Zehen in Mittelstellung? Oder finden sich Krallenzehen (verkürzte Zehenextensoren und -flexoren) oder eine vermehrte Extension in den Grundgelenken (verkürzte Zehenextensoren)? Liegt ein Hallux valgus vor (verkürzte Zehenadduktoren)?

Um eine Beteiligung der Fußmuskeln am Schmerzgeschehen zu testen, können wir die schmerzhafte Bewegung mit unterschiedlichen Fußstellungen kombinieren. Zum Beispiel die schmerzhafte Rotation der Halswirbelsäule nach rechts (in Rückenlage oder Sitz) mit aktiver Dorsalextension, Plantarflexion, Supination oder Pronation. Ein häufiges Ergebnis ist dabei, dass die Rotation der Halswirbelsäule deutlich leichter ist mit supinierten Füßen. Das würde uns zum myofaszialen Gewebe der medialen Unterschenkel führen.

Deutet die Untersuchung auf bestimmte Muskeln bzw. myofasziale Regionen hin, die für die Schmerzentstehung verantwortlich sein könnten, gehen wir zur Palpation über.

2.4 PALPATION

Zunächst palpieren wir die verdächtige myofasziale Region sowohl oberflächlich als auch tief. Danach ertasten wir die Muskelansätze dieser Region sorgfältig, um Veränderungen festzustellen. Wer möchte, kann dazu ein Massage- oder Muskelöl benützen, was das Tasten erleichtert. Auch entlang der Septen zwischen den Muskeln sollten wir sorgfältig nach Verklebungen suchen. Im Bereich von Muskel- oder Faszienansätzen finden sich häufig deutliche Veränderungen und von hier aus lassen sich die dazugehörigen Muskeln/Faszien gut beeinflussen.

Behandlungsbedürftiges myofasziales Gewebe erkennt man an drei Kriterien.

a. Keine klare Knochenkontur
   Normalerweise können wir gut durch die Weichteile bis zum Knochen hindurch tasten und diesen deutlich fühlen. Ist dies nicht der Fall, ist das ein erster Hinweis auf eine Störung der Spannung im dazu gehörigen myofaszialen Gewebe.

b. Aufgequollenes Gewebe über dem Muskel- bzw. Faszienansatz
   Das Gewebe direkt über dem Ansatz fühlt sich wie ein kleines Polster an.

c. Schmerz
   Verklebungen oder Vernarbungen im myofaszialen Gewebe sind druckempfindlich und können sehr schmerzhaft sein.

Entlang der Septen sollte man sozusagen ohne Widerstand durch das Gewebe „pflügen“ können. Bei starken Verklebungen kann der Schmerz extrem sein. Er wird ganz unterschiedlich empfunden: stechend, brennend, dumpf oder reißend. Ein Schmerz durch den Palpationsdruck ist das sicherste Zeichen für eine myofasziale Störung, denn gesundes Gewebe ist nicht druckschmerzhaft.

Wenn wir die myofaszialen Regionen gefunden haben, die

a. zu unseren Tests passen,

b. sich bei der Palpation auffällig anfühlen

c. und auf Druck schmerzhaft sind,

können wir darangehen, die Störung aufzulösen. Um die Verklebung und erhöhte Spannung im myofaszialen Gewebe zu regulieren, arbeiten wir mit manuellem Druck.

Grundlegende Behandlungstechniken

3

Nachdem wir den myofaszialen Bereich ausfindig gemacht haben, der den Schmerz verursacht, können wir dort die Verklebungen lösen. Dieses Kapitel bietet eine Einführung in die Behandlungstechniken der fmt. Vertiefend bietet Kapitel 21 ein Nachschlagewerk über die Behandlung verschiedener myofaszialer Regionen.

3.1 BASISLAGERUNGEN

Während der Behandlung verwenden wir bestimmte Lagerungen, die sich oft wiederholen. Sie gewährleisten, dass der Patient entspannt liegt, wir die zu behandelnde Region gut erreichen und selbst eine günstige Haltung einnehmen können.

- **Rückenlage**
  Flache Rückenlage auf der Behandlungsbank. Unter dem Kopf liegt ein dünnes Kissen, unter den Knien eine Knierolle (s. Abb. 3.1). Ist die Rückenlage die Testhaltung, wird kein Lagerungsmaterial verwendet.

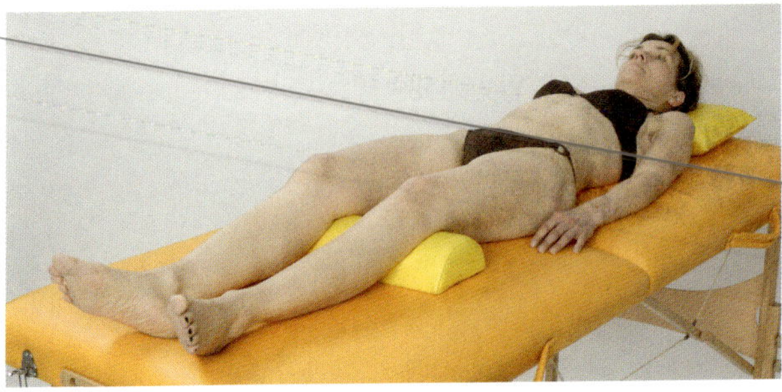

Abb. 3.1

- **Seitlage**
  Seitlage auf der Behandlungsbank. Wir unterlagern den Kopf mit einem Kissen (fmt Seitlagekopfkissen), so dass die Halswirbelsäule gerade liegt. Das obere Bein liegt auf einer Lagerungskiste (ca. 70° Hüft- und Kniebeugung). Das untere Bein liegt locker gestreckt (s. Abb. 3.2). Die Hand des obenliegenden Armes ist vor dem Körper aufgestützt. Wir legen bei schlanken Patienten ein kleines Lagerungskissen unter die Taille, um das Durchhängen des Rumpfes zu vermeiden.

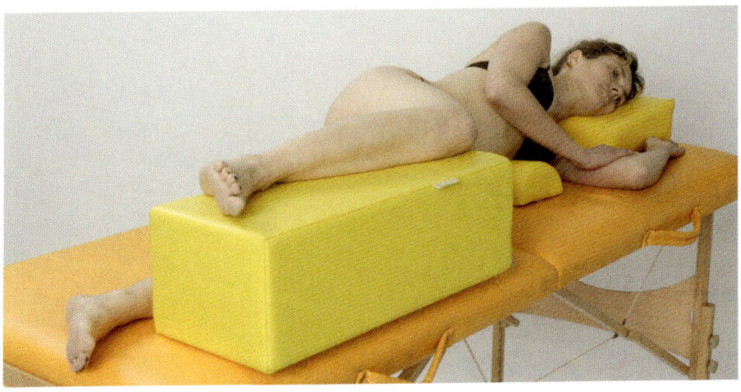

Abb. 3.2

- **Bauchlage**
  Flache Bauchlage auf der Behandlungsbank. Die Füße liegen entspannt über einer Rolle (s. Abb. 3.3). Der Kopf liegt gerade mit dem Gesicht in einer entsprechenden Öffnung in der Bank. Die Arme werden je nach Erfordernis gelagert.

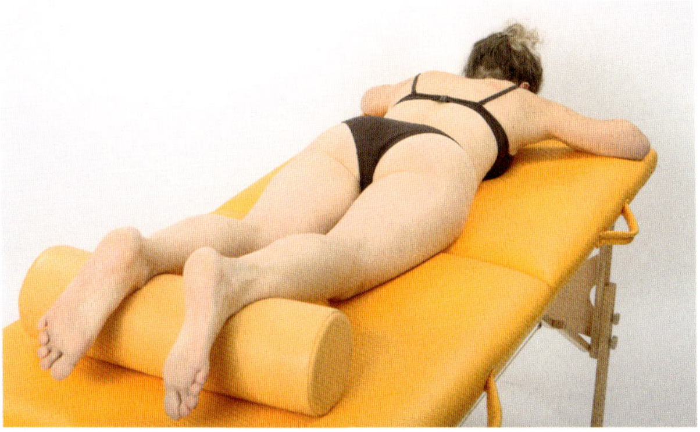

Abb. 3.3

- **Halbbauchlage**
  Aus der Bauchlage wird ein Bein ca. 80° abduziert und flektiert und mit einer Rolle unter der Leiste gestützt (s. Abb. 3.4). Wir unterlagern ggf. den Fuß des getreckten Beines und die höher stehende Schulter.

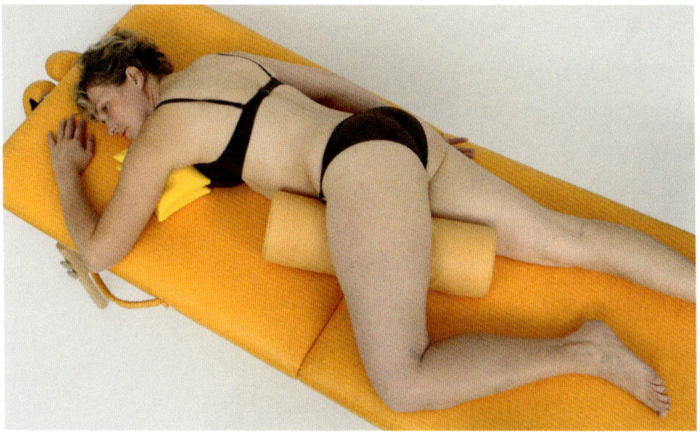

Abb. 3.4

3.2 DER SCHMERZPUNKT

Wichtig ist, darauf zu achten, *den* Schmerz zu untersuchen, um den es bei dem Patienten aktuell geht. Treten bei den Tests an anderen Körperstellen Schmerzen auf, so müssen diese gesondert analysiert werden. Wir konzentrieren uns also immer nur auf einen Schmerz und vergewissern uns bei den Tests durch regelmäßiges Nachfragen, ob jetzt *der* Schmerz auftritt, der das aktuelle Anliegen darstellt. Diesen einen Schmerz des Patienten nenne ich *P-Schmerzpunkt* und schließe darin den gesamten Schmerzbereich mit seinen Ausstrahlungen ein. Der *P-Schmerzpunkt* ist der symptomatische Schmerzort. Als *T-Schmerzpunkt* bezeichne ich den zu behandelnden schmerzhaften myofaszialen Bereich, der die zu therapierende Schmerzursache darstellt. Dabei bezeichne ich die schmerzhaftesten *T-Schmerzpunkte* innerhalb eines myofaszialen Abschnittes als *Maximalpunkte*. Die im Folgenden beschriebene Behandlung mit manuellem Druck erfolgt immer an *T-Schmerzpunkten*, also an der Schmerzursache.

3.3 MANUELLER DRUCK

Die Behandlung des gestörten myofaszialen Gewebes erfolgt mittels manuellem Druck. Mit Daumen, Zeige- oder Mittelfinger übe ich konstant einen deutlichen Druck auf das betroffene Gewebe aus (Sehnen-Knochen-Übergänge, Sehnen-Muskel-Übergänge, Faszienansätze, Septen, Vernarbungen in allen Schichten). Bei der Behandlung von Muskelansätzen ist es grundsätzlich günstiger, einen Muskel an seinem breitflächigeren, muskulären Ansatz zu behandeln als an seinem punktuellen Sehnenansatz.

3.3.1 Wirkungsweise

- **Reflektorische Spannungsreduktion**
  Durch den Druck auf myofasziales Gewebe kommt es zur Reizung von Rezeptoren (Golgi, Ruffini, Pacini, Muskelspindeln, freie Nervenendigungen), die sich dort zahlreich befinden, was reflektorisch zur Spannungssenkung und zur Senkung der Sympathikusaktivität führt.
- **Mechanisches Lösen von Crosslinks**
  Adhäsionen werden mechanisch durch den Druck gelöst, wodurch Faszienschichten wieder getrennt und gleitfähig gemacht werden.
- **Förderung von Flüssigkeits- und Hyaluronsäurezufuhr [11]**
  Verklebtes myofasziales Gewebe ist dehydriert und hat zu wenig Hyaluronsäure. Durch den Druck wird der geringe Anteil an Wasser ausgepresst. Nach der Druckbehandlung kann wieder genügend Wasser und auch Hyaluronsäure einströmen. Dadurch erhalten wir mehr Geschmeidigkeit zwischen Faszien und Muskelfasern.
- **Parasympathikus aktivieren**
  Löst sich der Schmerz ganz auf, wird die Sympathikusaktivität reduziert und der Parasympathikus aktiviert. Dadurch schaltet der Körper um auf Regeneration.
- **Konditionierung ändern**
  Manchmal reagiert die betroffene myofasziale Region mit Abwehrspannung, die der Patient nicht kontrollieren kann. Der Patient ist alarmiert und in starker Habachtstellung. Im Gehirn ist diese Region mit Alarm verknüpft, oft aufgrund

eines früheren traumatischen Erlebnisses. Diese Verknüpfung wird aufgehoben, wenn wir den Punkt so lange halten, bis sich sowohl der Schmerz als auch das Alarmgefühl aufgelöst haben.

3.3.2 Grundlagen der Druckbehandlung

Während der Behandlung sind folgende Punkte zu beachten:

- **Angenäherte Stellung des zu behandelnden Muskels bzw. der myofaszialen Region**
  Wir lagern den Patienten so, dass das zu behandelnde myofasziale Gebiet angenähert ist und somit unter weniger Spannung steht. Damit erleichtern wir uns das Tasten und Behandeln.
- **Entspannte Lagerung des Patienten**
  Der Patient sollte bequem und schmerzfrei gelagert werden. Nur dann kann er sich gut aufs Loslassen konzentrieren und sich völlig entspannen. Eine ruhige Atmung und die Fähigkeit, sich auf den Schmerz einzulassen, unterstützt ebenfalls eine erfolgreiche Behandlung. Ich erinnere meine Patienten während der Behandlung immer wieder daran.
- **Ökonomische Haltung des Therapeuten**
  Es ist wichtig, dass wir als Therapeuten eine günstige Haltung einnehmen. Das heißt: optimale Höhe der Behandlungsbank, Sitzhöhe bzw. Haltung im Stand, entspannter Schultergürtel und frei fließende Atmung. Unsere Arme sollten in Druckrichtung ausgerichtet sein, um unser Körpergewicht einsetzen zu können.
- **Deutlicher konstanter Druck**
  Mit Daumen, Zeige- oder Mittelfinger üben wir einen deutlichen konstanten Druck auf das gestörte myofasziale Gewebe aus. Je nachdem, wie tief der Muskelansatz oder die myofasziale Region liegt, ist mehr oder weniger Druck nötig. Wichtig ist der Druck, der direkt im betroffenen Gewebe ausgeübt wird, nicht der Druck, den ich brauche, um durch anderes Gewebe dorthin zu gelangen.
- **Im Zentrum des stärksten Schmerzes (Maximalpunkt) behandeln**
  Die Behandlung des Maximalpunktes erzielt die besten Ergebnisse. Manchmal entscheidet ein Millimeter über das optimale Behandlungsergebnis. Wir tasten zunächst sanft über die Haut der verdächtigen Region. Dazu ist es hilfreich, ein Körperöl zu verwenden. Oft können wir schon eine leichte umschriebene Spannungserhöhung in der Haut und der oberflächlichen Faszie fühlen, unter der sich dann das eigentlich verklebte Gewebe befindet. In welcher Tiefe und Schicht die Verklebung liegt, versuchen wir zu ertasten, indem wir nach und nach unseren Fingerdruck erhöhen, um in tiefere Schichten zu gelangen. Dort, wo die Verklebung am deutlichsten zu spüren ist, behandeln wir. Das kann oberflächlich sein oder auch ganz in der Tiefe. Größe und Form der Verklebung variieren. Sie kann nur wenige Millimeter oder mehrere Zentimeter groß, rund oder länglich sein. Bei Druck auf den Maximalpunkt ist der T-Schmerz des Patienten am größten. Dieser starke Initialschmerz reduziert sich aber sehr schnell um ca. 30 %. Verringert sich jedoch der Schmerz

unter unserem Finger kaum, ist das ein Hinweis darauf, dass wir noch nicht genau auf dem Maximalpunkt sind. Nur Präzision bringt gute Behandlungsergebnisse!

- **Druckdauer: bis „neutraler" Druck empfunden wird**
  Wir erfragen beim Patienten, ob und wie sich der T-Schmerz verändert. Im Idealfall erreichen wir, dass der Schmerz verschwindet und unser Patient nur noch neutralen Druck verspürt. Meist empfindet es der Patient so, als ob wir unseren Druck verringert hätten, obwohl er konstant bleibt. Wir spüren, wie das Gewebe nachgibt und weich wird.

- **Konzentration des Therapeuten**
  Diesen Punkt sollten wir nicht unterschätzen. Beachten wir ihn, löst sich der T-Schmerz viel schneller auf. Wir Therapeuten sollten ruhig atmen, unsere Schultern sinken lassen und geduldig auf die Auflösung der Verklebung warten. Umso schneller verschwindet der Schmerz. Dabei kann uns die Drei-Punkte-Aufmerksamkeit [5] unterstützen. Wir versuchen, uns auf drei verschiedene Dinge gleichzeitig zu konzentrieren:

  1. Ein Drittel unserer Konzentration gilt dem Patienten. Wir beobachten ihn und erinnern ihn gegebenenfalls an die Atmung oder das Entspannen.
  2. Das zweite Drittel unserer Aufmerksamkeit liegt beim Behandlungsfinger, um Veränderungen der Gewebespannung zu registrieren.
  3. Den dritten Teil unserer Aufmerksamkeit widmen wir uns selbst. Sind wir entspannt, stehen wir in guter Haltung und atmen bis in den Bauch? Konzentrieren wir uns gleichzeitig auf drei Dinge, können wir mit den Gedanken nicht abschweifen und dadurch gelingt das Auflösen myofaszialer Störungen deutlich schneller.

3.3.3 Phänomene während der Druckbehandlung

- **Wellenförmiger Schmerz des T-Schmerzpunktes**
  Wenn der T-Schmerz mehrmals zurückgeht und wieder zunimmt, weist das darauf hin, dass er nicht exakt getroffen wurde. Wir schieben dann den Finger millimeterweise in alle Richtungen, ohne den Fingerdruck aufzugeben, bis der Maximalpunkt getroffen, der Schmerz wieder konstant ist und kontinuierlich abnimmt.

- **Restschmerz des T-Schmerzpunktes bleibt bestehen**
  Es kann vorkommen, dass der T-Schmerz nach ein bis zwei Minuten bis auf ca. 30 % zurückgeht und dort verharrt. Dies deutet auf einen weiteren T-Schmerzpunkt in unmittelbarer Nähe hin. Wir verändern die Fingerposition ganz leicht, bis wir einen weiteren T-Schmerzpunkt getroffen haben.

- **Ausstrahlungen**
  a. Direkte Umgebung
  Oft beschreibt der Patient eine kreisförmige Ausstrahlung um den T-Schmerzpunkt. Das ist ein normales Phänomen und erfordert keine Korrektur.

Eine naheliegende Ausstrahlung vom T-Schmerzpunkt in eine bestimmte Richtung deutet darauf hin, dass wir uns nicht im Maximalpunkt befinden. Wir sollten die Fingerposition um ein bis zwei Millimeter in die Richtung verändern, in der wir die meiste Spannung wahrnehmen können, ohne dabei den konstanten Fingerdruck aufzugeben. Die Verschieberichtung muss nicht mit der Ausstrahlungsrichtung übereinstimmen. Haben wir den Behandlungspunkt korrekt angepasst, verschwindet die Ausstrahlung.

b. Entfernte Körperstellen
Manchmal reagieren weit entfernte Körperstellen oder Regionen mit unterschiedlichen Empfindungen. Wärmegefühl und Entspannung sind positive Zeichen. Leichter Schmerz oder Kribbeln sollten verschwunden sein, sobald sich der Schmerz des T-Schmerzpunktes aufgelöst hat. Verschwinden diese Empfindungen nicht, gibt es noch einen weiteren T-Schmerzpunkt innerhalb der myofaszialen Region, die ich gerade behandle.

c. Reaktion im Gebiet des projizierten Schmerzes (P-Schmerz)
Tritt während der Behandlung gleichzeitig der P-Schmerz auf, ist dies meist eine positive Bestätigung für den Patienten, dass diese Stelle mit seinem eigentlichen Schmerz in Verbindung steht. Für uns Therapeuten ist es aber ein Zeichen, dass wir den richtigen Punkt nicht exakt getroffen haben. Er muss sich in der Nähe befinden. Durch unseren Druck üben wir Zug auf den eigentlich ursächlichen Maximalpunkt aus, was sofort den projizierten Schmerz aktiviert. Sind wir aber im Zentrum der ursächlichen Verklebung, so kann der Zug auf das umgebende Gewebe den P-Schmerz nicht auslösen. Wir verschieben den Finger in alle Richtungen, ohne dabei den konstanten Fingerdruck aufzugeben. Ist der richtige T-Schmerzpunkt getroffen, lässt der P-Schmerz nach bzw. verschwindet.

Merke

Die Ausstrahlung muss immer zuerst verschwinden. Wird der T-Schmerzpunkt besser, aber die Ausstrahlung bleibt gleich stark, liegen wir falsch.

- **Emotionale Reaktionen**
  Manchmal kommt es vor, dass Patienten während der Druckbehandlung starke Gefühle empfinden. Das können Aggressionen sein wie Ärger, Wut, Genervtsein, aber auch Angst, Traurigkeit bis hin zum Tränenausbruch. All das sollte uns als Therapeuten nicht beunruhigen, denn es ist in der Regel von Vorteil, wenn unterdrückte Gefühle an die Oberfläche kommen. Sie sind quasi in den verspannten myofaszialen Gebieten gespeichert und werden beim Lösen dieser Spannungen frei. Wenn wir spüren, dass unser Patient von einer Emotion erfasst wird, fordern wir ihn auf, ruhig zu atmen und diese Emotion bewusst zu fühlen, ohne etwas zu unterdrücken. Wir lassen dabei den Druckpunkt nicht los und versuchen, selbst heftiges Weinen gelassen zu begleiten. Wenn der Patient sein Gefühl erst einmal bewusst zugelassen hat, wird er sich langsam wieder beruhigen. Am Ende sind sowohl der Schmerz am Druckpunkt als auch die Emotion aufgelöst.

- **Vegetative Reaktionen**
  Ab und zu treten vegetative Reaktionen wie Übelkeit, Aufstoßen, Schweißausbrüche oder Frieren auf. Auch hier sollten wir gelassen bleiben und den Druckpunkt nicht aufgeben. Wir halten den Druck so lange, bis sich Behandlungsschmerz und vegetative Reaktion aufgelöst haben.

3.3.4 Behandlungsabstände

Um dem Körper Zeit zu geben, die Veränderungen im myofaszialen System durch die Behandlung zu integrieren, sollten wir nicht mehr als ein bis zwei Mal pro Woche behandeln.

Die Umstrukturierung und veränderte Arbeitsweise des myofaszialen Systems ist für den Patienten oft anstrengend. Viele Patienten fühlen sich nach der Behandlung müde und frösteln. Ich empfehle dann immer, diesem Gefühl nachzugeben und sich zu Hause eine Stunde hinzulegen.

3.3.5 Behandlungsreaktionen

Folgende Reaktionen können wir beobachten:

- **Sofortige anhaltende Besserung**
  Wenn wir am Schluss der Behandlung die Testbewegung bzw. -haltung nochmals prüfen, ist der Schmerz verschwunden bzw. deutlich verringert und das Bewegungsausmaß vergrößert. Die Verbesserung ist konstant und auch bei der nächsten Behandlung noch genauso vorzufinden.
- **Nach der Behandlung Schmerzverstärkung, nach Stunden bis zwei Tagen Besserung**
  Eine vorrübergehende Schmerzverstärkung symbolisiert ein Anpassungsproblem. Das myofasziale System kann die verbesserte Funktion der Muskeln und Faszien nicht so schnell integrieren. Der Patient sollte sich in dieser Phase möglichst viel Ruhe gönnen.
- **Keine Änderung der Beschwerden**
  In diesem Fall war die behandelte myofasziale Region zwar funktionsgestört, nachgewiesen durch den Schmerz bei der Palpation, allerdings für das aktuelle Schmerzgeschehen nicht relevant.
- **Besserung hält nur zwei Stunden an**
  Dies deutet darauf hin, dass es noch eine weiter vom Schmerz entfernte behandlungsbedürftige myofasziale Region innerhalb der betroffenen myofaszialen Funktionslinien gibt. Wenn wir z. B. den Bauch behandeln, weil die Wirbelsäulenstreckung einen Schmerz im Rücken provoziert, kann es passieren, dass der Rückenschmerz nur kurzzeitig weniger wird. Dann sollten wir uns z. B. auch noch den M. sternocleidomastoideus anschauen, der in der gleichen verlängerten Funktionslinie liegt wie der M. rectus abdominis.

- **Der Schmerz wandert**
  Durch die Behandlung wurde die Bewegungsbahn geändert. Dadurch können andere funktionsgestörte myofasziale Funktionslinien unter Stress geraten, die vorher weniger belastet wurden, wodurch an anderer Stelle ein Schmerz zum Schutz dieser Funktionslinien auftritt. Wir analysieren die schmerzhafte Testbewegung nochmals. Es ist wahrscheinlich noch eine andere myofasziale Funktionslinie involviert.
- **Muskelkater**
  Durch die Behandlung werden Muskeln wieder voll eingesetzt, die vorher aus Gründen der Schonung zentral gebremst wurden. Dadurch kann schon bei normalen Bewegungen Muskelkater entstehen.

3.3.6 Ursachen für Misserfolge

Bleibt der Behandlungserfolg aus, können folgende Ursachen zugrunde liegen:

- **Falsche myofasziale Struktur**
  Wir haben einfach die falsche myofasziale Struktur behandelt, die zwar funktionsgestört, aber für das aktuelle Schmerzgeschehen nicht relevant war.
- **Der richtige T-Schmerzpunkt wurde nicht exakt getroffen**
  Der eigentliche Maximalpunkt wurde nicht getroffen.
- **Druck zu früh abgebrochen**
  Besonders bei sehr alten, schon lange bestehenden myofaszialen Störungen müssen wir auch mal länger (5-6 Minuten) durchhalten, bis der T-Schmerz aufgelöst ist. Hören wir zu früh auf, hat der Organismus zu wenig Zeit, um die Spannung des myofaszialen Gewebes zu regulieren.
- **Innerer Widerstand von Patient oder Therapeut**
  Es kommt vor, dass ein Patient sich gegen den Therapieschmerz wehrt und nicht wirklich loslassen kann. „Versuchen Sie, dem Schmerz zuzulächeln", ist in solchen Fällen mein Rat. In dem Moment, in dem der Patient den inneren Widerstand loslässt, wird auch der Schmerz geringer. Möglicherweise sind aber auch wir als Therapeuten unsicher und angespannt, was ebenfalls die Spannungsregulation des myofaszialen Abschnittes behindert. Wir sollten versuchen, gelassen durchzuatmen und uns selbst nicht unter Erfolgsdruck zu setzen.

3.4 BEGLEITENDE MASSNAHMEN

Folgende Maßnahmen unterstützen die Behandlung

- **Wärme**
  Der Patient kann ein bis zwei Mal täglich Wärme auf die behandelten Regionen bringen, entweder mit einem Körnerkissen oder einer Wärmflasche, die so heiß wie möglich sein sollte. Auch Fangopackungen oder Rotlicht nach der Behandlung sind unterstützend.
- **Einreibungen**
  Schon bei der Palpation und auch bei der Behandlung können wir muskelentspannendes, wärmendes Öl auf die zu behandelnde Region geben.
- **Übungen**
  Sobald der Patient schmerzfrei ist, sollte er mit einem kleinen Übungsprogramm „Körperpflege“ betreiben:

  a. Verlängerndes Muskeltraining: Mit dem verlängernden Muskeltraining nach fmt (s. Kap. 20) können Muskeln und Faszien sowohl auf Kraft als auch auf Länge trainiert werden.

  b. Spezifische Ausgleichsbewegungen zum Alltag: Dabei sollten besonders die Muskelgruppen trainiert werden, die im Alltag des Patienten wenig beansprucht werden und zur Verkürzung neigen.

  c. Endgradige Bewegungen: Viele Gelenke werden in unserem Alltag niemals endgradig bewegt. Das sollte man bei der „Körperpflege“ nachholen.

Merke

Erst dann üben, wenn die Übung schmerzfrei möglich ist. Ziehen darf es nur dort, wo Muskeln auch wirklich verlängert werden.

3

4

Behandlung bei positiven Basistests

In der Praxis führen die Basistests in vielen Fällen zu positiven Ergebnissen und somit zu einem Behandlungsbedarf. Deshalb beschreibe ich in diesem Kapitel detailliert die Behandlung der myofaszialen Gebiete, auf die die Basistests hinweisen. Hierbei gilt, wie bei jedem Test, das allgemeine Prinzip. Verstärkt sich der Schmerz durch einen Test, dann liegt die Ursache in sich verlängernden myofaszialen Funktionslinien. Verringert sich der Schmerz durch einen Test, dann liegt die Ursache in dabei angenäherten myofaszialen Funktionslinien.

Wichtig hierbei ist, dass wir uns von der Vorstellung freimachen, dass für bestimmte Schmerzphänomene, wie z. B. Knieschmerzen, stets die gleichen myofaszialen Regionen verantwortlich sind. Dies ist nicht der Fall. Wir können die Schmerzursache nur individuell für jeden Patienten durch die Anwendung und Interpretation von Tests herausfinden.

4.1 STUFENLAGERUNG FÜHRT ZU SCHMERZREDUKTION → BAUCH

Bei Stufenlagerung werden die myofaszialen Strukturen des Bauches angenähert. Wenn der Test Stufenlagerung den Schmerz verringert, palpieren wir folglich sorgfältig den gesamten Bauchraum. Als Zentrum des Körpers spielt der Bauch bei fast allen Behandlungen irgendwann eine Rolle. Verklebungen können wir in den Ansatzgebieten finden, womit die Bauchmuskeln alle direkt oder indirekt verbunden sind: der Symphyse, dem Beckenkamm und dem Rippenbogen. Außerdem gibt es auch Verklebungen in der Tiefe des Bauches zwischen den Darmschlingen oder an der Faszie an der Innenseite der Wirbelsäule. Dort zu behandeln erfordert viel Erfahrung und ein besonders gutes Tastgefühl. Ist die Funktion der Bauchmuskeln und deren Faszien gestört, ist auch kein störungs- und schmerzfreies Bewegen des Körpers möglich. Daher ist der Bauch eines der wichtigsten Behandlungsgebiete.

4.1.1 Symphyse

Die Symphyse ist die Verbindung der beiden Schambeinäste. Sie ist ein zentraler Ankerpunkt für eine Vielzahl von myofaszialen Funktionslinien, die von kaudal, kranial und dorsal dorthin gelangen.

Verbindungen zur Symphyse (s. Abb. 4.1)

- Von kranial strahlt der M. rectus abdominis in die Symphyse ein. Er liegt in einer Muskelkette mit dem M. sternocleidomastoideus, wodurch Symphyse und Hinterhaupt miteinander verbunden sind.

- Vom seitlichen Thorax kommt der M. abdominis externus auf die Symphyse zu. Dieser liegt in einer Muskelkette mit dem M. serratus anterior und dem M. pectoralis major, wodurch die Verbindung zur Schulter hergestellt ist.
- Von der Lendenwirbelsäule gelangen auch Teile des M. transversus abdominis zur Symphyse. Somit besteht eine direkte Verbindung zum Rücken.
- Von distal gelangt der M. pectineus an das Pecten ossis pubis, ein Schambeinast, der direkt lateral an die Symphyse angrenzt.
- Auch Adduktoren und Beckenbodenmuskeln haben zum Teil von distal her Verbindung mit der Symphysenregion.

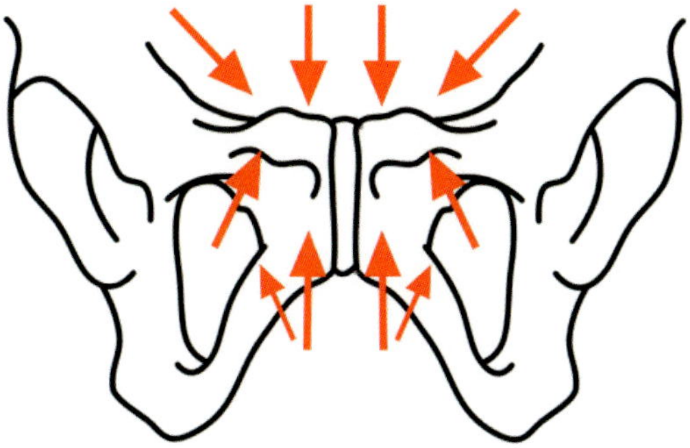

Abb. 4.1

Die feste fasziale Verankerung all dieser Muskeln im Bereich der Symphyse ist eine zentrale Region, über die die obere und untere Körperhälfte miteinander in Verbindung stehen.

Ausgangsstellung: Rückenlage mit Kopfkissen und Knierolle

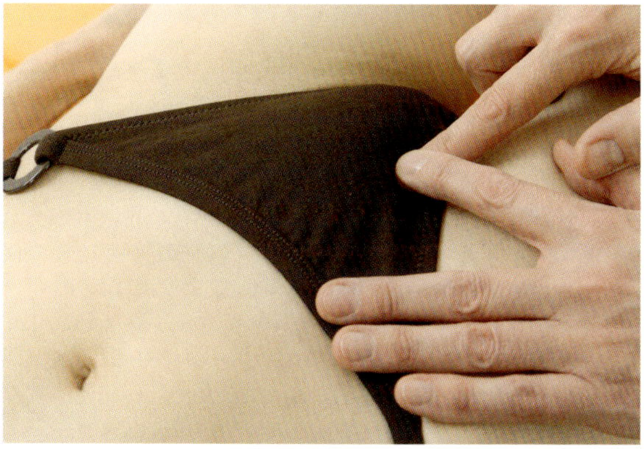

Abb. 4.2 Behandlung der Symphyse

Um die richtigen T-Schmerzpunkte zu finden, müssen wir das gesamte Ansatzgebiet abtasten. Ertasten kann man das Gebiet der Symphyse am besten durch einen dünnen Slip (s. Abb. 4.2).

Das ist für Patient und Therapeut am angenehmsten. Wenn keine Verklebungen vorhanden sind, ist das gesamte Gebiet in allen Schichten druckschmerzfrei. Die Haut mit der darunterliegenden oberflächlichen Faszie, in der sich auch das Fettgewebe befindet, sollte weich und verschieblich sein.

Wir tasten am besten zuerst die Oberkante der Symphyse bis zum Ansatz des Leistenbandes ab und arbeiten uns dann langsam nach kaudal vor, um die Ventralfläche des Schambeins mit den Tuberculae pubicae genau zu untersuchen. Beim ersten Durchgang sollte der Druck nicht so hoch sein, sodass wir eher die oberflächlichen Schichten erfassen und dortige Verklebungen, erhöhte Spannung und Druckschmerz aufspüren können. Werden wir hier schon fündig und ist der Patient sehr druckempfindlich, müssen wir zuerst diese oberflächlichen Störungen beseitigen, bevor wir die tieferen Schichten palpieren.

Bei der zweiten Palpationsrunde versuchen wir, in tiefere Schichten zu gelangen, um die tiefe Faszie (Fascia profunda) und die Muskelansätze zu untersuchen. Dabei brauchen wir deutlich mehr Druck. Wir sollten das Gefühl haben, direkt am Knochen zu sein. Bei einer gesunden Symphyse ist dies schmerzfrei. Bei sehr verspanntem und verklebtem Gewebe ist so eine tiefe Palpation dagegen zu Beginn der Behandlung kaum möglich.

Meist finden wir mehrere T-Schmerzpunkte, wobei wir die Behandlung beim Maximalpunkt beginnen. Der Behandlungspunkt muss exakt der Stelle der größten Verspannung entsprechen, die bei den Grübchen und Hügeln an der Symphyse nicht immer leicht zu finden ist. Hier hilft uns der Patient, denn diese Stelle ist auch die druckschmerzhafteste.

Oft ist es nötig, sich in mehreren Sitzungen durch die verschiedenen Schichten durchzuarbeiten, bis weder Verspannung noch Schmerz spürbar sind.

4.1.2 Vorderer innerer Beckenkamm

Am Beckenkamm können wir Verspannungen der schrägen Bauchmuskeln und des M. iliacus lösen.

Ausgangsstellung: Rückenlage mit Stufenlagerung

Wir ertasten die Spina iliaca anterior superior. Von hier aus versuchen wir, mit dem Daumen die Innenfläche der Beckenschaufel zu erreichen und dort Druck von innen nach außen zu geben (s. Abb. 4.3). In dieser Weise tasten wir entlang der Innenfläche der Beckenschaufel, direkt unterhalb des Beckenkammes von der Spina bis ca. fünf Zentimeter nach kranial. Behandlungspunkte finden wir entweder direkt unterhalb der Christa iliaca oder mehr in der Tiefe an der Innenfläche der Beckenschaufel. Wir untersuchen präzise, wo genau sich der Maximalpunkt befindet.

Einen kleinen Teil des Ursprungs des M. iliacus erreichen wir an der Innenfläche der Spina iliaca anterior inferior. Oberhalb des Leistenbandes und medial der Spina iliaca anterior superior erreichen wir dieses Gebiet in der Tiefe.

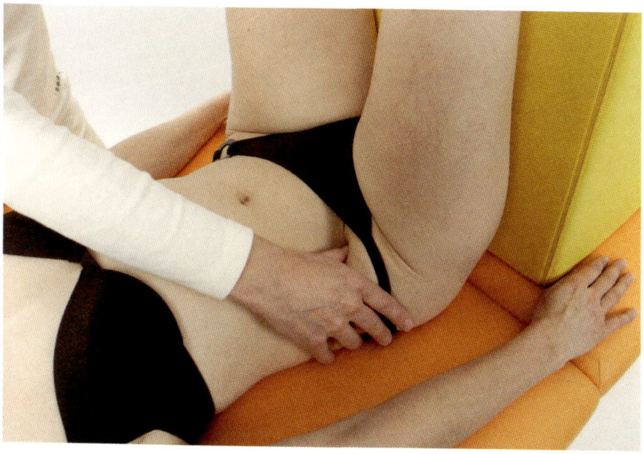

Abb. 4.3 Behandlung am inneren Beckenkamm

4.1.3 Rippenbogen

Am Rippenbogen können wir die Ansätze des Zwerchfells und des M. transversus abdominis behandeln.

Ausgangsstellung: Rückenlage mit Stufenlagerung, das Kopfteil der Behandlungsbank sollte leicht erhöht werden, um die Bauchmuskeln noch mehr anzunähern.

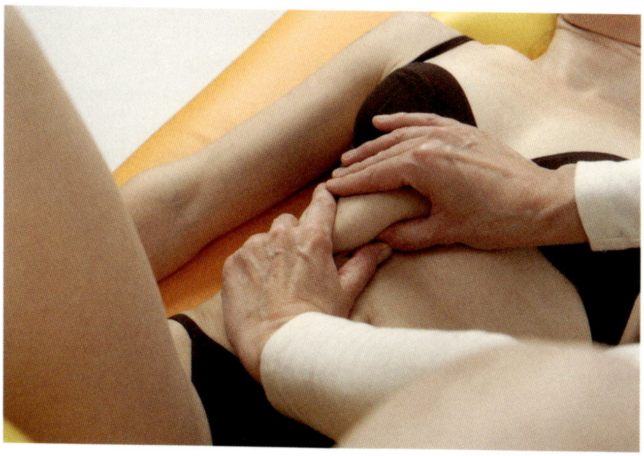

Abb. 4.4 Behandlung am Rippenbogen

Wir stellen uns auf die gegenüberliegende Seite des zu behandelnden Rippenbogens und beginnen in dessen Mitte (s. Abb. 4.4). Hier ist es meist am leichtesten, an die Innenfläche zu gelangen. Mit beiden übereinander gelegten Daumen tasten wir direkt vor dem Rippenbogen in die Tiefe, um uns dann unter den Rippenbogen zu schieben und von innen gegen den Innenrand des Rippenbogens zu drücken. Bei entspanntem Gewebe können wir mühelos unter den Rippenbogen gelangen. Auf diese Weise untersuchen wir den gesamten Rippenbogen auf schmerzhafte verspannte Strukturen und behandeln die Maximalpunkte.

4.1.4 In der Tiefe des Bauches

Ausgangsstellung: Rückenlage mit Stufenlagerung und leicht erhöhtem Kopfteil

Um festzustellen, ob der Bauch in seinem gesamten Gebiet weich und gut einzudrücken ist, tasten wir ihn sorgfältig ab. Zunächst bleiben wir mit wenig Druck oberflächlich, um Spannungserhöhungen wahrzunehmen, unter denen sich oft Verklebungen in der Tiefe befinden. Auch Abwehrspannung oder Kitzeln sind ein Hinweis auf Störungen in der Tiefe. An solchen Stellen tasten wir langsam tiefer bis zur eigentlichen Verklebung und halten den Druck so lange, bis sich Verklebung und T-Schmerz aufgelöst haben.

4.2 STUFENLAGERUNG FÜHRT ZU SCHMERZVERSTÄRKUNG → GESÄSS UND UNTERE LENDEN

Sollte sich der Schmerz in Stufenlage verstärken, dann ist das ein Hinweis auf Störungen auf der Dorsalseite des Körpers, da hier die Strukturen verlängert werden. Zwei wichtige Regionen sind das Gesäß (M. glutaeus maximus und medius) und der Bereich zwischen 12. Rippe und dorsalem Beckenkamm (M. quadratus lumborum).

4.2.1 Musculus glutaeus maximus und medius

Die Ursprungslinie des M. glutaeus maximus verläuft vom Steißbein und der Dorsalseite des Sakrums über die Spina iliaca posterior superior bis unterhalb des dorsalen Beckenkammes. Hier schließt sich der M. glutaeus medius an und reicht bis zum vorderen Ende des Beckenkammes.

Ausgangsstellung: Bauchlage

Falls der Patient diese Haltung nicht einnehmen kann, ist auch die Seitlage möglich. Wir tasten entlang der seitlichen Kante des Kreuzbeines, beginnend seitlich der Kreuzbeinspitze, vorbei an der Spina iliaca posterior superior, weiter entlang einer Linie direkt unterhalb des Beckenkammes bis zur Spina iliaca anterior superior (s. Abb. 4.5). Wir behandeln die Maximalpunkte innerhalb dieser Linie.

Zusätzlich sollten wir den kaudalen Anteil des M. glutaeus maximus an der Tuberositas glutaea behandeln (s. Abb. 4.6).

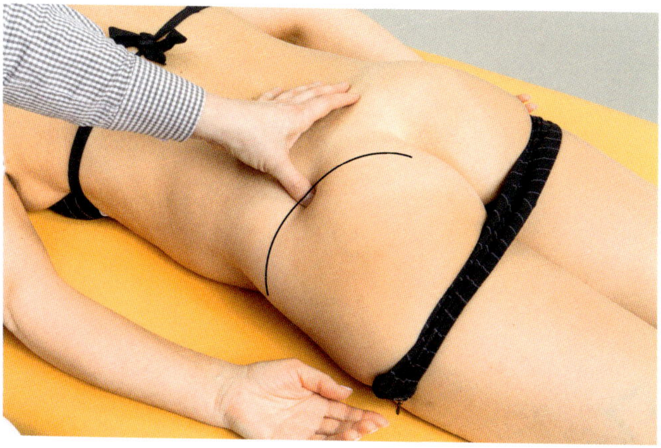

Abb. 4.5 Behandlung M. glutaeus maximus und medius

Ausgangsstellung: Seitlage

Dorsal vom Trochanter major in Höhe seines kaudalen Endes liegt die Tuberositas glutaea. Sie verläuft von hier aus noch etwa sechs Zentimeter nach kaudal. Hier strahlt der kaudale Anteil des M. glutaeus maximus direkt in den Knochen ein. Wir stellen uns hinter den Patienten in Höhe des Beckens und suchen im Bereich der Tuberositas den Maximalpunkt.

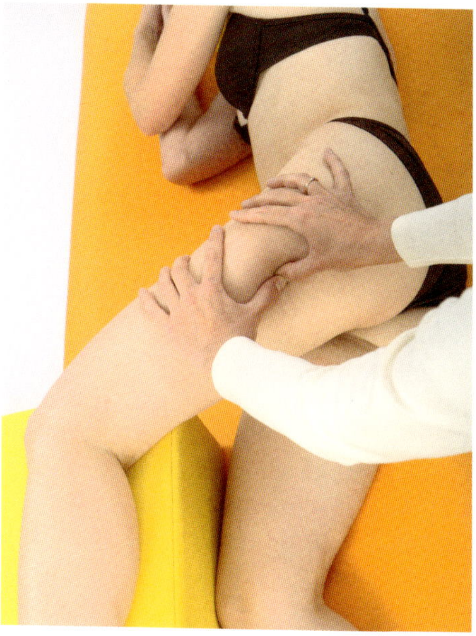

Abb. 4.6 Behandlung Tuberositas glutaea

4.2.2 Musculus quadratus lumborum

Den M. quadratus lumborum erreichen wir am besten an seinen Ansatzstellen an der Unterkante der 12. Rippe und an den Querfortsätzen der ersten drei Lendenwirbel.

Ausgangsstellung: Seitlage, evtl. Halbrolle unter der Taille

Wir stellen uns hinter den Patienten und tasten an der Unterkante der 12. Rippe entlang (s. Abb. 4.7), um dort die Maximalpunkte zu finden. Danach tasten wir von der Taille des Patienten aus die Querfortsätze L1-3 und behandeln auch hier die Maximalpunkte.

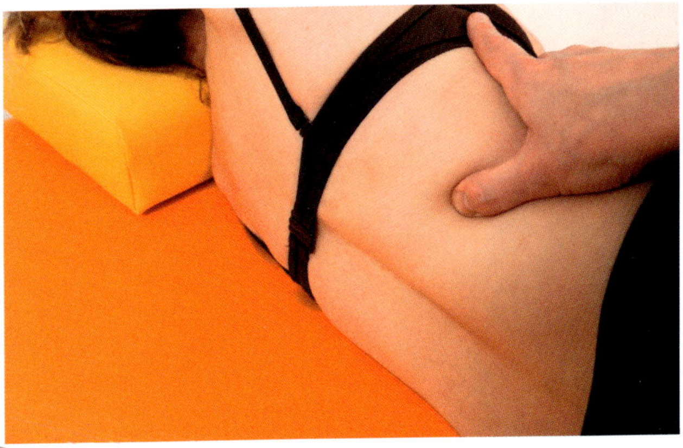

Abb. 4.7 Behandlung M. quadratus lumborum

4.3 ILIOPSOAS-TEST FÜHRT ZU SCHMERZVERSTÄRKUNG → HÜFTFLEXOREN

Ist der Test des M. iliopsoas schmerzverstärkend, palpieren bzw. behandeln wir die Hüftflexoren. Dabei am häufigsten betroffen sind der M. iliopsoas und der M. pectineus. Auch der M. sartorius kann bei diesem Test Schmerzauslöser sein. Besonders entlang des medialen Sartoriusrandes im bindegewebigen Septum, das dem Sartorius das Gleiten auf dem M. quadriceps ermöglicht, können sich Verklebungen finden. Wenn die Komponente Innenrotation dieses Tests den Schmerz verstärkt, deutet das eher auf den M. sartorius hin. Verstärkt bei diesem Test eine vermehrte Knieflexion den Schmerz, ist das ein Hinwies auf den M. rectus femoris.

4.3.1 Musculus iliopsoas

Der Trochanter minor ist der Ansatzpunkt des kräftigsten Hüftbeugers, des M. iliopsoas. Er besteht aus zwei Anteilen, dem M. iliacus und dem M. psoas. Der M. iliacus entspringt von der Innenseite der Beckenschaufel, der M. psoas von den Wirbeln

TH12 bis L5. Der M. psoas hat auf Grund seines Ursprungs an der gesamten Lendenwirbelsäule und des untersten Brustwirbels Einfluss auf die Beweglichkeit der Wirbelsäule. Verspannte Fasern dieses Muskels können einzelne oder mehrere Wirbelsegmente blockieren. Dadurch können auch Bewegungen der Hals- und der Brustwirbelsäule behindert werden, da diese stets die gesamte Wirbelsäule einbeziehen. Durch einseitige Verkürzung des M. iliacus, der die Beckenschaufel bewegt, wird auch die ungehinderte Bewegung des Iliosakralgelenkes gestört und es kann zu Blockierungen kommen. Ebenso wird das Hüftgelenk durch Verspannungen innerhalb des M. iliopsoas, also beider Muskelanteile, beeinträchtigt. Die Extension, Innenrotation und Abduktion sind eingeschränkt. Beide Anteile setzen am Trochanter minor an.

Ausgangsstellung: Rückenlage, das zu behandelnde Bein wird in ca. 90° Hüftbeugung und ca. 20 – 30° Außenrotation auf einer Kiste gelagert. Der Oberschenkel sollte senkrecht stehen. Nur mit präziser Lagerung erreichen wir den Trochanter minor. Das andere Bein liegt leicht abgespreizt, der Kopf wird mit einem Kissen unterlagert.

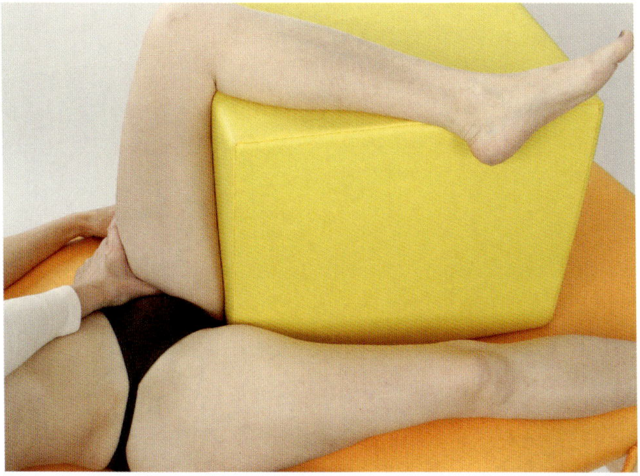

Abb. 4.8 Behandlung M. iliopsoas am Trochanter minor

Den T-Schmerzpunkt behandeln wir am besten mit dem Daumen. Dabei orientieren wir uns an der gut zu tastenden Sehne des M. adductor longus an der Innenseite des Beines in der Hüftbeuge. Kranial von dieser Sehne, direkt am Beinansatz, tasten wir uns bis zum Trochanter minor in die Tiefe vor (s. Abb. 4.8). Unsere Druckrichtung zielt dabei nach kaudal, dorsal, lateral. Haben wir den Trochanter minor lokalisiert, suchen wir den Maximalpunkt innerhalb dieses Muskelansatzes.

4.3.2 Musculus pectineus

Der M. pectineus entspringt am Pecten ossis pubis. Das Ursprungsgebiet ist etwa zwei Zentimeter breit. Von dort aus zieht er zur Innenseite des Oberschenkels. Er bewegt den Oberschenkel im Hüftgelenk in Flexion und Adduktion und hat durch seinen Ursprung am Becken Einfluss auf die Stellung der jeweiligen Beckenhälfte.

Ausgangsstellung: Rückenlage mit Kopfkissen und Knierolle

Auch hier dient wieder die Sehne des M. adductor longus auf der Innenseite des Oberschenkels als Orientierung. Zwischen M. adduktor longus und Arteria femoralis liegt das Ansatzgebiet. Lateral von dieser Sehne und direkt unterhalb des Pecten ossis pubis tasten wir in die Tiefe (s. Abb. 4.9). Wir geben von hier aus Druck auf die Unterkante des Pecten ossis pubis und suchen dort, sowie noch einen Zentimeter lateral davon, den Maximalpunkt.

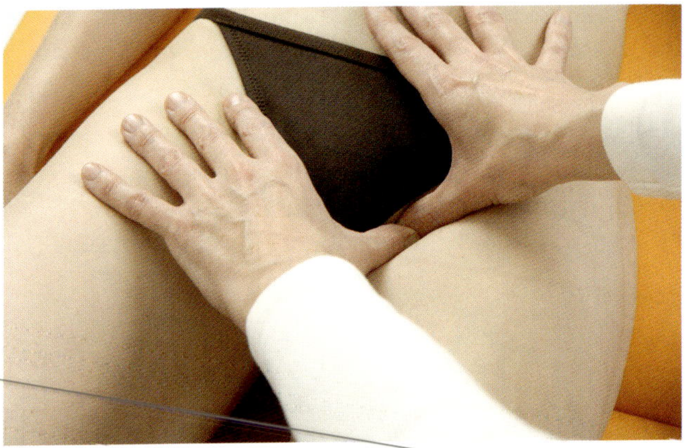

Abb. 4.9 Behandlung M. pectineus

4.3.3 Musculus sartorius, mediales Septum

Der M. sartorius entspringt von der Spina iliaca anterior superior und zieht diagonal über den Oberschenkel zum Pes anserinus.

Ausgangsstellung: Rückenlage mit Kopfkissen und Knierolle

Wir stellen uns auf die gegenüberliegende Seite des zu behandelnden Beines und tasten entlang des medialen Sartoriusrandes (s. Abb. 4.10) von der Spina bis oberhalb des Knies und umgekehrt. Gibt es keine Adhäsionen, dann können wir quasi durch das Gewebe ohne Schmerzen und ohne fühlbare Hindernisse „pflügen". Finden wir schmerzhafte Verhärtungen, dann behandeln wir die Maximalpunkte auf dieser Linie.

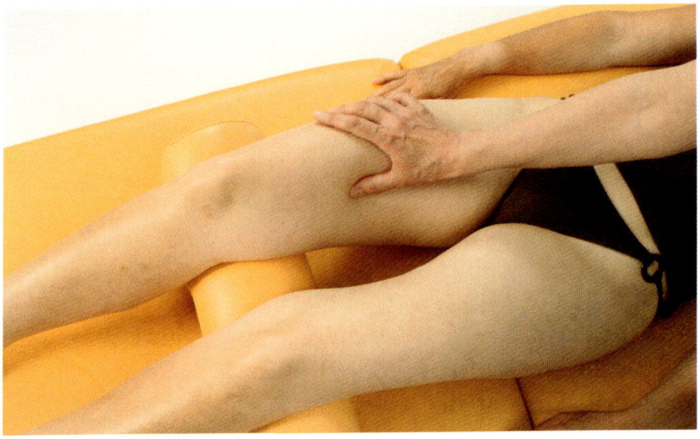

Abb. 4.10 Behandlung mediales Septum des M. sartorius

4.3.4 Musculus rectus femoris

Der M. rectus femoris kommt von der Spina iliaca anterior inferior.

Ausgangsstellung: Rückenlage mit Kopfkissen und Knierolle

Wir orientieren uns am medialen Rand des M. sartorius und verfolgen diesen nach kranial. Etwa zwei Zentimeter unterhalb der Spina iliaca anterior superior tasten wir in die Tiefe zur Spina iliaca anterior inferior (s. Abb. 4.11). Direkt auf der Spina und medial davon finden sich die meisten Verklebungen.

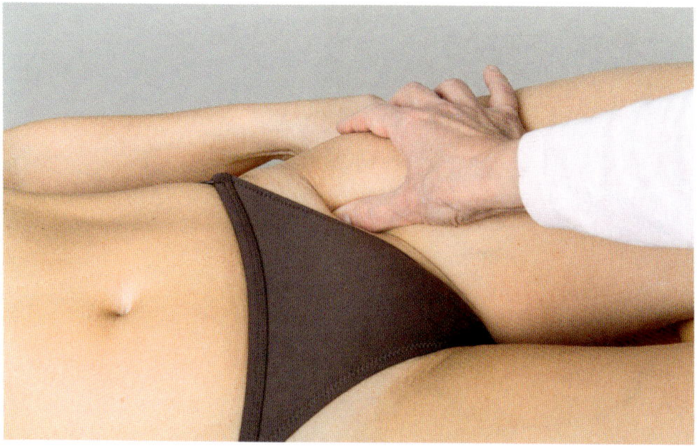

Abb. 4.11 Behandlung M. rectus femoris

4.4 ILIOPSOAS-TEST FÜHRT ZU SCHMERZREDUKTION → RÜCKSEITE BEIN

Sollte der Iliopsoas-Test den Schmerz mindern, so liegt die Ursache bei den dabei angenäherten myofaszialen Funktionslinien. Das sind in erster Linie die Glutäen (s. Kap. 4.2.1), der M. quadratus lumborum (s. Kap. 4.2.2), die ischiocrurale Muskulatur (M. semitendinosus, M. semimembranosus und M. biceps femoris) und der M. gastrocnemius des beim Test herunterhängenden Beines.

4.4.1 Musculus semitendinosus

Die Ansatzfläche dieses Muskels (gemeinsam mit dem M. gracilis u. M. sartorius) wird als Pes anserinus bezeichnet und liegt an der medialen Fläche der Tibia unterhalb des Kniegelenks.

Ausgangsstellung: Rückenlage

Wir tasten den oben beschriebenen Bereich (s. Abb. 4.12) sorgfältig ab und behandeln den Maximalpunkt.

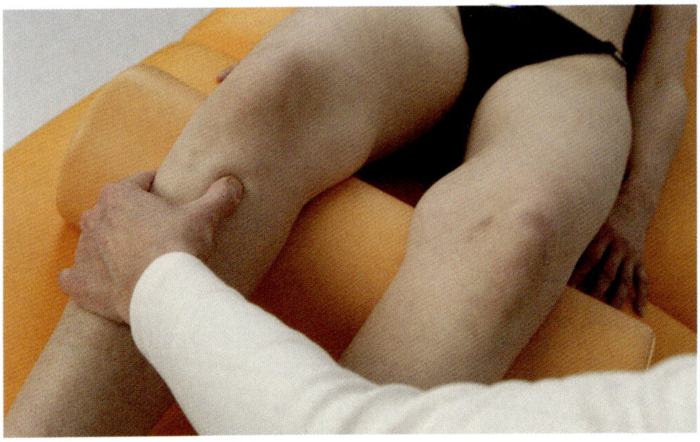

Abb. 4.12 Behandlung am pes anseriunus

4.4.2 Musculus semimembranosus

Der M. semimembranosus hat seinen Ansatz im Bereich der dorsalen Fläche des Condylus medialis tibiae.

Ausgangsstellung: Bauchlage mit großer Rolle unter den Füßen (ca. 40° Knieflexion)

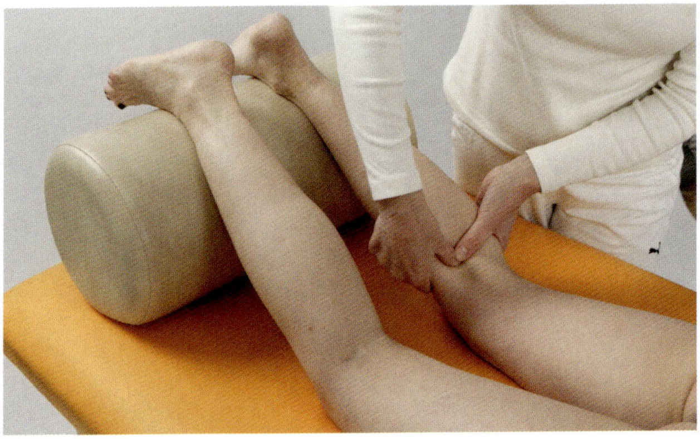

Abb. 4.13 Behandlung M. semimembranosus

Direkt unterhalb und medial der Kniekehle können wir den Condylus medialis tasten (s. Abb. 4.13) und die Maximalpunkte in diesem Bereich behandeln.

4.4.3 Musculus biceps femoris

Beim M. biceps femoris ist speziell der Ansatzbereich des Caput breve interessant. Es entspringt vom mittleren Drittel der dorsal lateralen Fläche des Oberschenkelknochens.

Ausgangsstellung: Seitlage

Wir stellen uns hinter den Patienten in Höhe des Oberschenkels. An der lateralen Seite des dorsalen Oberschenkels tasten wir im mittleren Drittel entlang des Septums zwischen den ischiocruralen Muskeln und dem M. vastus lateralis in die Tiefe bis an den Oberschenkelknochen (s. Abb. 4.14). Dort behandeln wir die Maximalpunkte.

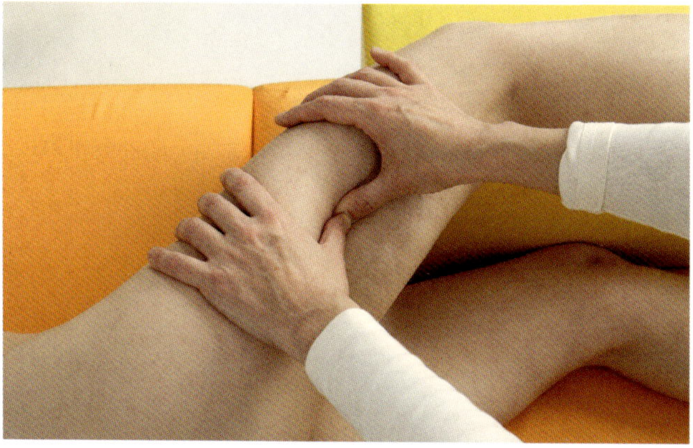

Abb. 4.14 Behandlung M. biceps femoris

4.4.4 Laterales und mediales Septum am Oberschenkel dorsal

Oft gibt es Verklebungen im Bereich der lateralen oder medialen Septen, die die ischiocruralen Muskeln vom M. vastus lateralis bzw. den Adduktoren trennen.

Ausgangsstellung: Bauchlage

Mediales Septum

Wir stellen uns auf die gegenüberliegende Seite des zu behandelnden Beines und tasten entlang des Septums zwischen M. semimembranosus und Adduktoren (s. Abb. 4.15). Wir beginnen oberhalb des Knies und ziehen bis zum medialen Rand des Tuber ischiadicum und umgekehrt.

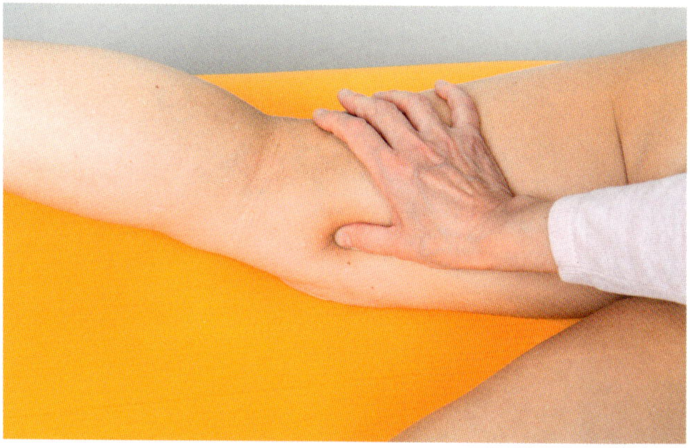

Abb. 4.15 Behandlung mediales Septum am Oberschenkel dorsal

Laterales Septum

Wir tasten entlang des Septums zwischen M. biceps femoris und M. vastus lateralis (s. Abb. 4.16). Wir beginnen oberhalb des Knies und ziehen bis zum lateralen Rand des Tuber ischiadicum und umgekehrt und behandeln die Maximalpunkte auf dieser Linie.

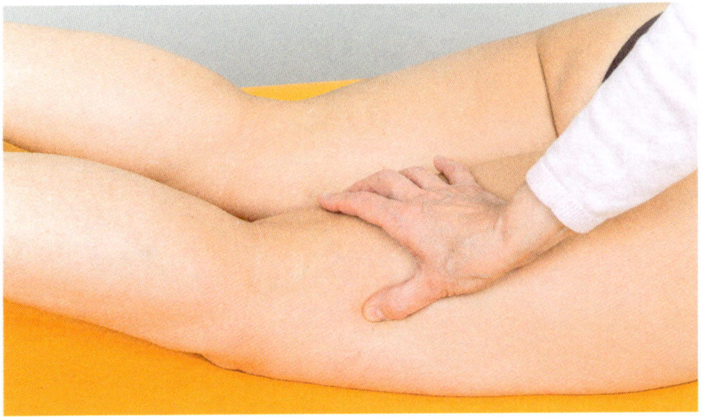

Abb. 4.16 Behandlung laterales Septum am Oberschenkel dorsal

Merke

Septen „durchpflügen" wir immer in beide Richtungen und berücksichtigen bei der Behandlung die Schubrichtung, d. h. unser Behandlungsdruck geht nicht nur senkrecht in die Tiefe, sondern auch in die Schubrichtung, bei der die Verklebung deutlich wurde.

4.4.5 Musculus gastrocnemius

Ausgangsstellung: Bauchlage mit den Füßen über einer Rolle

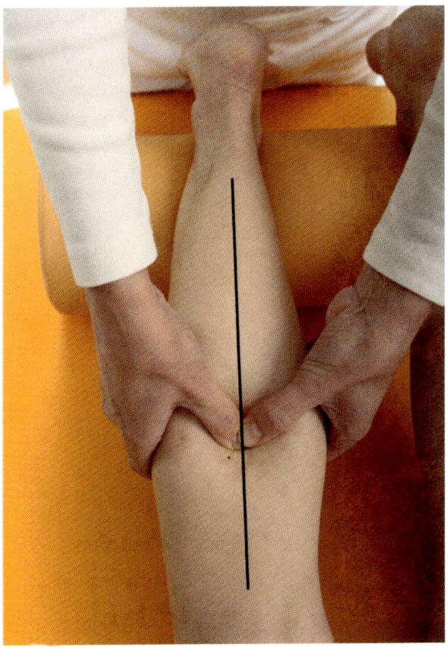

Zunächst tasten wir entlang der Mittellinie der Wade von der Achillessehne bis unterhalb der Kniekehle (s. Abb. 4.17). Auch hier sollten wir widerstandslos durch das Gewebe „pflügen" können. Danach ertasten wir diese Linie in umgekehrter Richtung, aber diesmal mit zusätzlichem Schub nach medial an den Rand des medialen M. gastrocnemius. Abschließend tasten wir noch mit Schub nach lateral an den Rand des lateralen M. gastrocnemius (s. Abb. 4.18).

Nun haben wir einen Überblick, welche Region die meisten Verklebungen aufweist und können dort die Maximalpunkte behandeln.

Abb. 4.17 Behandlung M. gastrocnemius Mittellinie

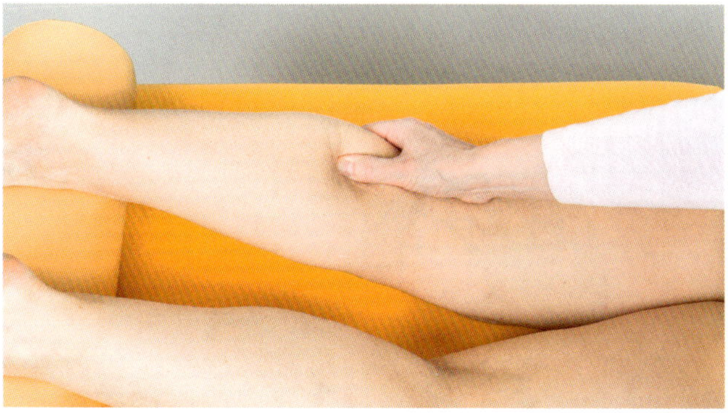

Abb. 4.18 Behandlung M. gastrocnemius lateraler Kopf

4.5 FÜSSE

Wenn es Auffälligkeiten in der Fußstellung gibt, frühere Verletzungen bekannt sind oder häufiges Umknicken bei der Anamnese erwähnt wurde, sollten wir testen, ob die Fußstellung die schmerzhafte Bewegung oder Haltung beeinflusst und daraufhin die entsprechende Region behandeln. Grundsätzlich gibt es fünf wichtige Gebiete, die wir auf T-Schmerzpunkte abtasten und gegebenenfalls behandeln sollten.

4.5.1 Dorsalextension und Zehenextension führen zur Schmerzverstärkung → Fußsohle

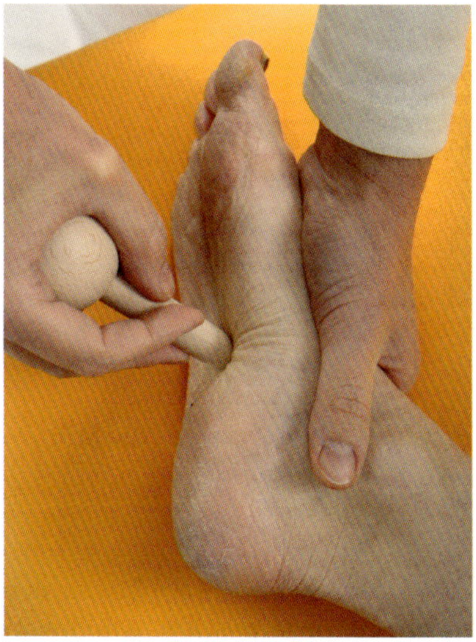

In der Fußsohle finden wir die Ansätze des M. tibialis posterior und des M. peroneus longus, den M. flexor hallucis brevis, den M abductor hallucis, den M. adductor hallucis, den M. flexor digiti minimi, den M. flexor digitorum brevis, den M. quadratus plantae und die Fascia plantaris. Wie alle Strukturen sind auch diese Teile vielzähliger Funktionslinien, die durch den ganzen Körper verlaufen.

Bei der Behandlung der Fußsohle müssen wir relativ viel Druck ausüben, um durch die feste Faszie die kleinen Fußmuskeln in der Tiefe zu erreichen. Daher benützen wir hierbei speziell den fmt-Fußstab (s. Abb. 4.19).

Abb. 4.19 Behandlung Fußsohle

Ausgangsstellung: Seitlage

Wir tasten das gesamte Gebiet zwischen Ballen und Ferse ab, wobei die Unterseite der Ferse nicht miteinbezogen wird. Die größte Schmerzhaftigkeit findet sich meist unterhalb der Ossa cuneiformia, im Bereich des Steigbügelansatzes (gemeinsamer Ansatz von M. peroneus longus und M. tibialis anterior).

4.5.2 Plantarflexion, Supination oder Zehenflexion führt zur Schmerzverstärkung → Fußrücken

4.5.2.1 M. extensor digitorum brevis, M. extensor hallucis brevis, vordere Gelenkkapsel

Die kurzen Zehenstrecker entspringen unterhalb des Sprunggelenks ventral vom Calcaneus. Lassen wir den Patienten die Zehen nach oben strecken, können wir den Ursprung gut tasten.

Ausgangsstellung: Seitlage

Medial vom Außenknöchel des oberen Beines können wir in einer Kuhle den zwei bis drei Zentimeter breiten Ursprung der kurzen Zehenstrecker tasten (s. Abb. 4.20) und dort die Maximalpunkte behandeln. Wenn wir von der Kuhle aus nach kranial und in der Tiefe Druck gegen die Tibia geben, können wir die Gelenkkapsel auf Schmerzhaftigkeit untersuchen und dort behandeln.

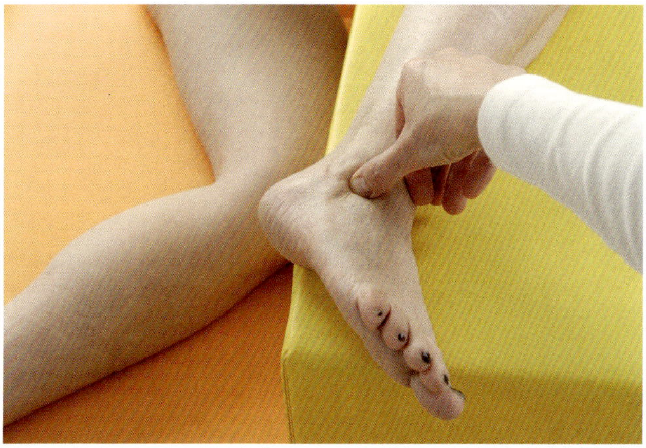

Abb. 4.20 Behandlung kurze Zehenextensoren und vordere Gelenkkapsel

4.5.2.2 Mm. interossei

Zwischen den Mittelfußknochen finden wir oft erhebliche Verklebungen, die Störungen und Schmerzen im gesamten Körper verursachen können.

Ausgangsstellung: Rückenlage

Wir tasten zwischen den Mittelfußknochen entlang, vom Zehenansatz bis zu den Fußwurzelknochen (s. Abb. 4.21). Dabei versuchen wir, mit unserer seitlichen Fingerkante möglichst tief ins Gewebe zu gelangen. Wir gleiten zwischen den Knochen zum einen mit mehr Druck nach lateral zum anderen mit mehr Druck nach medial. So können wir die stärkste Verklebung exakt lokalisieren.

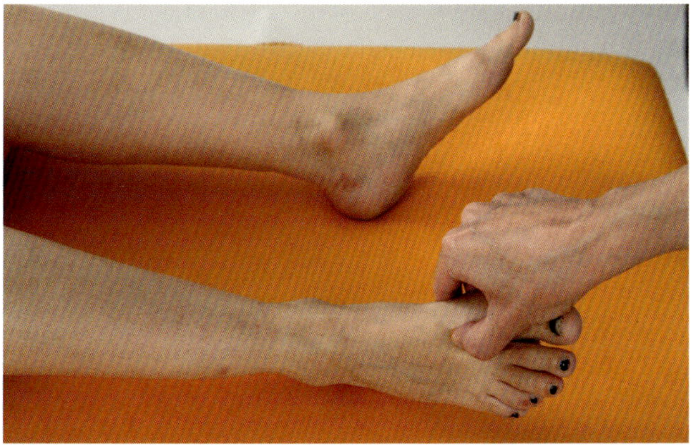

Abb. 4.21 Behandlung Mm. interossei

4.5.3 Pronation führt zur Schmerzverstärkung → Innenseite Ferse

Der M. abductor hallucis entspringt u.a. medial am Tuber calcanei. Aber auch die Retinacula der langen Zehenflexoren, das Ligamentum deltoideum und der dorsal-mediale Abschnitt der Gelenkkapsel sind dort zu finden. In diesem Bereich gibt es häufig eine zu hohe Bindegewebsspannung, die die gesamte mediale myofasziale Beinkette beeinträchtigt.

Ausgangsstellung: Seitlage

Wir tasten die Innenseite der Ferse (s. Abb. 4.22), den Talus direkt unterhalb und hinter dem Innenknöchel, das Naviculare direkt unterhalb und vor dem Innenknöchel ab und die mediale Fläche des Calcaneus mit dem Sustentaculum tali und behandeln dort die Maximalpunkte.

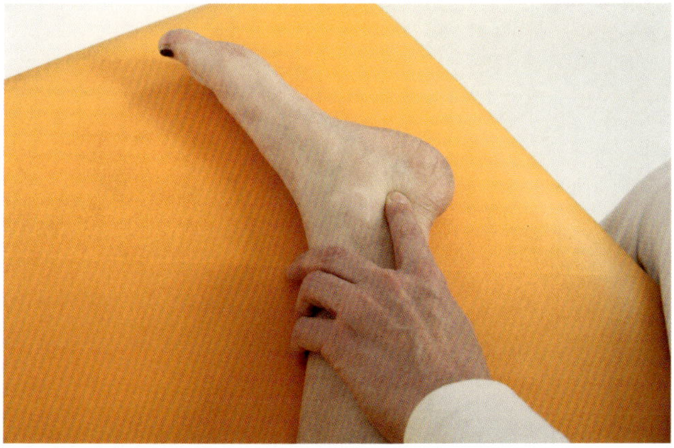

Abb. 4.22 Behandlung Innenseite Ferse

4.5.4 Supination führt zur Schmerzverstärkung → Außenseite Ferse

Hier finden wir die Ursprünge des M. abductor digiti minimi, die Retinacula der Mm. peronei, die Außenbänder (Ligamentum talofibulare anterius und posterius, Ligamentum calcaneofibulare) und den dorsal-lateralen Abschnitt der Gelenkkapsel. Wenn in diesem Bereich die Bindegewebsspannung zu hoch ist, wird die gesamte laterale myofasziale Beinkette beeinträchtigt.

Ausgangsstellung: Seitlage

Wir tasten die Außenseite der Ferse und den Talus direkt unterhalb und hinter dem Außenknöchel ab (s. Abb. 4.23) und behandeln dort die Maximalpunkte.

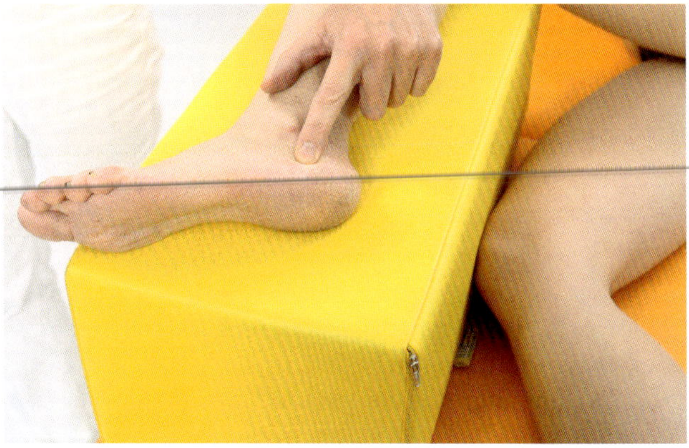

Abb. 4.23 Behandlung Außenseite Ferse

Natürlich kann die Ursache auch bei den langen Fußmuskeln liegen, wenn es eine bestimmte Fußstellung gibt, die den Schmerz bei der Testbewegung verstärkt. Die Palpation entscheidet, ob wir den Fuß oder/und den Unterschenkel behandeln müssen.

4.6 UNTERSCHENKEL

4.6.1 Plantarflexion führt zu Schmerzverstärkung → ventraler Unterschenkel

4.6.1.1 Musculus tibialis anterior

Der M. tibialis anterior entspringt unterhalb des Knies lateral neben der Tuberositas tibiae und von der lateralen Fläche der oberen Hälfte der Tibia. Dort ist er direkt unter der Haut gut zu tasten.

Ausgangsstellung: Rückenlage mit Kopfkissen und Knierolle

Wir tasten entlang des oben beschriebenen Muskelansatzes (s. Abb. 4.24) und des faszialen Gewebes zwischen Muskel und Tibiakante (s. Abb. 4.25) und behandeln dort die Maximalpunkte.

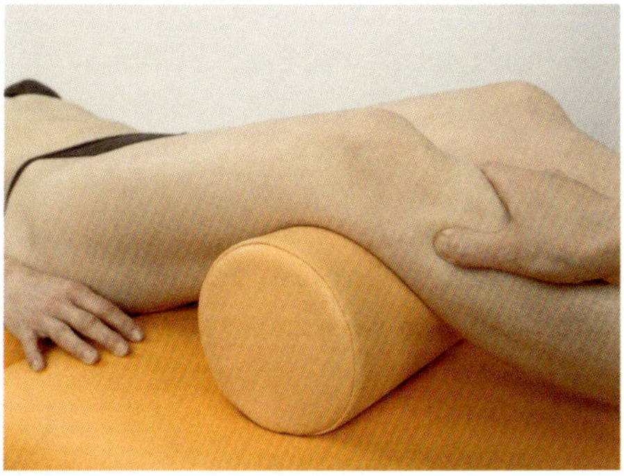

Abb. 4.24 Behandlung M. tibialis Ansatz

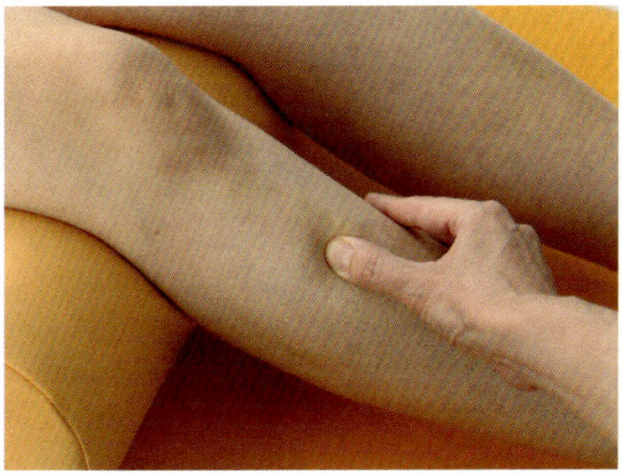

Abb. 4.25 Behandlung M. tibialis an der Schienbeinkante

4.6.1.2 Musculus extensor digitorum longus

Den M. extensor digitorum longus behandeln wir an seinem Ursprung an der ventralen Fläche der Fibula.

Ausgangsstellung: Rückenlage

Wir beginnen kranial des Außenknöchels, tasten entlang der Ventralseite der Fibula (s. Abb. 4.26) und behandeln dort die Maximalpunkte.

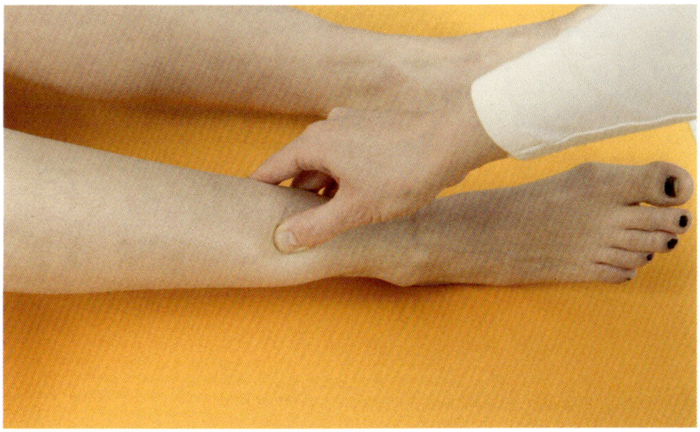

Abb. 4.26 Behandlung M. extensor digitorum longus

4.6.2 Pronation führt zu Schmerzverstärkung → medialer Unterschenkel

Steht der Fuß betont in Inversion, Supination und Plantarflexion oder verstärkt die Gegenbewegung den Schmerz, dann deutet das auf eine zu hohe Spannung in der medialen myofaszialen Beinkette hin. Beim Abtasten des medialen Unterschenkels erreichen wir den M. tibialis posterior und den M. flexor digitorum longus.

4.6.2.1 Musculus tibialis posterior, Musculus flexor digitorum longus

Den M. tibialis posterior behandeln wir am besten im Verlauf seines federförmigen Muskelsehnenüberganges auf der Rückseite des unteren Drittels der Tibia. Der M. flexor digitorum longus entspringt von den oberen zwei Dritteln der Rückseite der Tibia.

Ausgangsstellung: Seitlage

Oberhalb des Innenknöchels tasten wir die Rückseite der Tibia, indem wir mit dem Daumen direkt hinter der Tibia in die Tiefe gehen und von dort Druck auf das dahinterliegende Gewebe ausüben (s. Abb. 4.27). So untersuchen wir den gesamten Bereich entlang der Tibia und behandeln dort die Maximalpunkte. Dabei kann die Druckrichtung direkt gegen die Rückseite der Tibia oder parallel zur Tibiarückfläche erfolgen, je nachdem, wo die stärksten Verklebungen zu spüren sind.

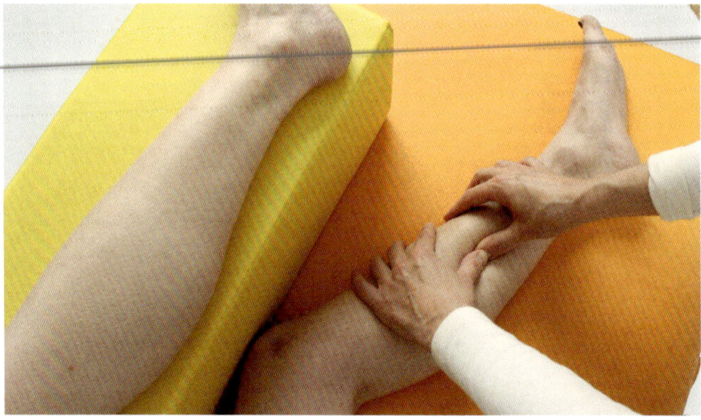

Abb. 4.27 Behandlung M. tibialis posterior und M. flexor digitorum longus

4.6.3 Supination führt zu Schmerzverstärkung → lateraler Unterschenkel

Steht der Fuß betont in Eversion, Pronation und Plantarflexion oder verstärkt die Gegenbewegung den Schmerz, dann deutet das auf zu viel Spannung in der lateralen myofaszialen Beinkette hin.

4.6.3.1 Musculi peronei

Die Mm. peronei entspringen vom Fibulaköpfchen und der Fibula und ziehen hinter dem Außenknöchel zum Fuß.

Ausgangsstellung: Seitlage

Wir tasten entlang des Muskelbauches vom Fibulaköpfchen bis oberhalb Außenknöchel (s. Abb. 4.28). Dabei beachten wir auch die Septen zwischen Mm. peronei und M. extensor digitorum (ventral) und zwischen Mm. peronei und M. gastrocnemius (dorsal).

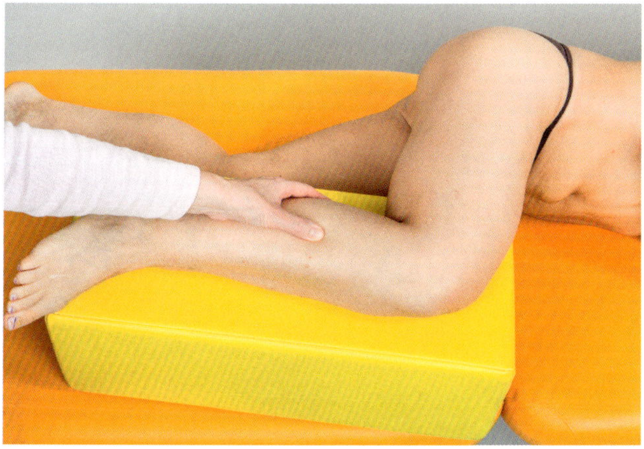

Abb. 4.28 Behandlung Mm. peronei

4.6.3.2 Musculus soleus, Musculus flexor hallucis longus

Der M. soleus entspringt vom oberen Drittel der Rückseite der Fibula. Die unteren zwei Drittel der Fibula nimmt der M. flexor hallucis longus als Ursprungsfläche.

Ausgangsstellung: Seitlage

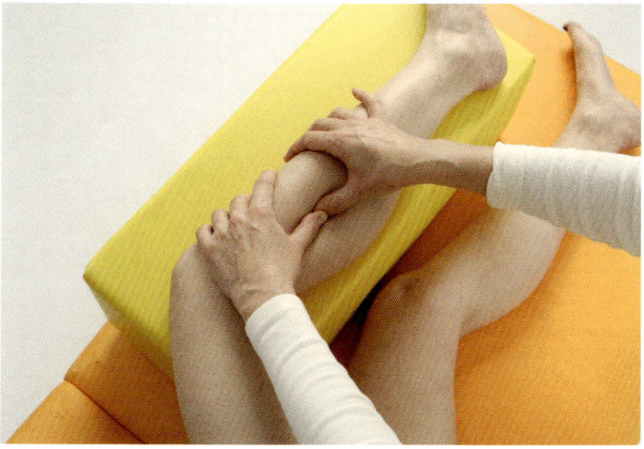

Abb. 4.29 Behandlung M. soleus und M. flexor hallucis longus

Wir tasten die Rückseite der Fibula des obenliegenden Beines, indem wir mit dem Daumen direkt hinter der Fibula in die Tiefe gehen und von dort Druck auf die Rückseite der Fibula ausüben (s. Abb. 4.29). So untersuchen wir die ganze Rückseite der Fibula von oberhalb des Außenknöchels bis unterhalb des Knies.

Testmodifikationen der Körperhaltung

5

Wie bereits in Kapitel 2 beschrieben, können schmerzhafte Bewegungen variieren, wenn sie in unterschiedlichen Ausgangsstellungen ausgeführt werden. Zum Beispiel können Schmerzen in der Schulter beim Anziehen einer Jacke im Sitzen stärker sein als im Stand. Sobald wir die Ausgangsstellung ändern, ändern wir auch die bei der Bewegung involvierten Funktionslinien. Deshalb können wir verschiedene Ausgangsstellungen nutzen, um festzustellen, ob sie den Schmerz beeinflussen und daraus Schlüsse ziehen, in welcher Funktionslinie die Ursache liegt. Für die jeweiligen Ausgangsstellungen gelten universelle Prinzipien, wenn sie die Schmerzintensität beeinflussen. Diese können wir auf Schmerzen an jeglicher Stelle des Körpers anwenden. Wenn wir keinen Unterschied in der Schmerzintensität in verschiedenen Ausgangsstellungen feststellen können, fahren wir mit anderen Tests fort (s. Kap. 6 – 9).

5.1 STAND

Zeigt sich der Schmerz im Stand am deutlichsten, liegt die Vermutung nahe, dass die Ursache bei Strukturen liegt, die im Stand besonders auf Länge oder Zug belastet werden. Aus der Stellung der Füße und der Haltung des Beckens können wir dies weiter differenzieren.

- Die Muskeln und Faszien der Fußsohle werden durch das Gewicht des Körpers vermehrt verlängert. Liegt hier eine Störung vor, sieht man das häufig an der betonten Außenkantenbelastung der Füße.
- Ebenso werden die langen Fuß- und Zehenflexoren durch die Dorsalextensions-Stellung der Füße verlängert. Verringert der Patient die Dorsalextension durch Gewichtsverlagerung auf die Fersen, deutet das auf die Schonung gestörter Strukturen in den langen Fuß- und Zehenflexoren hin.
- Auch der Beckenboden wird durch das Heruntersinken der Organe mit der Schwerkraft auf Länge belastet. Spannen die Patienten den Beckenboden an, führt das zu einer Minderung der Schmerzen, wenn der Beckenboden involviert ist.

5.2 SITZ

Zeigt sich der Schmerz im Sitz ohne Lehne am deutlichsten, liegt die Vermutung nahe, dass die Ursache bei Strukturen liegt, die in dieser Position besonders auf Länge oder Zug belastet werden.

- Der große Unterschied zum Stand und zur Rückenlage ist die Flexion in den Hüftgelenken. Die Muskeln und Faszien im Bereich des Gesäßes werden vermehrt verlängert und kommen als Schmerzursache in Frage. Je niedriger der Hocker, desto mehr Hüftflexion und desto stärker die Schmerzen, wenn die Ursache im Gesäß liegt.

5.3 RÜCKENLAGE

Die flache Rückenlage ohne jegliches Lagerungsmaterial ist eine sehr gute Testhaltung. Hier sind weit weniger Ausweichbewegungen möglich, weil die Schwerkraft den Körper auf die flache Unterlage drückt, der er sich anpassen muss. Dadurch werden Defizite in der Verlängerungsfähigkeit verschiedener myofaszialer Regionen deutlicher sichtbar als in anderen Ausgangsstellungen. Zum Beispiel weist eine Überstreckung in der Halswirbelsäule auf mangelnde Verlängerungsfähigkeit des M. sternocleidomastoideus oder des M. rectus abdominis hin.

Zeigt sich der Schmerz in Rückenlage am deutlichsten, liegt die Vermutung nahe, dass die Ursache bei ventralen Strukturen liegt, die in dieser Position besonders auf Länge oder Zug belastet werden.

- Die myofasziale Funktionslinie des M. sternocleidomastoideus und des M. rectus abdominis wird vermehrt verlängert und kommt als Schmerzursache in Frage. Ist dies der Fall, dann führt der Versuch, den Brustkorb zu heben, zu vermehrten Schmerzen, da dies die Verlängerung verstärkt.
- Die Hüftflexoren geraten durch die gestreckten Beine und das Absinken der Lendenwirbelsäule mit der Schwerkraft unter Verlängerung. Verstärkt der Patient die Lordose der Lendenwirbelsäule, nähert er die Hüftflexoren etwas mehr an. Verringert er so den Schmerz, lässt das auf eine Beteiligung der Hüftflexoren schließen.
- Die Verlängerung der ventralen Strukturen setzt sich bis zu den Füßen fort, die normalerweise mit der Schwerkraft in Plantarflexion fallen. Stehen die Füße auffällig in Dorsalextension, kommen die Fuß- und Zehenextensoren am Fußrücken und ventralen Unterschenkel als Schmerzursache in Frage.
- Auch die myofaszialen Funktionslinien innerhalb der schrägen Bauchmuskeln und des M. tensor fasciae latae, die jeweils eine Muskelkette vom lateralen Thorax der einen Seite bis zum Trochanter major der anderen Seite bilden (s. Abb. 5.1), werden in flacher Rückenlage auf Länge bzw. Zug belastet.

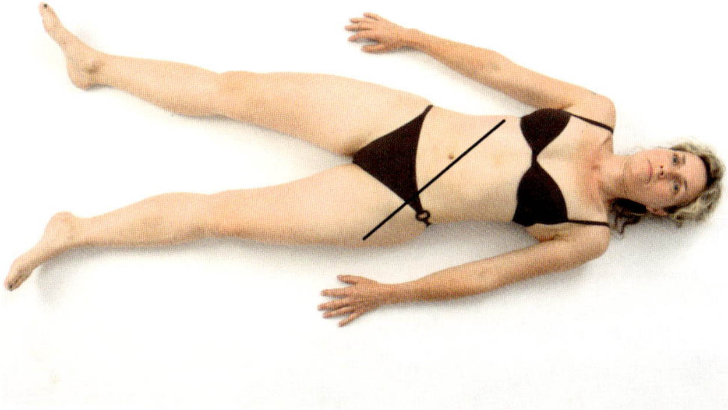

Abb. 5.1 Funktionslinie vom seitlichen Brustkorb bis zum Trochanter

Die Beine fallen normalerweise mit der Schwerkraft leicht in die Außenrotation. Ist diese Außenrotation zu gering oder gar nicht vorhanden, ist das ein Hinweis auf eine gestörte Verlängerbarkeit der oben beschriebenen Muskelkette. Ist die Außenrotation zu stark ausgeprägt, ist das ein Hinweis auf verklebte Bereiche innerhalb des M. glutaeus maximus und seiner Weiterleitung in den Tractus iliotibialis. Auch der M. sartorius, der M. iliopsoas und der M. pectineus können die Außenrotation der Beine verstärken.

5.4 SEITLAGE

In dieser Lage geben wir dem Patienten ein Kopfkissen, um die Halswirbelsäule waagerecht einzustellen. Die Beine liegen leicht gebeugt übereinander.

Nicht selten ist die Seitenlage links oder rechts die schmerzhafteste Ausgangsstellung für den Patienten. Das Hauptmerkmal der Seitenlage ist das mehr oder weniger starke (je nach Taillenumfang) „Durchhängen" des Rumpfes in Taillenhöhe.

- Dadurch, dass der Rumpf auf die Unterlage sinkt, macht auch das Becken eine Bewegung, die im untenliegenden Hüftgelenk eine leichte Abduktionsstellung und im oberen Hüftgelenk eine Adduktionsstellung induziert. Die kleinen Glutäen und der Tractus iliotibialis des obenliegenden Beines bzw. die Adduktoren des untenliegenden Beines kommen dadurch unter Verlängerung. Liegt die Schmerzursache bei den Abduktoren des obenliegenden Beines, dann verringert ein Unterlagern dieses Beines den Schmerz. Liegt die Schmerzursache bei den Adduktoren des untenliegenden Beines, dann verringert ein Unterlagern der Taille den Schmerz.
- Auch die Rumpfmuskeln müssen sich der entspannten Seitenlage anpassen. Die Verringerung des Schmerzes durch Unterlagern der Taille könnte auch auf eine Störung der Bauchmuskeln deuten. Das Einziehen des Bauches verringert dann noch zusätzlich den Schmerz.
- Meistens befindet sich die Schulter des Patienten, auf der er liegt, in Protraktion und Elevation. Dadurch werden Strukturen des dorsalen untenliegenden Thorax auf Länge belastet (M. trapezius ascendens, M. latissimus dorsi). Auch hiervon kann die Schmerzverstärkung in Seitlage herrühren. Verändern wir in diesem Falle die Lage der Schulter, würde sich auch das Schmerzempfinden verändern.

5.5 KONTRAPOST

Die Bezeichnung Kontrapost habe ich der bildenden Kunst entliehen. Sie beschreibt eine Haltung im Stand, bei der das Körpergewicht auf ein Bein (Standbein) verlagert wird, wodurch die Beckenseite des nicht belasteten Beines (Spielbein) absinkt. Das

Spielbein ist locker gebeugt. Sehr gut kann man diese Haltung bei Michelangelos „David“ sehen (s. Abb. 5.2).

Die myofaszialen Funktionslinien, die sich dabei verlängern müssen, laufen von der Fußsohle des Standbeines über die Innenseite des Unterschenkels und wechseln dann auf die Außenseite des Oberschenkels bis zum Beckenkamm. Beim Spielbein laufen die verlängerten myofaszialen Funktionslinien über die Wade, entlang der Innenseite des Oberschenkels und weiter diagonal über den Rumpf zur gegenüberliegenden Schulter (s. Abb. 5.3).

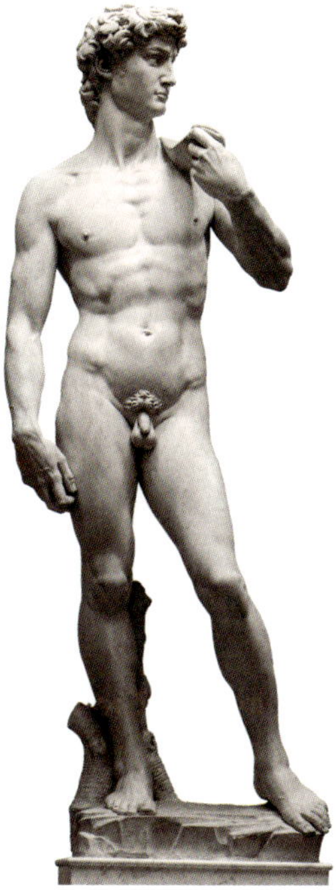

Abb. 5.2 David, Kontrapost

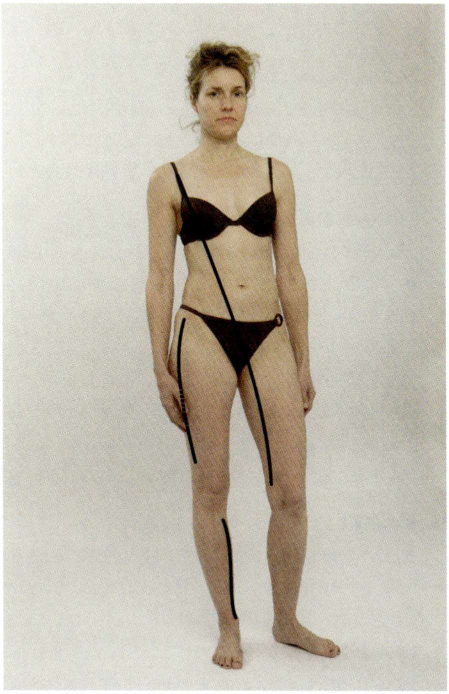

Abb. 5.3 Kontrapost mit Funktionslinien

Bei vielen Patienten ist diese Haltung eingeschränkt und schmerzhaft oder sie verstärkt eine schmerzhafte Bewegung von Armen oder Kopf.

Wir beobachten genau, ob der Körper überall locker und schmerzfrei mitgeht und analysieren die Kontrapost-Haltung. Sind Einschränkungen vorhanden? Entstehen zusätzliche Schmerzen in dieser Haltung?

Wir sollten uns insbesondere *die* Kontrapost-Haltung (Standbein rechts oder links) genau ansehen, bei der Schmerzen auftreten bzw. verstärkt werden.

Dabei gibt es folgende Beobachtungskriterien:

- **Stellung der Füße**
  Der Standbeinfuß steht in relativer Pronation, da die Achse des Beines nach außen wandert. Der Fuß sollte guten Bodenkontakt haben. Wird die Außenkante mehr

belastet, so ist das ein Hinweis auf eine gestörte Verlängerbarkeit der Fußsohle, des M. tibialis posterior oder der medialen Strukturen des Unterschenkels. Die Ferse des Spielbeinfußes sollte nicht abheben. Tut sie das, ist das ein Hinweis auf Störungen in den Fußflexoren.

- **Stellung des Standbeinknies**
  Das Knie des Standbeins sollte in verriegelter Stellung gestreckt sein, was man daran erkennt, dass die Patella sich locker hin und her bewegen lässt. Ist es in gebeugter Stellung, sind meistens die Hüftflexoren (M. pectineus, M. iliopsoas, M. tensor fasciae latae) in ihrer Verlängerbarkeit gestört. Selten liegt das Problem direkt beim Knie (M. popliteus und Strukturen der Kniekehle).

- **Standbeinachse**
  Die Längsachse des Standbeines sollte nicht senkrecht, sondern nach außen verlagert sein. Steht sie aber eher senkrecht, ist das auch ein Hinweis auf den M. tibialis posterior (Vermeidung der Pronation des Standbeinfußes).

- **Beckenstellung**
  Das Becken der Spielbeinseite sollte so weit absinken, dass das Spielbein in Hüft- und Kniegelenk ca. 30-40° gebeugt ist. Das bedeutet für das Hüftgelenk des Standbeines eine Adduktion, für das Spielbein eine Abduktion. Sinkt das Becken der Spielbeinseite nicht weit genug ab, kann das Problem sowohl in der Beinmuskulatur (Abduktoren der Standbeinseite, Adduktoren der Spielbeinseite) als auch in der Rumpfmuskulatur liegen, die sich nicht dem schiefen Becken anpassen können. Zum Beispiel müssen sich die schrägen Bauchmuskeln vom Thorax der Standbeinseite zum Becken der Spielbeinseite verlängern.

- **Rumpf**
  Beim idealen Kontrapost kommt es zu einer Translation des Thorax zur Seite des Standbeines, sodass Becken und Thorax genau übereinanderstehen. Bei einem sehr flexiblen Rumpf wird das durch eine s-förmige Verkrümmung der Wirbelsäule erreicht. Die Lendenwirbelsäule wird zur Standbeinseite hin konkav, die Brustwirbelsäule zur Standbeinseite hin konvex. Dadurch steht der Schultergürtel horizontal. Da die meisten Menschen eher eine weniger flexible Wirbelsäule haben, steht der Rumpf insgesamt eher in Lateralflexion zur Standbeinseite. Die Schulter der Standbeinseite liegt dadurch etwas tiefer. Aber auch hier sollten Thorax und Becken übereinanderliegen. Ist das nicht der Fall, sondern bleibt der Thorax eher über dem Spielbein, ist die schräge Bauchmuskulatur nicht verlängerungsfähig.

- **Kopf**
  Beim Kontrapost mit Lateralflexion des Rumpfes macht die Halswirbelsäule automatisch eine leichte Gegenbewegung (Lateralflexion zur Spielbeinseite), um den Kopf im Lot zu halten. Das führt zur Verlängerung der Mm. scalenii der Standbeinseite und könnte einen Schmerz in der Kontrapost-Haltung verstärken, wenn dort Störungen vorhanden sind.

Die Kontrapost-Haltung ist übrigens nicht nur ein sehr aufschlussreicher Test, sondern auch eine gute Übung für den Patienten, indem er sie ganz bewusst im Alltag von rechts auf links und umgekehrt wechselt.

5.6 HOCKE

In der Hocke (s. Abb. 5.4) muss sich folgende Funktionslinie verlängern: Sie läuft über das Gesäß (M. glutaeus maximus, medius, minimus und M. piriformis), wechselt in Höhe des Hüftgelenkes nach ventral (M. quadriceps femoris) und in Höhe des Kniegelenkes wieder nach dorsal (M. soleus, M. tibialis posterior und lange Fußflexoren) bis zur Fußsohle (kurze Fußflexoren).

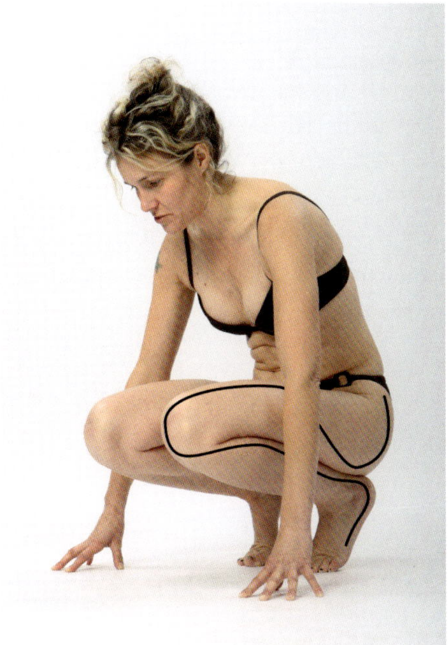

Abb. 5.4 Hocke mit Funktionslinien

Tritt in dieser Haltung an irgendeiner Stelle ein Schmerz auf – typischerweise in den Knien –, dann kann man mit kleinen Variationen der Haltung die Schmerzursache aufspüren.

- **Fußstellung**
  Ist das Bindegewebe im Bereich der Fußsohle für den Schmerz verantwortlich, dann verstärkt sich der Schmerz, wenn der Patient die Knie weiter nach vorne schiebt und so mehr Verlängerung der Fußsohle induziert. Dahingegen verstärkt das Absenken der Fersen die Dorsalextension im Sprunggelenk. Dadurch werden die langen Fußflexoren deutlicher verlängert. Verstärkt sich dadurch der Schmerz, sollte man in diesem Bereich behandeln.

- **Hüftgelenksstellung**
  Wir lassen unseren Patienten vergleichen, ob der Schmerz mit geschlossenen oder mit weit geöffneten Knien stärker ist. Ist der Schmerz mit geschlossenen Knien stärker, weist das auf den Tractus iliotibialis hin, der dadurch stärker verlängert

wird. Ist der Schmerz mit geöffneten Knien stärker, weist das auf den M. adductor magnus hin, der dadurch stärker verlängert wird.

- **Rumpfhaltung**
  Je nachdem, ob der Patient sich mit den Händen auf dem Boden abstützt oder mit aufrechtem Rumpf ohne Abstützen in der Hocke sitzt, werden die myofaszialen Bereiche am Rumpf unterschiedlich belastet. Stützt er sich ab, ist der Rumpf in Flexion und die dorsalen Strukturen des Rückens werden verlängert. Ist der Schmerz größer mit aufrechter Rumpfhaltung, werden die myofaszialen Strukturen des Bauches stärker auf Länge belastet.

- **Kopfhaltung**
  Hier verhält es sich ähnlich wie beim Rumpf. Werden Blick und damit der Kopf zu Boden gesenkt, wird die Halswirbelsäule flektiert und die myofaszialen Strukturen des Nackens werden verlängert. Nimmt der Patient den Kopf in den Nacken und verstärkt so seinen Schmerz, suchen wir die Ursache in der ventralen Halsmuskulatur und dem begleitenden faszialen Gewebe.

Tritt ein Schmerz *während* der Bewegung vom Stand in die Hocke oder von der Hocke in den Stand auf, dann sprechen wir von einem schmerzhaften Bogen. Näheres darüber beschreibe ich in Kapitel 13.

5

Testmodifikationen des Rumpfes

6

Viele Schmerzsyndrome sind auf Störungen im myofaszialen Bereich des Rumpfes zurückzuführen. Der Bauch spielt eine wichtige Rolle, worauf ich schon bei den Basistests hingewiesen habe. Besteht z. B. aufgrund von Operationen im Bauchraum oder der Wirbelsäule der Verdacht, dass myofasziale Strukturen des Bauches oder Rückens als Ursache für den Schmerz in Frage kommen, sollten wir mit hier beschriebenen Tests eine Rumpfbeteiligung bestätigen bzw. ausschließen.

6.1 FLANKENDEHNUNG

Ausgangsstellung: Rückenlage ohne Kissen und Rolle

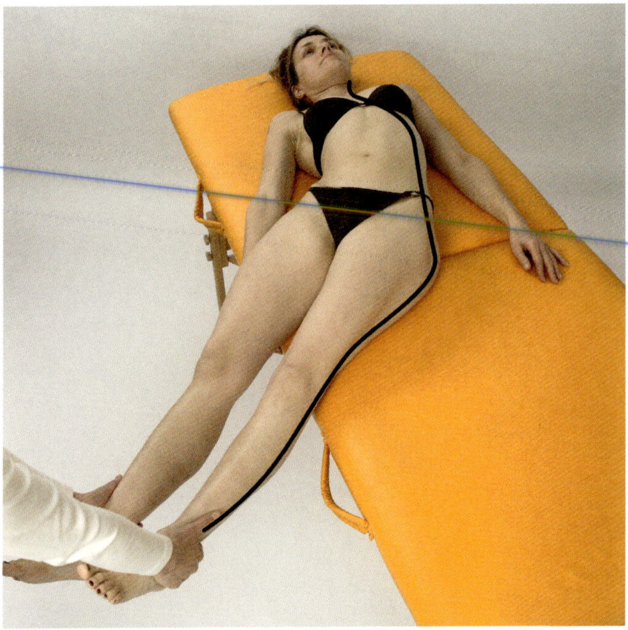

Abb. 6.1 Flankendehnung

Bei diesem Test bleibt der Patient passiv. Wir fassen unter die Fußgelenke des Patienten und bewegen beide Beine zusammen zuerst so weit wie möglich nach rechts und dann nach links, bis jeweils die gesamte Körperseite des Patienten unter Dehnung steht (s. Abb. 6.1). Dabei achten wir darauf, dass der Patient wirklich passiv bleibt und wir die Beine nicht anheben, um eine Flexion im Hüftgelenk zu vermeiden.

Bei der Flankendehnung kommt es zur Verlängerung der seitlichen myofaszialen Funktionslinien des Körpers. Diese verlaufen von der Außenseite des Fußes über die Außenseite des Unterschenkels (Mm. peronei), über die Außenseite des Oberschenkels (Tractus iliotibialis), über die Außenseite des Beckens (M. glutaeus medius u. minimus), über die Rumpfseite (M. obliquus abdominis externus u. internus) und über die seitliche Halsmuskulatur (M. trapezius descendens, Mm. scaleni) bis zum Kopf.

Kommt es bei der Flankendehnung zu einer Schmerzverstärkung, modifizieren wir den Test.

- **Zusatzbewegung Supination des Fußes**
  Wir lassen den Patienten in der schmerzhaften Stellung eine aktive Supination des Fußes der verlängerten Seite durchführen (s. Abb. 6.2).

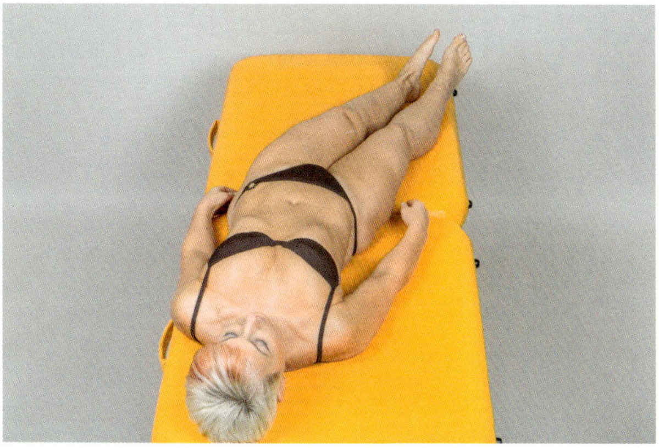

Abb. 6.2 Flankendehnung plus Supination

Wird der Schmerz dadurch noch weiter verstärkt, so liegt das Problem eher in der unteren Hälfte der seitlichen myofaszialen Funktionslinie. Wir palpieren dann die Außenseite von Ferse, Unter- und Oberschenkel und behandeln die verspannteste Region. Verringert sich der Schmerz durch diese Zusatzbewegung, dann liegt die Ursache auf der Innenseite des Fußes oder Unterschenkels.

- **Zusatzbewegung Lateralflexion der Halswirbelsäule**
  Wir lassen den Patienten in der Teststellung eine aktive Seitneigung des Kopfes (weg von der verlängerten Seite) ausführen (s. Abb. 6.3).

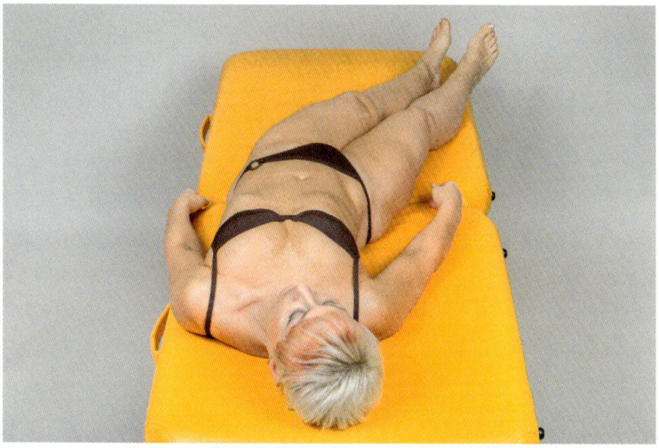

Abb. 6.3 Flankendehnung plus Lateralflexion HWS

Verstärkt sich der Schmerz dadurch weiter, so liegt das Problem eher in der oberen Hälfte der seitlichen myofaszialen Funktionslinie. Wir palpieren dann die myofaszialen Strukturen der Halsseite und behandeln dort die Maximalpunkte. Verringert sich der Schmerz durch diese Zusatzbewegung, liegt die Ursache auf der anderen Halsseite und die gestörte Funktionslinie verläuft diagonal über den Rumpf.

Haben weder Supination noch Lateralflexion eine Schmerzverstärkung oder -verringerung zur Folge, liegt die Ursache im Bereich der lateralen Rumpfmuskeln.

6.2 ROTATIONSTEST

Ausgangsstellung: Rückenlage ohne Lagerungsmaterial

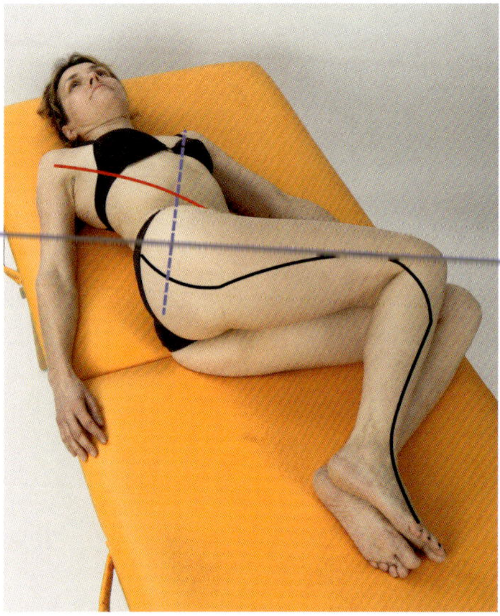

Abb. 6.4 Rotationstest mit Funktionslinien

Die Beine des Patienten sind aufgestellt und geschlossen. Aus dieser Lage soll der Patient die gebeugten Beine soweit es geht zur Seite ablegen (s. Abb. 6.4). Beide Seiten werden getestet.

Es gibt drei verlängerte Funktionslinien bei diesem Test.

1. Eine verlängerte myofasziale Funktionslinie breitet sich von der obenliegenden Gesäßhälfte nach kaudal aus. Sie verläuft von der Gesäßhälfte (M. glutaeus maximus, medius, minimus u. M. piriformis) über die Außenseite des Oberschenkels (Tractus iliotibialis) über die Vorderseite des Unterschenkels (M. tibialis anterior) bis zum Fußrücken (M. extensor digitorum brevis).
2. Die zweite Funktionslinie liegt diagonal dorsal und verläuft vom Gesäß (M. glutaeus maximus medius, minimus u. M. piriformis) diagonal über den Rücken (dorsaler Abschnitt des M. obliquus abdominis externus der obenliegenden Seite, M. serratus posterior inferior, M. latissimus dorsi und M. trapezius ascendens der untenliegenden Seite) bis zum Schulterblatt der untenliegenden Seite.

3. Die dritte Funktionslinie liegt diagonal ventral und verläuft von der obenliegenden Schulter über die vordere obenliegende Brustkorbhälfte (M. pectoralis major und minor) quer über den Bauch (M. obliquus abdominis externus der obenliegenden Seite und M. obliquus abdominis internus der untenliegenden Seite) bis zur untenliegenden Beckenhälfte.

Treten bei diesem Test die Schmerzen des Patienten auf oder verstärken sie sich, modifizieren wir den Test.

- **Zusatzbewegung Protraktion**
  Wir lassen den Patienten mit der untenliegenden Schulter eine Protraktion ausführen (s. Abb. 6.5).

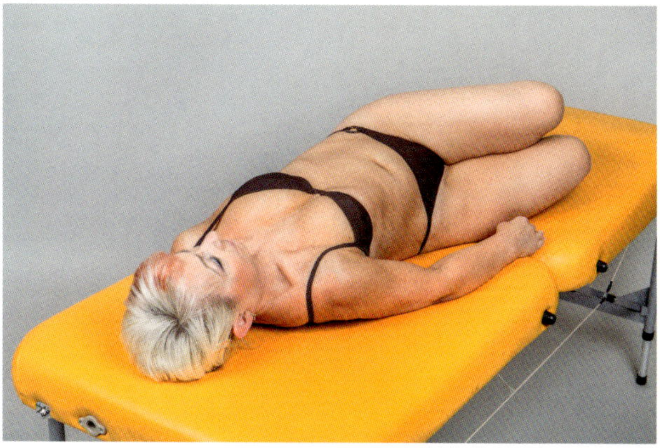

Abb. 6.5 Rotationstest plus Protraktion

Verstärkt sich der Schmerz dadurch, so liegt die Ursache wahrscheinlich in der diagonalen dorsalen myofaszialen Funktionslinie, die durch die Protraktion stärker verlängert wird.

- **Zusatzbewegung diagonale Flexion**
  Wir lassen den Patienten eine diagonale Flexion der oberen Schulter (ca. 135° Abduktion) ausführen (s. Abb. 6.6).

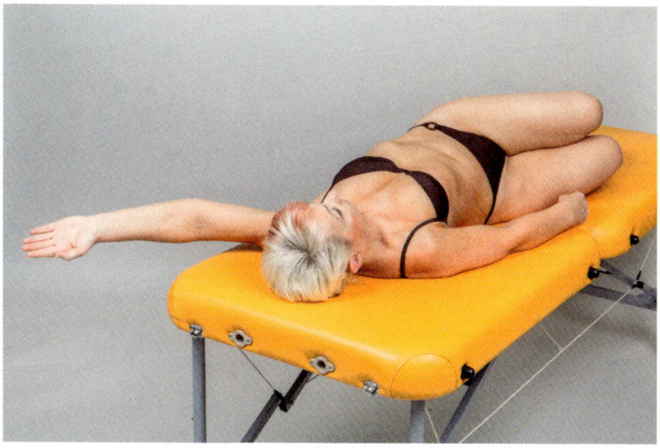

Abb. 6.6 Rotationstest plus diagonale Flexion

Verstärkt sich der Schmerz dadurch, so liegt die Ursache eher in der diagonalen ventralen myofaszialen Funktionslinie.

Wenn die Zusatzbewegungen den Schmerz nicht beeinflussen, liegt die Ursache in der Funktionslinie, die sich über das Bein ausbreitet.

6.3 BECKENKIPPUNG/WS-EXTENSION, BECKENAUFRICHTUNG/WS-FLEXION

Ausgangsstellung: Sitzen

Beckenkippung: Hohlkreuz machen, Brustkorb heben (s. Abb. 6.7)

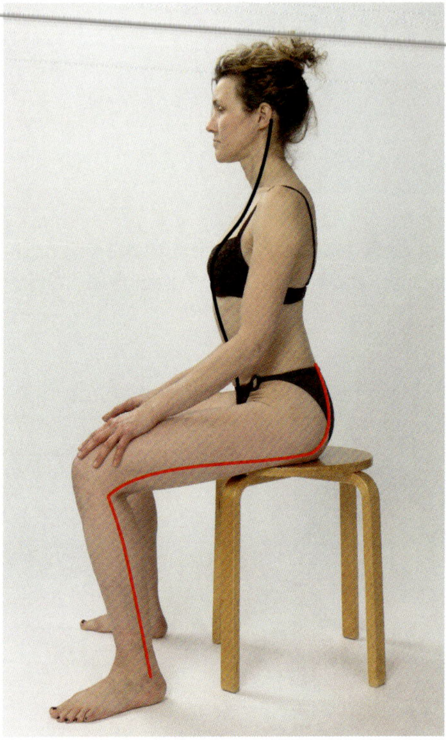

Abb. 6.7 Beckenkippung mit Funktionslinien

Bei dieser Bewegung ergeben sich zwei verlängerte Funktionslinien.

1. Eine Funktionslinie verläuft von der Symphyse bis zum Brustbein (M. rectus abdominis) und von dort bis hinter die Ohren (M. sternocleidomastoideus).

2. Eine weitere Funktionslinie verläuft vom Gesäß (M. glutaeus maximus, medius, minimus u. M. piriformis) über die Rückseite des Oberschenkels (ischiocrurale Muskeln, M. adductor magnus). Da beim Kippen des Beckens automatisch die Knie etwas nach vorne geschoben werden, wird die Dorsalextension in den Fußgelenken verstärkt, wodurch die Fuß- und Zehenflexoren verlängert werden.

Beckenaufrichtung: Rücken runden, ohne sich vorzulehnen (s. Abb. 6.8)

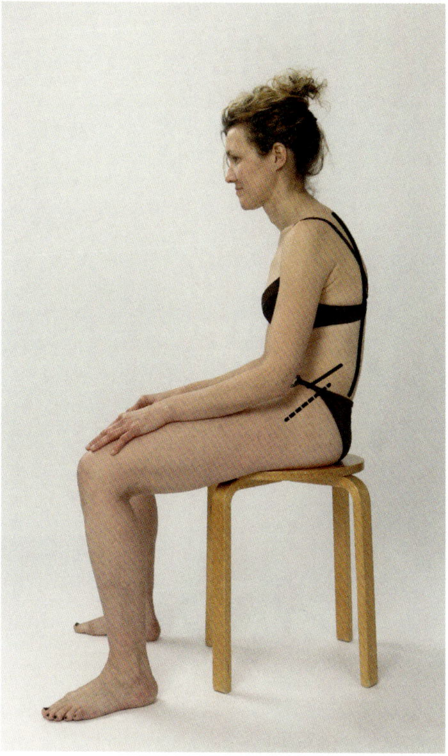

Abb. 6.8 Beckenaufrichtung mit Funktionslinien

Bei dieser Bewegung kommt es zu einer exzentrischen Verlängerung der Hüftbeuger (M. iliopsoas, M. pectineus, M. sartorius, M. rectus femoris, M. tensor fasciae latae) und Teilen des M. abdominis externus (die Anteile, die von den dorsalen unteren Rippen zur Symphyse verlaufen). Außerdem muss sich die Rückenmuskulatur verlängern.

6.3.1 Schmerzverstärkung bei endgradiger Beckenkippung

Treten bei der Beckenkippung die Schmerzen des Patienten auf oder verstärken sie sich, modifizieren wir den Test.

- **Zusatzbewegung Hüftabduktion**
  Wir bitten den Patienten, die Beine weit gespreizt aufzustellen und sich dann wieder in die Beckenkippung zu bewegen (s. Abb. 6.9).

Durch das Abduzieren der Beine verläuft die verlängerte Funktionslinie nun medial am Oberschenkel nach kaudal. Ist der Schmerz des Patienten bei dieser Beinstellung stärker, sollten wir die Adduktoren am Oberschenkel palpieren und behandeln.

- **Zusatzbewegung Hüftadduktion**
  Wir bitten den Patienten, die Beine ganz geschlossen aufzustellen und sich dann wieder in die Beckenkippung zu bewegen (s. Abb. 6.10).

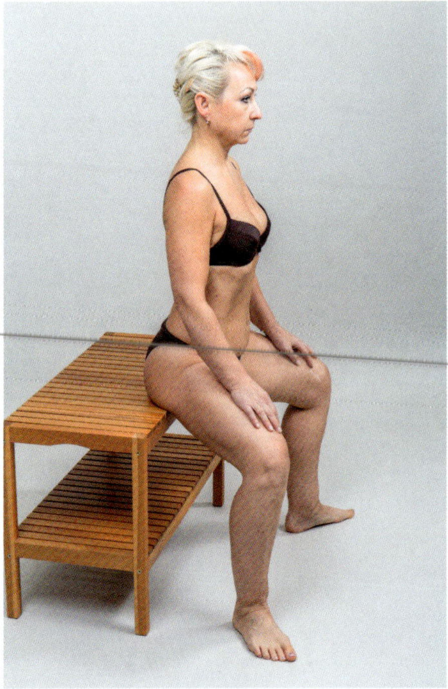

Abb. 6.9 Beckenkippung plus Abduktion

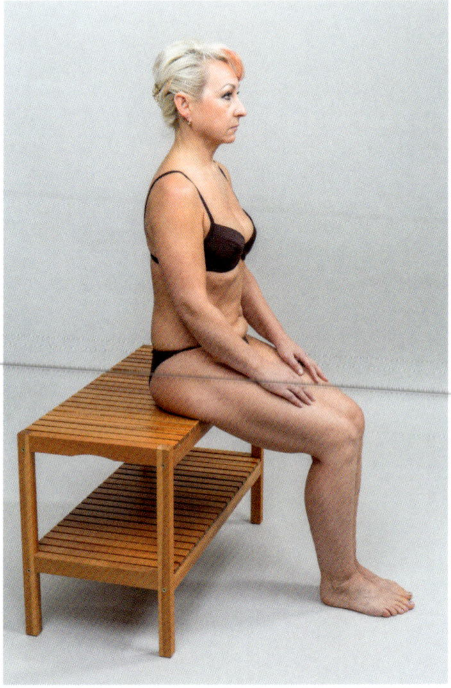

Abb. 6.10 Beckenkippung plus Adduktion

Durch das Adduzieren der Beine verläuft die verlängerte Funktionslinie nun lateral am Oberschenkel nach kaudal. Ist der Schmerz des Patienten bei dieser Beinstellung stärker, sollten wir die Region des Tractus iliotibialis palpieren und behandeln.

- **Zusatzbewegung Supination der Füße**
  Wir lassen den Patienten die Füße auf die Außenkanten kippen (erst den einen, dann den anderen) und dann wieder in die Beckenkippung bewegen (s. Abb. 6.11).

  Wird der Schmerz durch diese Fußstellung verringert, palpieren wir die Sohle, die Innenseite des Fußes und den medialen Unterschenkel und behandeln die verspannteste Region.

Verändert keine dieser Zusatzbewegungen den Schmerz bei der Beckenkippung, liegt die Ursache in der Funktionslinie, die ventral über den Rumpf verläuft.

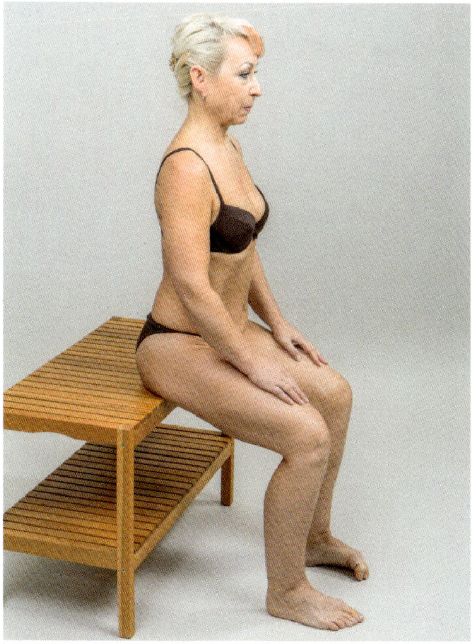

Abb. 6.11 Beckenkippung plus Supination

6.3.2 Schmerzverstärkung bei endgradiger Beckenaufrichtung

Treten bei der Beckenaufrichtung die Schmerzen des Patienten auf oder verstärken sie sich, modifizieren wir den Test.

- **Zusatzbewegung Flexion Halswirbelsäule**
  Wir bitten den Patienten, sein Kinn auf die Brust sinken zu lassen (s. Abb. 6.12) und zu fühlen, ob sich dadurch der Schmerz bei der Beckenaufrichtung ändert.

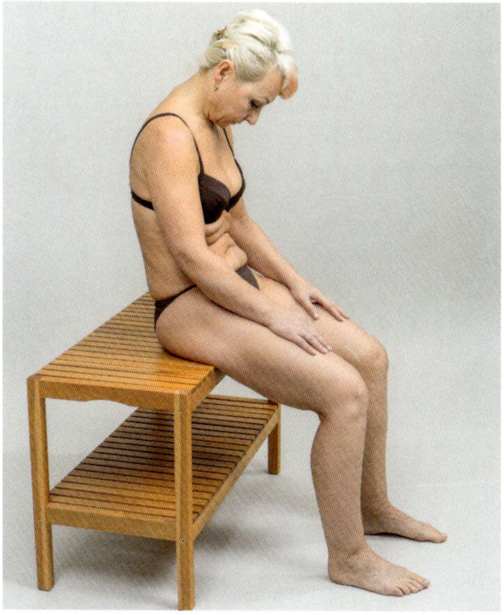

Abb. 6.12 Beckenaufrichtung plus Flexion HWS

Wird er stärker, liegt die Ursache im myofaszialen Gewebe des Nackens. Wird der Schmerz geringer, palpieren wir die ventrale Region des Halses.

- **Zusatzbewegung Beine ausstrecken**
  Wir bitten den Patienten, die Beine nach vorne auszustrecken (s. Abb. 6.13).

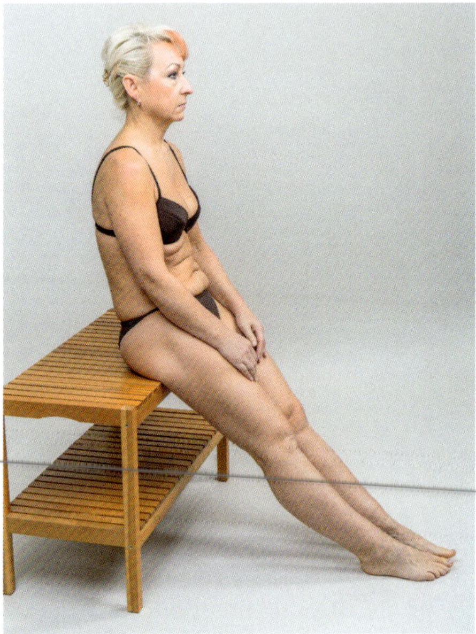

Abb. 6.13 Beckenaufrichtung plus gestreckte Beine

Wird der Schmerz bei der Beckenaufrichtung mit dieser Beinstellung stärker, ist das ein zusätzlicher Hinweis auf die Hüftflexoren, die dadurch noch mehr verlängert werden.

Wenn keine dieser Zusatzbewegungen den Schmerz bei der Beckenaufrichtung verändert, liegt die Ursache in der Funktionslinie, die dorsal über den Rumpf verläuft.

Tritt der Schmerz im Verlauf der Bewegung (von der Beckenkippung in die Beckenaufrichtung und zurück) immer bei einer Zwischenstellung des Beckens auf, so sprechen wir von einem schmerzhaften Bogen. Näheres dazu in Kapitel 13.

6

Testmodifikationen der Gelenkstellungen

7

Eine weitere Möglichkeit der Testmodifikation besteht darin, die Stellung verschiedener Gelenke zu verändern.

Durch die Anamnese kann es Hinweise auf myofasziale Schädigungen bei bestimmten Gelenken geben, z. B. durch Operationen, Zerrungen oder Distorsionen. Dies ist aber nicht zwingend notwendig.

Im Allgemeinen ist die Modifikation von Gelenkstellungen besonders hilfreich, um herauszufinden, wo wir innerhalb einer betroffenen myofaszialen Funktionslinie mit der Behandlung beginnen sollten. Wir behandeln dort, wo die Modifikation einen deutlichen Einfluss auf den Schmerz hat. Beeinflusst die Stellung mehrerer Gelenke den Schmerz, fangen wir mit jener Region an, die am weitesten vom Schmerz entfernt ist. Ich beschreibe im Folgenden die häufigsten Modifikationen. Auf diese sollten wir uns aber nicht beschränken, sondern Tests derart modifizieren, wie es uns in der Untersuchung sinnvoll erscheint.

Bei allen Tests müssen wir beachten, dass Testergebnisse sich oft nicht spiegeln lassen. Das bedeutet, wenn sich z. B. ein Schmerz bei Abduktion der Beine verstärkt, erwartet man, dass der Schmerz dann bei Adduktion der Beine weniger stark ist. Durch diese Annahme lässt man sich als Therapeut oft verunsichern, wenn die Gegenbewegung nicht zu einer Bestätigung des vorherigen Testergebnisses führt. Es ist jedoch praktisch unmöglich, eine Bewegung exakt spiegelverkehrt auszuführen. Also richten wir uns immer nach dem deutlichsten Testergebnis und beginnen damit unsere Behandlung.

Die im Weiteren beschriebenen Modifikationen können für alle Testhaltungen und -bewegungen angewandt werden.

7.1 VERÄNDERUNG DER FUSSSTELLUNG

Die langen und kurzen Fußmuskeln sind sehr häufig am Schmerzgeschehen beteiligt, egal wo sich der Schmerz im Körper befindet. Durch die Veränderung der Fußstellung nähern wir bestimmte myofasziale Bereiche an bzw. verlängern sie. Wie immer gilt: Verstärkt sich der Schmerz, behandeln wir den verlängerten myofaszialen Bereich, verringert sich der Schmerz, behandeln wir den angenäherten Bereich.

- **Dorsalextension**
  Wir lassen den Patienten eine aktive Dorsalextension ausführen. Am besten nicht beidseits gleichzeitig, sondern hintereinander.

  Verstärkt die Dorsalextension den Schmerz, behandeln wir die myofaszialen Regionen der Fußsohle und des dorsalen Unterschenkels (Fuß- und Zehenflexoren). Verringert die Dorsalextension den Schmerz, behandeln wir die myofaszialen Regionen von Fußrücken und ventralem Unterschenkel (Fuß- und Zehenextensoren).

- **Plantarflexion**
  Wir lassen den Patienten jeweils auf einer Seite eine aktive Plantarflexion ausführen.

  Verstärkt die Plantarflexion den Schmerz, behandeln wir die myofaszialen Regionen von Fußrücken und ventralem Unterschenkel (Fuß- und Zehenextensoren). Verringert die Plantarflexion den Schmerz, behandeln wir die myofaszialen Regionen der Fußsohle und des dorsalen Unterschenkels (Fuß- und Zehenflexoren).

  Ausnahme:
  Ist die Testhaltung der Stand, ist es unmöglich, lediglich einen Fuß in die Plantarflexion zu bewegen, ohne auch die benachbarten Gelenke zu verändern. Deshalb ist es hier sinnvoll, den Patienten mit beiden Füßen in den Zehenstand zu bringen. Bei der Auswertung sollten wir beachten, dass die Plantarflexion hierbei mit einer Zehenextension (Verlängerung der Sohle) kombiniert ist.

- **Supination**
  Wir lassen den Patienten auf jeweils einer Seite eine aktive Supination ausführen.

  Verstärkt die Supination den Schmerz, behandeln wir die myofaszialen Regionen um den Außenknöchel und lateralen Unterschenkel (Mm. peronei). Verringert sich bei der Supination der Schmerz, behandeln wir die myofaszialen Regionen des medialen Unterschenkels (M. tibialis posterior, M. flexor digitorum longus) und den M. tibialis anterior.

- **Pronation**
  Wir lassen den Patienten auf jeweils einer Seite eine aktive Pronation ausführen.

  Verstärkt die Pronation den Schmerz, behandeln wir die myofaszialen Strukturen um den Innenknöchel und den medialen Unterschenkel (M. tibialis posterior, M. flexor digitorum longus). Verringert sich bei der Pronation der Schmerz, behandeln wir die myofaszialen Regionen um den Außenknöchel und lateralen Unterschenkel (Mm. peronei).

7.2 VERÄNDERUNG DER KNIESTELLUNG

Durch Veränderung der Kniestellung werden je nach Testhaltung automatisch auch die Hüft- oder Fußstellung verändert. Daher ist es wichtig, bei der Analyse der verlängerten Funktionslinien auch diese Regionen mit im Blick zu haben. Es bedarf nur einer geringen Modifikation der Kniestellung, um zu prüfen, ob sie einen Einfluss auf den Schmerz hat. Da die Auswirkungen je nach Ausgangsstellung unterschiedlich sind, beschreibe ich im Folgenden die wichtigsten Ausgangsstellungen mit der Modifikation der Kniestellung.

- **Flexion**
  Ist die Testhaltung der Stand, bewirkt eine leichte Knieflexion eine Verstärkung der Dorsalextension der Füße und eine Verringerung der Hüftextension.

  Verstärkt die Knieflexion den Schmerz, behandeln wir die myofaszialen Regionen der Unterschenkelrückseiten (Fußflexoren). Verringert sie den Schmerz, behandeln wir die myofaszialen Regionen der Fuß- und Unterschenkelvorderseiten (Fußextensoren), der Kniekehle (M. popliteus) und der Hüftflexoren.

  Ist die Testhaltung der Sitz (mit senkrecht stehenden Unterschenkeln), dann bewirkt eine stärkere Knieflexion (Füße etwas zurücksetzen) eine Verstärkung der Dorsalextension der Füße.

  Verstärkt dies den Schmerz, behandeln wir die myofaszialen Regionen der Unterschenkelrück- (Fußflexoren) und Oberschenkelvorderseiten (M. quadriceps). Verringert dies den Schmerz, behandeln wir die myofaszialen Regionen der Fuß- und Unterschenkelvorderseiten (Fußextensoren), der Kniekehle (M. popliteus) und der Oberschenkelrückseiten (ischiocrurale Muskeln).

  Ist die Testhaltung die Rückenlage, bewirkt eine leichte Knieflexion (Rolle unter den Knien) eine Verringerung der Hüftextension.

  Es kommt äußerst selten vor, dass dies den Schmerz verstärkt. Ist dies doch einmal der Fall, so handelt es sich meist um einen schmerzhaften Bogen (s. Kap. 13). Verringert dies den Schmerz, behandeln wir die myofaszialen Regionen der Hüftflexoren, der Kniekehle (M. popliteus) und den M. gastrocnemius.

- **Extension**
  Ist die Testhaltung der Stand, bewirkt eine verstärkte Knieextension (Durchdrücken) eine Verstärkung der Hüftextension und eine Verringerung der Dorsalextension der Füße.

  Verstärkt dies den Schmerz, behandeln wir die myofaszialen Regionen der Kniekehle (M. popliteus) und der Hüftflexoren. Verringert sie den Schmerz, behandeln wir die myofaszialen Regionen der Fuß- und Unterschenkelrückseiten (Fußflexoren).

  Ist die Testhaltung der Sitz (mit senkrecht stehenden Unterschenkeln), bewirkt eine stärkere Extension der Knie (Füße etwas nach vorne setzen) eine Verringerung der Dorsalextension der Füße. Verstärkt dies den Schmerz, behandeln wir die myofaszialen Regionen der Unterschenkelvorder- (Fußextensoren) und Oberschenkelrückseiten (ischiocrurale Muskeln). Verringert dies den Schmerz, behandeln wir die myofaszialen Regionen der Fuß- und Unterschenkelrückseiten (Fußflexoren) und der Oberschenkelvorderseiten (M. quadriceps).

  Ist die Testhaltung die Rückenlage, bewirkt eine verstärkte Extension der Knie (Durchdrücken) eine Verstärkung der Hüftextension.

  Verstärkt dies den Schmerz, behandeln wir die myofaszialen Regionen der Kniekehle (M. popliteus) und der Hüftflexoren. Verringert dies den Schmerz, behandeln wir die myofaszialen Regionen der Hüftextensoren.

7.3 VERÄNDERUNG DER HÜFTGELENKSSTELLUNG

Die Stellung der Hüftgelenke lässt sich sowohl vom Bein, als auch vom Becken aus verändern. Verändern wir die Beinstellung bei stabilem Becken, werden die Funktionslinien der Beine verändert. Dagegen bewirkt eine Veränderung der Beckenstellung auch eine Änderung der Funktionslinien des Oberkörpers.

7.3.1 Vom Bein aus

- **Abduktion**
  Der Patient spreizt die Beine. Unabhängig von der Testhaltung gilt Folgendes: Verstärkt die Abduktion den Schmerz, behandeln wir die myofaszialen Regionen der Oberschenkelinnenseiten (Adduktoren). Verringert sie den Schmerz, behandeln wir die myofaszialen Regionen der Oberschenkelaußenseiten (Abduktoren). Bei der Testhaltung Stand behandeln wir bei Schmerzverstärkung noch die myofaszialen Regionen der Unterschenkel- und Fußaußenseiten, da die Füße bei gespreizten Beinen automatisch in eine Supinationsstellung geraten.

- **Adduktion**
  Analog zur Abduktion testen wir auch, ob die geschlossene Beinstellung den Schmerz beeinflusst.

  Verstärkt die Adduktion den Schmerz, behandeln wir die myofaszialen Regionen der Becken- und Oberschenkelaußenseiten (Abduktoren). Verringert die Adduktion den Schmerz, behandeln wir die myofaszialen Regionen der Oberschenkelinnenseiten (Adduktoren).

- **Innenrotation**
  Wir bitten den Patienten, die Beine nach innen zu drehen. Im Stand und in Rückenlage zeigen die Fußspitzen dabei zueinander, im Sitz stehen die Füße weit auseinander, während die Knie geschlossen sind. In allen Ausgangsstellungen entsteht dabei eine Supinationsstellung der Füße.

  Verstärkt die Innenrotation den Schmerz, behandeln wir die myofaszialen Regionen des Gesäßes (kleine Außenroller), des M. sartorius und die Außenseite von Unterschenkel und Fuß (Mm. peronei). Bei der Ausgangsstellung Sitz kommen auch noch die Oberschenkelaußenseiten (Abduktoren) in Betracht. Verringert sich der Schmerz, behandeln wir die myofaszialen Regionen des seitlichen Beckens (M. tensor fasciae latae, kleine Glutäen).

7.3.2 Vom Becken aus

- **Beckenkippung**
  Die Beckenkippung entspricht einer Flexion in den Hüftgelenken und einer Extension der Lendenwirbelsäule. In jeder Testhaltung ist es möglich, das Becken zu kippen und damit zu prüfen, ob sich der Schmerz verändert.

  Verstärkt die Beckenkippung den Schmerz, behandeln wir die myofaszialen Regionen des Gesäßes (Hüftextensoren), den Bauch und die Oberschenkelrückseiten (ischiocrurale Muskeln). Verringert sich der Schmerz, behandeln wir die myofaszialen Regionen des Rückens und die Hüftflexoren.

- **Beckenaufrichtung**
  Die Beckenaufrichtung entspricht einer Extension in den Hüftgelenken und einer Flexion der Lendenwirbelsäule.

  Verstärkt die Beckenaufrichtung den Schmerz, behandeln wir die myofaszialen Regionen des Rückens und die Hüftflexoren. Verringert sich der Schmerz, behandeln wir die myofaszialen Regionen des Gesäßes (Hüftextensoren), den Bauch und die Oberschenkelrückseiten (ischiocrurale Muskeln).

7.4 VERÄNDERUNG DER HWS-STELLUNG

Die Stellung der Halswirbelsäule lässt sich sehr gut mit den verschiedensten Testhaltungen oder Testbewegungen kombinieren.

- **Flexion in den Kopfgelenken („Kinn in“)**
  Dazu bitten wir den Patienten, das Kinn an den Hals zu ziehen und zu prüfen, ob sich der Schmerz dadurch verändert.

  Verstärkt sich der Schmerz dadurch, behandeln wir die myofaszialen Regionen des Nackens, des M. sternocleidomastoideus und des Brustbeins. Verringert sich der Schmerz, behandeln wir die myofaszialen Regionen der Vorderseite des Halses (kleine Halsmuskeln an der Vorderseite der Halswirbelsäule).

- **Extension**
  Wir bitten den Patienten, den Kopf in den Nacken zu legen. Ist die Testhaltung die flache Rückenlage, soll der Patient zum Kopfende rutschen, so dass der Kopf etwas überhängt.

  Verstärkt sich der Schmerz dadurch, behandeln wir die myofaszialen Regionen der Vorderseite des Halses, des Brustbeins, des M. rectus abdominis und der Innenseite der Lendenwirbelsäule. Verringert sich der Schmerz, behandeln wir die myofaszialen Regionen des Nackens und des oberen Rückens.

7.5 VERÄNDERUNG DER SCHULTERGÜRTEL-STELLUNG

Insbesondere wenn die Testbewegung im Handgelenk oder Ellbogen (z. B. bei Hand- oder Ellbogenschmerzen) stattfindet, ist es sinnvoll, sie mit einer bestimmten Schultergürtelposition zu kombinieren.

- **Protraktion**
  Wir lassen den Patienten eine Schulter nach vorne in die Protraktion ziehen und prüfen, ob sich der Schmerz dadurch verändert.

  Verstärkt sich der Schmerz, behandeln wir die myofaszialen Regionen der Diagonallinie über den Rücken (M. trapezius ascendens, M. latissimus). Verringert sich der Schmerz, behandeln wir die myofaszialen Regionen der vorderen Brustseite (M. pectoralis major und minor).

- **Retraktion**
  Wir lassen den Patienten eine Schulter nach hinten in die Retraktion ziehen und prüfen, ob sich der Schmerz dadurch verändert.

  Verstärkt sich der Schmerz, behandeln wir die myofaszialen Regionen der vorderen Brustseite (M. pectoralis major und minor). Verringert sich der Schmerz, behandeln wir die myofaszialen Regionen der Diagonallinie über den Rücken (M. trapezius ascendens, M. latissimus).

7.6 VERÄNDERUNG DER SCHULTERGELENKS-STELLUNG

Auch hier gilt: Insbesondere dann, wenn die Testbewegung im Handgelenk oder Ellbogen (z. B. bei Hand- oder Ellbogenschmerzen) stattfindet, ist es sinnvoll, sie mit einer bestimmten Schultergelenksposition zu kombinieren.

- **Flexion**
  Wir lassen den Patienten den Arm nach vorne bis zum Kopf anheben und überprüfen, ob sich der Schmerz dadurch verändert.

Verstärkt sich der Schmerz, behandeln wir die Regionen des Rumpfes lateral-ventral und der Rotatorenmanschette. Verringert sich der Schmerz, behandeln wir die Regionen des seitlichen Halses der gleichen Seite und den M. supraspinatus.

- **Horizontale Abduktion**
  Wir lassen den Patienten den Arm bei 90° Abduktion nach hinten führen und überprüfen, ob sich der Schmerz dadurch verändert.

  Verstärkt sich der Schmerz, behandeln wir die myofaszialen Regionen der vorderen Brustseite und die Diagonale über den ventralen Rumpf (schräge Bauchmuskeln). Verringert sich der Schmerz, behandeln wir die myofaszialen Regionen der Diagonallinie über den Rücken (M. trapezius ascendens, M. latissimus) und den M. rhomboideus.

7.7 VERÄNDERUNG DER ELLBOGEN- ODER HANDSTELLUNG

Insbesondere wenn die Testbewegung im Schultergelenk oder in der Halswirbelsäule stattfindet, ist es sinnvoll, sie mit verschiedenen Hand- und Ellbogenstellungen zu kombinieren.

- **Ellbogen Flexion/Extension**
  Wir lassen den Patienten die schmerzhafte Bewegung zunächst mit gebeugtem, dann mit gestrecktem Ellbogen ausführen und prüfen, ob sich der Schmerz dadurch verändert.

  Verstärkt sich der Schmerz bei Ellbogenflexion, behandeln wir die myofaszialen Regionen der Rückseite des Oberarmes (M. triceps brachii). Verstärkt sich der Schmerz bei Ellbogenextension, behandeln wir die myofaszialen Regionen der Vorderseite des Oberarmes (M. biceps brachii, M. brachioradialis).

- **Faust/Finger spreizen**
  Wir lassen den Patienten die schmerzhafte Bewegung einmal mit gespreizten Fingern und gestrecktem Handgelenk und einmal mit geschlossenen Fingern (Faust) und gebeugtem Handgelenk ausführen und prüfen, ob sich der Schmerz dadurch verändert.

  Verstärkt sich der Schmerz mit gespreizten Fingern, behandeln wir die myofaszialen Regionen der Innenseite des Unterarmes (Finger- und Handflexoren). Verstärkt sich der Schmerz mit Faustsstellung der Finger, behandeln wir die myofaszialen Regionen der Streckseite des Unterarmes (Finger- und Handextensoren) und des Handrückens.

7

Die horizontalen Ebenen

8

Dieses Kapitel erläutert die Bedeutung horizontaler myofaszialer Regionen (s. Abb. 8.1 und 8.2). Deren mögliche Beteiligung an der Schmerzursache können wir mit entsprechenden Tests feststellen.

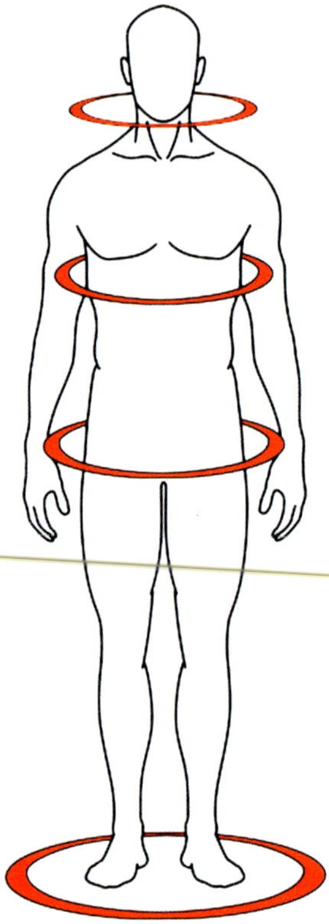

Abb. 8.1 Die horizontalen Ebenen

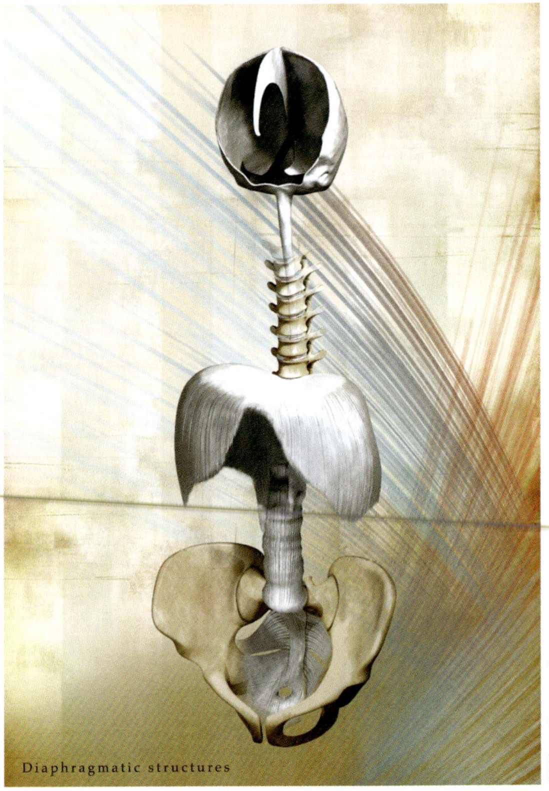

(©fascialnet.com)

Abb. 8.2 Beckenboden, Zwerchfell, Schädel

Bei einem aufrecht stehenden Menschen gibt es vier Regionen, in denen sich myofasziales Gewebe horizontal ausbreitet. Dazu gehören die Fußsohle, der Beckenboden, das Zwerchfell und der Bereich Mundboden/Schädeldecke. Diese vier horizontalen Ebenen stehen direkt und indirekt miteinander in Kontakt und beeinflussen sich gegenseitig. Das myofasziale Gewebe der Fußsohle setzt sich über die Fußflexoren fort, hat dann weiter über die Adduktoren Verbindung zum Beckenboden, der wiederum über den M. transversus abdominis mit dem Zwerchfell verbunden ist. Das Zwerchfell ist über das Mediastinum mit dem Schlund und dem Mundboden verbunden und die Kiefermuskeln stellen dann die Verbindung zur Schädelfaszie her. Außerdem besteht eine direkte Verbindung von der Schädeldecke zu den Fußsohlen über die Rückseite des Körpers. Bei der Spurensuche im myofaszialen System müssen wir das Zusammenspiel der horizontalen Ebenen verstehen und im Blick behalten.

8.1 FUSSSOHLE

Bedeutung

Die Muskeln und Faszien der Fußsohle stabilisieren das knöcherne Gerüst und das Gewölbe des Fußes. Wenn wir unsere Füße im Stand, beim Gehen oder Rennen belasten, sollten die Muskeln und das Bindegewebe der Sohle elastisch nachgeben und den Schritt abfedern. Leider ist das heutzutage bei vielen Menschen nicht mehr der Fall. Unbeweglichen Schuhen mit Pufferabsätzen wird häufig diese Aufgabe übertragen, wodurch Kraft und Elastizität der Muskeln und Faszien schwindet. Dadurch wird die Gefahr des Umknickens größer, was dann wiederum Zerrungen im myofaszialen Gewebe verursacht. So wird der Fuß einseitig noch zusätzlich in seiner Beweglichkeit eingeschränkt und zunehmend unflexibler. Auch andere Verletzungen im Fußbereich, wie z. B. Frakturen und Bänderrisse, stören diese myofasziale Ebene. Störungen in dieser Ebene können sich auf den gesamten Körper auswirken und Schmerzen an weit entfernten Stellen induzieren. Nicht umsonst testen wir fast bei jedem Schmerzsyndrom den Einfluss der Fußstellung.

Test

Um zu überprüfen, ob die Fußsohle ursächlich an einem Schmerz beteiligt ist, lassen wir den Patienten die schmerzhafte Bewegung im Stand ausführen. Schon das Gewicht des Körpers führt zu Verlängerung der Strukturen der Fußsohle. Ist ein Schmerz im Stand deutlicher als in Rückenlage, dann ist das schon ein Hinweis auf die Sohlen. Zusätzlich können wir den Patienten bitten, die Zehen einzurollen (Zehenflexion), um so die Strukturen der Fußsohle anzunähern (s. Abb. 8.3).

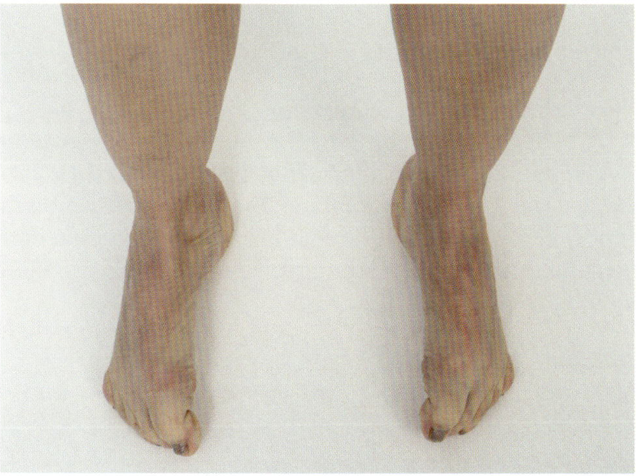

Abb. 8.3 Test Fußsohle

Ist der Schmerz dann vermindert, ist das ebenfalls ein deutlicher Hinweis auf die Fußsohle und wir sollten diese behandeln.

8.2 BECKENBODEN

Bedeutung

Die Beckenbodenmuskeln spannen sich zwischen Symphyse, Scham-, Sitz- und Steißbein aus und verschließen die knöcherne Beckenöffnung nach unten. Die Organe des kleinen Beckens (Blase, Gebärmutter, Prostata, Rektum) liegen nicht nur direkt auf dem Beckenboden, sondern sind auch teilweise direkt über Körperausgänge mit ihm verbunden. Dabei bildet der Beckenboden auch die äußeren Schließmuskeln. Er erfährt bei allen Rumpfbewegungen eine Dehnung von innen nach außen durch die Drucksteigerung im Bauchraum beim Anspannen der Bauchmuskeln. Bei Frauen findet man oft eine verminderte Verlängerbarkeit von Muskel- und Bindegewebsfasern innerhalb des Beckenbodens durch Dammschnitte bei Geburten oder Operationen durch die Vagina. Bei Männern sind es Prostataoperationen, die den Beckenboden beeinträchtigen. Auch Stress kann zu einer vermehrten Daueranspannung führen.

Myofasziale Störungen im Beckenboden können zum einen das Gefüge des knöchernen Beckens stören, wodurch z. B. Iliosakralgelenksblockierungen und Kreuzschmerzen entstehen. Berichtet der Patient, dass Husten oder Pressen den Schmerz verschlimmern, sollten wir überprüfen, ob es im myofaszialen Gewebe des Beckenbodens Verklebungen gibt.

Aber auch Lage und Funktion der Beckenorgane können durch Verklebungen im Beckenboden beeinträchtigt werden. Zum Beispiel ist Inkontinenz (s. Kap. 18.5) oft nicht nur ein Problem mangelnder Kraft im Beckenboden, sondern ein Problem des unwillkürlichen Blasenschließmuskels, der durch Verklebungen im Beckenboden „verzogen" wird und nicht mehr richtig schließt.

Auch bei Erektionsproblemen (s. Kap. 18.6) können Störungen im Beckenboden eine Rolle spielen.

Test

Den Beckenboden können wir testen, indem wir ihn kräftig anspannen lassen, also die Muskeln nach innen ziehen lassen wie beim Beckenbodentraining. Dadurch nähern wir evtl. verklebte Bindegewebsstrukturen an und entlasten sie. Diesen Test können wir in jeder Lage durchführen. Wird ein Schmerz dadurch geringer, sollten wir den Beckenboden palpieren und behandeln.

8.3 ZWERCHFELL

Bedeutung

Das Zwerchfell spannt sich wie eine Kuppel zwischen Brust- und Bauchraum aus. Es hat lange Ausläufer entlang der Innenseite der Wirbelsäule und somit Kontakt zum M. iliopsoas. An der Innenseite der Rippen ist es mit dem M. abdominis internus verbunden. Kontrahiert sich das Zwerchfell, flacht seine Kuppel ab und wir atmen ein. Dabei bewegen sich die Bauchorgane nach kaudal, der Bauch wölbt sich vor und auch der Beckenboden wird nach außen gedehnt. Durch Operationen im Bauchraum kann dieses Zusammenspiel von Zwerchfellkontraktion und Organbewegung gestört werden, was wiederum Atmung und Rumpfbewegungen beeinträchtigt. Auch lang andauernder Husten, wie bei chronischer Bronchitis oder Asthma, führt zu Verspannungen und später auch zu Verklebungen im Zwerchfell. Dadurch wird die Verlängerungsfähigkeit des Zwerchfells gestört und die Ausdehnung der Zwerchfellkuppel eingeschränkt. Das kann die Ausatmung behindern und zu Verziehungen in der Kuppel führen, die den Schließmuskel am Übergang von der Speiseröhre zum Magen stören. Wenn dieser nicht richtig schließt, kommt es zum Reflux und zu Sodbrennen (s. Kap. 18.1).

Test

Um die Fasern des Zwerchfells zu verlängern, verbinden wir zwei Komponenten: Ausatmen mit weitem Brustkorb (s. Abb. 8.4).

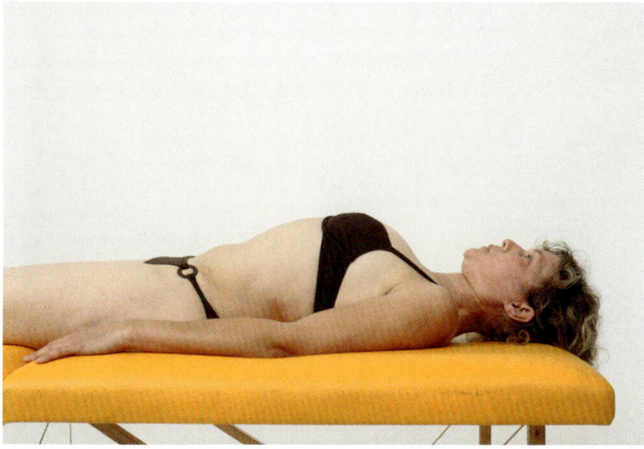

Abb. 8.4 Test Zwerchfell

Je weiter wir ausatmen, desto höher wird die Kuppel. Das zusätzliche aktive Weitstellen des Brustkorbes bringt die Ansatzstellen des Zwerchfells an der Innenseite des Rippenbogens weiter auseinander. Auch diesen Test machen wir am besten in der Ausgangsstellung, in der der Schmerz am größten ist. Verstärkt sich der Schmerz, behandeln wir das Zwerchfell.

8.4 MUNDBODEN UND SCHÄDELDECKE

Bedeutung

Als Mundboden wird das myofasziale Gewebe bezeichnet, das sich zwischen dem Unterkiefer ausspannt. Verspannungen oder Verklebungen können durch Verletzungen oder Operationen im Kieferbereich entstehen. Auch Zähneknirschen führt auf Dauer zu Verklebungen in diesem Bereich.

Vernarbte Stellen in den Faszien der Schädeldecke hingegen entstehen durch Kopfverletzungen (Platzwunde oder Beule).

Diese Verklebungen können sich auf den übrigen Körper auswirken und z. B. Schmerzen im Arm verursachen. Insbesondere kann es aber zu Kettenreaktionen durch weitere horizontale Ebenen kommen. Zunächst kann das Zwerchfell über die genannten Verbindungen beeinträchtigt werden. Kann sich das Zwerchfell durch diese Verspannungen von oben nicht mehr richtig absenken, hat das auch wiederum Einfluss auf den Beckenboden. Dieser spannt sich dann gemeinsam mit dem M. abdominis transversus als Schutzmaßnahme an, um die Rippenbögen eher eng zu halten und das Absenken der Zwerchfellkuppel einzuschränken. Nicht umsonst lernen Frauen in der Geburtsvorbereitung, den Mund und Kiefer zu entspannen, damit sich der Muttermund bei der Geburt besser öffnet.

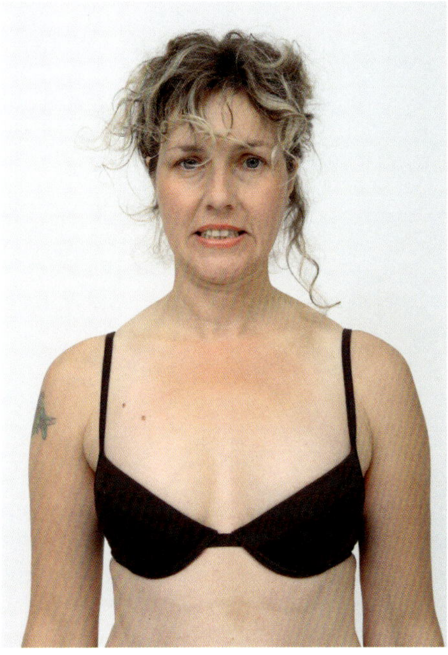

Test

Um die Bindegewebsfasern des Mundbodens anzunähern, lassen wir den Patienten die Zähne zusammenbeißen und die Zunge an den Gaumen pressen (s. Abb. 8.5).

Ist ein Schmerz dadurch geringer, ist der Mundboden behandlungsbedürftig.

Ob die Faszien der Schädeldecke beim Schmerzgeschehen eine Rolle spielen, können wir nur ertasten. Gab es in der Vergangenheit Kopfverletzungen, so ist eine genaue Palpation des Schädels angezeigt.

Abb. 8.5 Test Mundboden

8

Zusätzliche Tests

9

Gibt es in der Anamnese Hinweise auf eine Beteiligung bestimmter myofaszialer Regionen an der Schmerzursache, ist es sinnvoll, diese gezielt mit Tests unter Verlängerung zu bringen. So können wir überprüfen, ob sich die Hinweise bestätigen und dort die Schmerzursache liegt. Hier erläutere ich einige Beispiele, die sich in der Praxis bewährt haben.

9.1 REZIPROKER TEST

Den reziproken Test verwenden wir, wenn wir prüfen wollen, ob die Hüftflexoren oder –extensoren an der Schmerzursache beteiligt sind.

Ausgangsstellung: flache Rückenlage ohne Kissen

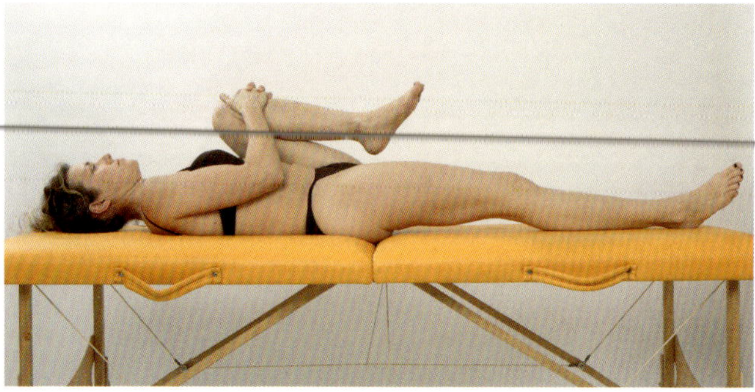

Abb. 9.1 Reziproker Test

Wir bitten den Patienten, das gebeugte Knie zum Bauch zu ziehen, es mit den Händen zu umfassen und so weit wie möglich an den Körper heranzuziehen (s. Abb. 9.1). Dabei kommt es zwangsläufig zu einer Aufrichtung des Beckens, wodurch das Hüftgelenk des liegenden Beines in eine Extensionsstellung gerät. Dadurch können wir sofort sehen, ob es Einschränkungen bei der Hüftflexion dieser Seite und bei der Hüftextension der Gegenseite gibt. Wir beobachten, wie weit das Bein im Hüftgelenk gebeugt werden kann (normalerweise berührt der Oberschenkel locker den Bauch) und ob das liegende Bein dabei gestreckt liegen bleibt. Tritt bei diesem Test der P-Schmerz auf, achten wir genau auf Ausweichbewegungen, die uns Hinweise auf gestörte Funktionslinien geben. Zum Beispiel zeigt eine Flexion im Knie des gestreckt liegenden Beines, dass eine zu starke Hüftextension vermieden werden soll. Ein Abweichen des gebeugten Beines in die Abduktion und/oder Außenrotation gibt uns einen Hinweis auf Störungen im Gesäßbereich, der dadurch angenähert wird.

Verlängerte Funktionslinien

Beim reziproken Test haben wir es hauptsächlich mit zwei sich verlängernden Funktionslinien zu tun. Auf der Seite des gebeugten Beines wird die Muskulatur des Gesäßes (Hüftextensoren) und des unteren Rückens (z. B. M. quadratus lumborum) verlängert. Auf der Seite des gestreckten Beines werden die Hüftflexoren (z. B. M. iliopsoas, M. pectineus) verlängert. Innerhalb dieser Muskelgruppen liegt wahrscheinlich die Ursache für den Schmerz, der bei diesem Test auftritt.

Auch diesen Test können wir natürlich modifizieren, um festzustellen, in welcher Funktionslinie die Schmerzursache liegt. Wird der Schmerz verstärkt, wenn wir zum Beispiel die Flexion des Beines mit einer Adduktion kombinieren? Das würde noch mehr Verlängerung der Gesäßmuskeln bedeuten, die wir dann behandeln. Oder wir unterlagern das gestreckte Bein mit einer Knierolle, was die Verlängerung der Hüftflexoren mindert. Wird dadurch der Schmerz geringer, liegt die Ursache wahrscheinlich dort.

9.2 BECKENSEITSCHUB

Mit diesem Test können wir sehr gut feststellen, ob im Bereich der Hüftadduktoren eine gestörte Verlängerbarkeit vorliegt.

Ausgangsstellung: Stand

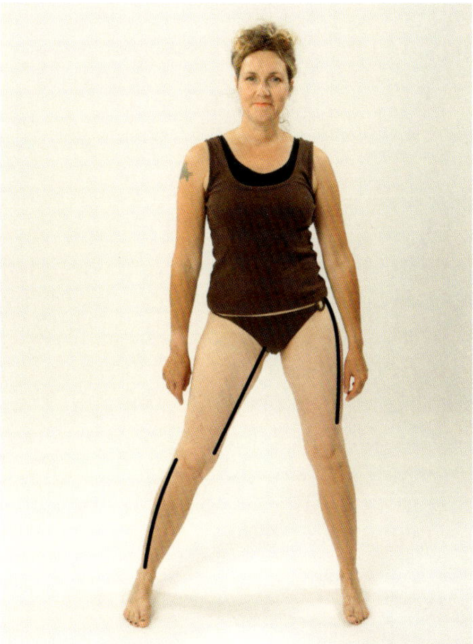

Abb. 9.2 Beckenseitschub mit Funktionslinien

Der Patient steht mit gespreizten Beinen und paralleler Fußstellung. Aus dieser Stellung schiebt er das Becken so weit wie möglich erst zur einen und dann zur anderen Seite. Dabei sollten die Knie gestreckt bleiben (s. Abb. 9.2). Durch die Beckenverschiebung kommen die Adduktoren eines Beines an die Grenze ihrer Verlängerbarkeit. Liegt eine Verkürzung (zu wenig Sarkomere in Serie) vor, so ist die Bewegung eingeschränkt und der Patient spürt ein Ziehen in den Adduktoren. Tritt aber ein P-Schmerz in einer anderen Region (z. B. Knie, Rücken, Trochanter) dabei auf, dann handelt es sich um eine gestörte Verlängerbarkeit (die Aktin- und Myosinfilamente können aufgrund von Verklebungen nicht weit genug auseinander gleiten) der Adduktoren, die wir manuell behandeln müssen.

Bei diesem Test kommen aber nicht nur die Adduktoren unter Verlängerung, sondern auch die Hüftabduktoren und bestimmte Bereiche der Fußmuskeln. Auf der Seite, zu der das Becken geschoben wird, ist es die Außenseite von Becken und Oberschenkel (kleine Glutäen, Tractus iliotibialis). Auf der anderen Seite sind es die myofaszialen Strukturen des lateralen Unterschenkels und Fußes (z. B. Mm. peronei, fasziale Strukturen der äußeren Ferse, Außenbänder des Sprunggelenks), da der Fuß automatisch in eine Supinationsstellung gerät. Verstärkt sich bei diesem Test also der P-Schmerz, ist es sinnvoll, auch in diesen Bereichen zu palpieren.

9.3 ATMUNG

Bei der Atmung kommen die Rippen in Bewegung und die Bauchorgane werden verschoben. Tritt dabei der P-Schmerz auf, können wir verschiedene Schlüsse daraus ziehen. Wir prüfen, ob der Schmerz mehr bei der Ein- oder der Ausatmung auftritt.

9.3.1 Einatmung

Wir fordern den Patienten auf, tief einzuatmen und den Brustkorb und Bauch dabei zu weiten. Ist diese Atembewegung schmerzhaft, so können eine oder mehrere Rippen in ihrer Hebung behindert sein. Alle Muskeln, die die Rippen senken, kommen als Ursache dafür in Frage: Bauchmuskeln, M. serratus posterior inferior und Mm. intercostales. Außerdem führt das Heben des Brustkorbes zu Zug auf die Sternokostalgelenke und zur Vergrößerung des Abstandes zwischen den Rippen. Verklebungen in den zugehörigen Faszien behindern den Brustkorb in seiner Bewegung und können z. B. einen Schmerz in der Brustwirbelsäule beim Heben des Thorax induzieren. Ob die Ursache in den Bauchmuskeln liegt, können wir testen, indem wir überprüfen, ob die tiefe Einatmung in Stufenlage weniger schmerzhaft ist. Vermuten wir die Ursache jedoch direkt beim Thorax, kommen wir nicht umhin, alle Rippen und die Zwischenräume genau abzutasten.

9.3.2 Ausatmung

Wir fordern den Patienten auf, auszuatmen und Rippen und Bauch dabei nach innen zu ziehen. Ist diese Atembewegung schmerzhaft, so können eine oder mehrere Rippen in ihrer Senkung behindert sein. Beim Absinken des Brustkorbes wird von den Mm. scalenii, vom M. pectoralis minor und vom M. serratus posterior superior Länge gefordert. Die Ursache kann auch innerhalb des Zwerchfells liegen, wenn sich ihre Kuppel schlecht ausdehnen kann, was sie bei der Ausatmung tun muss.

9

Kapitel 9

10

Was tun, wenn sich der Schmerz durch keinen Test verändert?

Wenn ein Schmerz immer gleich bleibt, egal in welcher Ausgangsstellung oder mit welcher veränderten Stellung von Nachbargelenken, liegt die Störung wahrscheinlich im myofaszialen Gewebe der eingelenkigen Antagonisten. Das sind die Muskeln und Faszien, die bei dieser Bewegung vor Ort verlängert werden und nicht durch die Stellung benachbarter Gelenke beeinflusst werden, also eingelenkig sind. In diesem Fall liegen Schmerzort und Schmerzursache näher beieinander als sonst, aber nicht genau am gleichen Ort. Der Schmerz zeigt sich in den Agonisten der Bewegung, aber die Ursache liegt in den Antagonisten. Im Folgenden beschreibe ich einige Beispiele.

- **Schulterschmerz bei Abduktion und Innenrotation**
  Die Abduktion kombiniert mit der Innenrotation der Schulter ist eine Bewegung, die uns im Alltag begegnet, wenn wir unseren Mantel anziehen.

  Alle Muskeln und Faszien der Schulter, die bei dieser Bewegung verlängert werden und eingelenkig sind, kommen als Ursache in Frage. Das sind Muskeln, die in der Schulter adduzieren und außenrotieren: M. infraspinatus und M. teres minor.

- **Knieschmerz bei Extension**
  Entsteht beim Strecken des Knies ein Schmerz, kommen alle Muskeln und Faszien am Knie, die bei dieser Bewegung verlängert werden, als Ursache in Frage. Das sind myofasziale Strukturen in der Kniekehle, wie der M. popliteus. Die ischiocruralen Muskeln und der M. gastrocnemius sind hier nicht in der Verantwortung, da entsprechende Tests den Schmerz beeinflussen würden. Läge die Ursache in den ischiocruralen Muskeln, würde die Extension des Knies in Kombination mit der Hüftbeugung den Schmerz verstärken. Läge die Ursache im M. gastrocnemius, würde die Extension des Knies in Kombination mit der Dorsalextension des Fußes den Schmerz verstärken.

- **Leistenschmerz bei Hüftflexion, Adduktion und Innenrotation**
  In diesem Fall provoziert das Anbeugen der Hüfte in Kombination mit der Adduktion und der Innenrotation einen Schmerz in der Leiste, der auf keine Testmodifikation reagiert. Bei dieser Bewegung werden Muskeln und Faszien im Bereich des Gesäßes verlängert, also Muskeln, die im Hüftgelenk strecken, abduzieren und außenrotieren. Dazu gehören der M. glutaeus maximus und zwar der Anteil, der am Oberschenkelknochen ansetzt. Der andere Teil des M. glutaeus maximus, der in den Tractus iliotibialis einstrahlt, ist ja ein zweigelenkiger Muskel und somit über die Kniestellung beeinflussbar. Auch der M. piriformis und die kleinen Außenroller kommen als Ursache in Frage.

10

11

Narbenbehandlung

Narben können die Funktion des myofaszialen Systems empfindlich stören. Wenn Narben nicht in allen Schichten frei verschieblich sind, werden alle Funktionslinien, die durch das Narbengebiet laufen, mehr oder weniger gestört. Das kann weit entfernt von der Narbe Schmerzen bei bestimmten Bewegungen auslösen, um die Narbe vor Zug zu schützen. Daher sollten wir grundsätzlich jede Narbe genau untersuchen. Besonders wichtig sind hierbei Narben, die durch Bauchoperationen entstanden sind. Sie bilden einen erheblichen Störfaktor für das myofasziale System.

Narben sollten nicht nur in ihrer oberflächlichen Schicht schmerzfrei und gut verschiebbar sein, sondern auch in der Tiefe. Besonders bei Bauchnarben sollten wir weit in die Tiefe palpieren können, ohne dass Schmerzen auftreten. Dabei sollte es möglich sein, schmerzfrei Zug in jede Richtung auf die Narbe auszuüben. Erst dann können wir sicher sein, dass eine Narbe keinen negativen Einfluss auf das myofasziale System hat.

Wir untersuchen zunächst Zentimeter für Zentimeter die oberflächliche Schicht der Narbe, indem wir mit leichtem Druck das Gewebe in alle Richtungen verschieben. Wenn dabei Schmerzen auftreten, behandeln wir diese Punkte mit konstantem Druck kombiniert mit der schmerzhaften Schubrichtung, bis sich die Verklebung und der Schmerz auflösen. Danach gehen wir langsam, soweit es geht, in die Tiefe. Bei Narben an den Extremitäten ist das manchmal nicht sehr tief bis zum Knochen. Bei Bauchnarben tasten wir so weit in die Tiefe, wie es an nicht betroffenen Stellen der Bauchdecke möglich ist. Die Behandlung erfolgt genauso wie in der oberflächlichen Schicht. Zusätzlich prüfen wir, ob sich die Narbe greifen und abheben lässt. Auch hier sollte es möglich sein, die Narbe abzuheben und in alle Richtungen schmerzfrei hin und her zu ziehen. Gegebenenfalls halten wir die Zugrichtung solange, bis der Schmerz verschwindet. Sollte die Narbe extrem empfindlich sein, ist es sinnvoll, erst den Muskel am Ansatz zu behandeln, durch den die Narbe verläuft. Dadurch verschwindet meist schon ein Teil des Narbenschmerzes und wir können direkt an der Narbe weiterbehandeln.

11

Kapitel 11

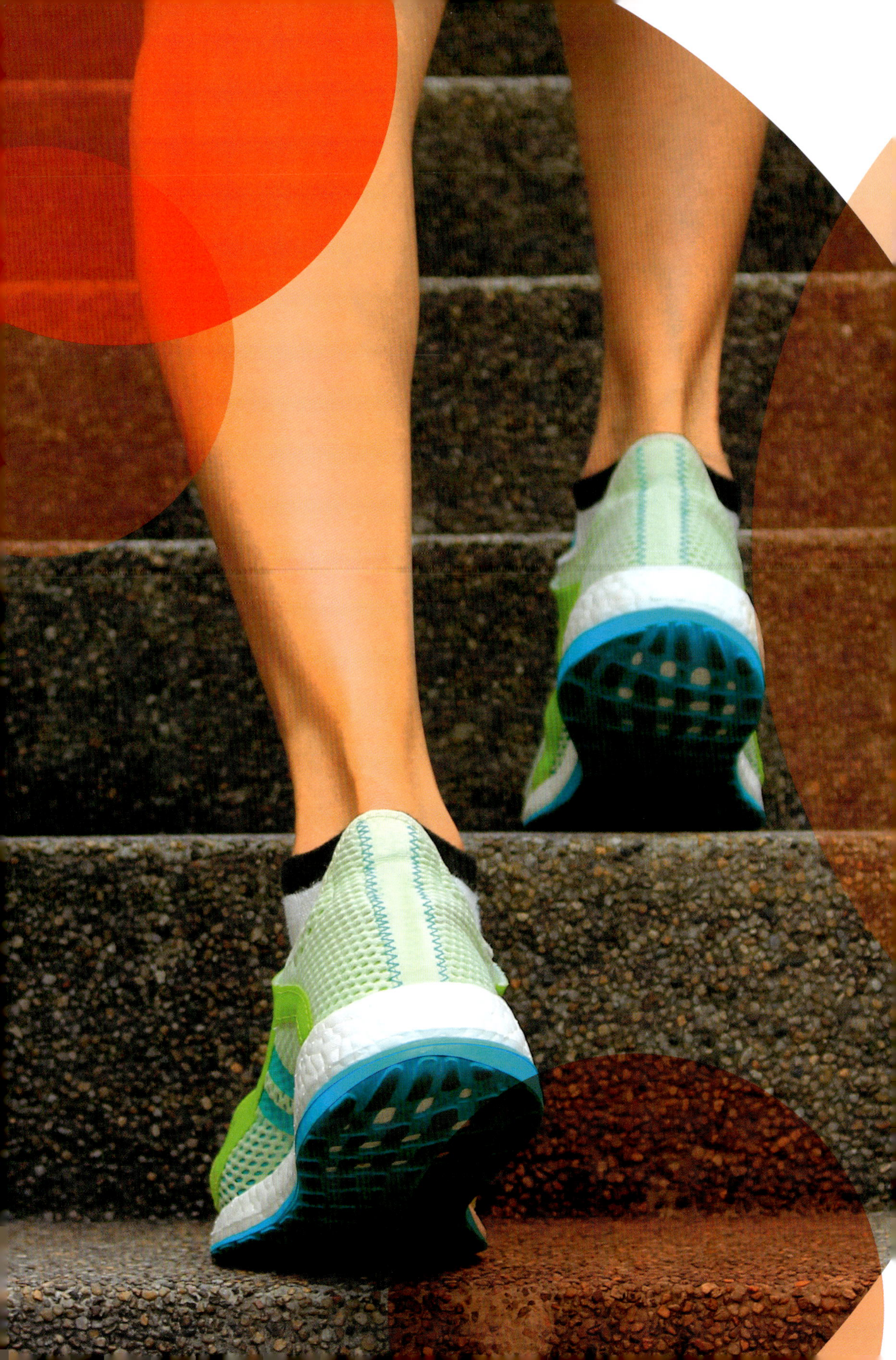

Teil 2
Spezielle Schmerzphänomene

12 Verankerung

Bisher lag unser Fokus auf myofaszialen Störungen, die die Verlängerbarkeit beeinträchtigen. Myofasziale Störungen können aber zu Problemen der Verankerung führen und dadurch Schmerzen verursachen. Was Verankerung bedeutet und welche Testmöglichkeiten es hierfür gibt, beschreibe ich in diesem Kapitel.

12.1 DAS PRINZIP DER VERANKERUNG

Wann immer wir unseren Schwerpunkt verlagern oder ein Gewicht tragen, beanspruchen wir myofasziales Gewebe, um unser Gleichgewicht zu sichern. Wir benötigen sozusagen einen Gegenhalt, der es uns erlaubt, Arme oder Beine von uns wegzustrecken, ohne umzufallen. Dies bezeichne ich als das Prinzip der Verankerung.

Zu myofaszialem Gewebe, das der Verankerung dient, gehören Muskeln, die isometrisch anspannen und deren begleitendes Bindegewebe, das auf Zug belastet wird. So wird der Körper im Gleichgewicht gehalten. Wenn wir ein Gewicht, z. B. eine volle Kanne, vor unserem Körper halten, müssen die Muskeln auf der Rückseite des Körpers anspannen, um den Arm mit der Kanne am Körper zu verankern. Unter anderem spannen die dorsalen Schultermuskeln und die Rückenmuskeln an, um dem Gewicht einen Gegenhalt zu bieten. Das begleitende fasziale Gewebe wird dabei auf Zug belastet, als ob sich das Gewicht daran hängt. Wenn innerhalb dieses faszialen Gewebes Verklebungen oder Verletzungen vorhanden sind, versucht der Organismus, es vor Zug zu schützen und lässt dann Bewegungen schmerzhaft und schwach werden, die genau diesen Zug verursachen.

Wann immer wir es also mit schmerzhaften Bewegungen zu tun haben, bei denen ein Gewicht eine Rolle spielt, eine Extremität weit weg vom Körper gestreckt oder etwas geschoben oder gezogen wird, sollten wir nicht nur bedenken, welche Strukturen dabei verlängert werden, sondern auch, welche Strukturen verankern müssen.

Im Folgenden habe ich einige Beispiele beschrieben. Grundsätzlich können wir uns aber herleiten, wie eine Bewegung verankert wird, indem wir uns überlegen, wo ein Gegengewicht nötig wäre, um ein Umfallen zu verhindern. Ein Kran hat sein Gegengewicht in Form von Betonplatten auf der Gegenseite des Lastarmes. Im menschlichen Körper werden dazu Muskeln angespannt, die dem Gewicht entgegenwirken. Die schmerzhafte Position modifizieren wir dann mit Zusatztests, bei denen wir Teile der verankernden Funktionslinie unter Verlängerung bringen, was den Stress auf vorhandene Verklebungen verstärkt.

12.2 BEISPIELE FÜR VERANKERUNG

12.2.1 Schmerzen bei 90° Abduktion der Schulter

Bei dieser seitlichen Armhebung treten die Schmerzen oft in der Schulter auf. Aber auch wenn sie an anderer Stelle auftreten, ändert es nichts an der Vorgehensweise.

Bei 90° Abduktion im Schultergelenk im Stand befindet sich der Arm in der Horizontalen. Durch den langen horizontalen Hebel wirkt sich die Schwerkraft besonders deutlich auf den Arm aus. Die Abduktoren des Armes (z. B. M. deltoideus) spannen an, um den Arm in dieser Position zu halten. Um das tun zu können, brauchen sie ein Punktum fixum im Schultergürtel, an dem sie sich verankern können. Damit der Schultergürtel als Punktum fixum für die Abduktoren des Armes dienen kann, muss er selbst stabilisiert werden. Das erreicht der Organismus z. B. durch den M. trapezius, der wiederum die Halswirbelsäule als Punktum fixum nutzt. Damit die Halswirbelsäule stabil bleibt, müssen die Muskeln auf der Gegenseite des Halses anspannen. Diese wiederum verankern sich am Schultergürtel und Brustkorb der Gegenseite und von dort läuft die Verankerung weiter zum Becken der Gegenseite. Das Becken wiederum verankert sich über die Adduktoren des Beines auf der Seite der Armhebung und weiter über die Außenseite des Unterschenkels bis zum Fuß (s. Abb. 12.1).

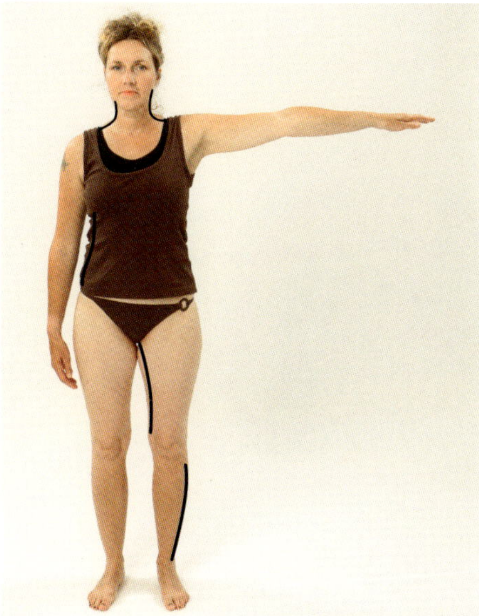

Abb. 12.1 90° Abduktion mit der verankernden Funktionslinie

Wir können diese Anspannung bei uns selbst in der Taille besonders gut fühlen, wenn wir die Hand in die Taille legen und dann den Gegenarm heben.

Würde diese – von außen kaum sichtbare – Verankerung komplett versagen, würden wir theoretisch beim Heben des Armes das Gleichgewicht verlieren und umfallen. Der Organismus würde ein Umfallen aber nicht zulassen, sondern das Heben des Armes von vornherein verhindern. Im extremsten Fall wäre diese Bewegung im Arm wie gelähmt. In der Praxis begegnet uns eher eine Störung als ein komplettes Versagen innerhalb dieser myofaszialen Verankerungskette. Dann entstehen Schmerzen und Schwäche beim Heben des Armes. Beides dient dem Schutz dieser myofaszialen Störung.

Um herauszufinden, in welchem Abschnitt die Verankerung gestört ist, machen wir bestimmte Zusatztests während der Abduktion des Armes.

Zusatztests

- **Lateralflexion der Halswirbelsäule zur Gegenseite**
  Mit diesem Test (s. Abb. 12.2) nähere ich die lateralen Halsmuskeln der Gegenseite an, die der Verankerung dienen und entlaste sie. Wird der Schmerz bei Abduktion der Schulter dadurch geringer, ist das also ein Hinweis auf diese Region. Gleichzeitig werden aber auch die lateralen Halsmuskeln auf der Seite verlängert, wo die Armhebung stattfindet. Das könnte eine Schmerzverstärkung auslösen. Ist dies der Fall, liegt die Ursache eher auf der gleichen Seite im myofaszialen Gewebe des seitlichen Halses.

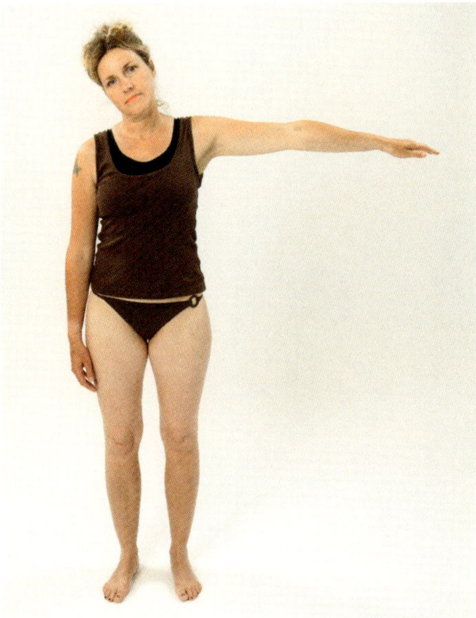

Abb. 12.2 Abduktion plus Lateralflexion HWS

- **Abduktion mit beiden Armen**
  Wird gleichzeitig der andere Arm angehoben (s. Abb. 12.3), werden durch das Gegengewicht des anderen Armes die seitlichen Rumpfmuskeln, die der Verankerung dienen, entlastet. Verringert sich dadurch der Schmerz bei Abduktion, spricht das dafür, dass die Ursache in den Muskeln und Faszien liegt, die Brustkorb und Becken der Gegenseite verbinden.

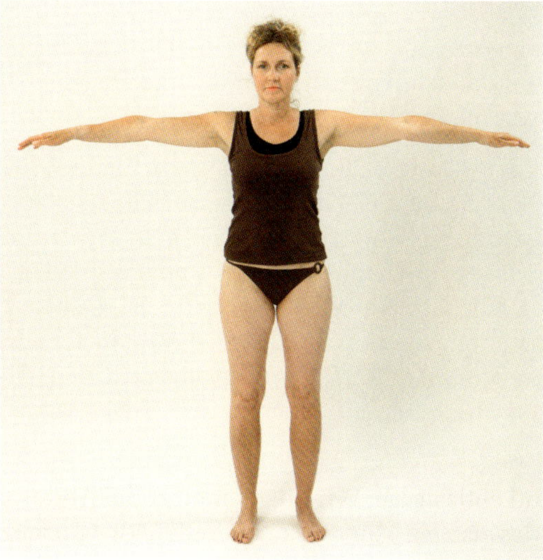

Abb. 12.3 Abduktion mit beiden Armen

- **Belastung des Gegenbeins**
  Normalerweise belasten wir das Bein auf der Seite des gehobenen Armes stärker, wodurch das andere Bein eine Art Gegengewicht bilden kann und so dazu beiträgt, das Gleichgewicht zu halten. Wenn wir nun den Patienten bewusst das Gegenbein stärker belasten lassen, findet die Verankerung mehr in der Beinkette des Gegenbeines statt (s. Abb. 12.4). So können wir Rückschlüsse ziehen, wo die Schmerzursache liegen könnte. Wird der Schmerz stärker bei Kombination von Abduktion des Armes mit Mehrbelastung des Gegenbeines, dann liegt die Ursache eher im Bereich des lateralen Oberschenkels/medialen Unterschenkels der Gegenseite. Wird der Schmerz dadurch weniger, spricht das für eine Beteiligung des medialen Oberschenkels/lateralen Unterschenkels der gleichen Seite.

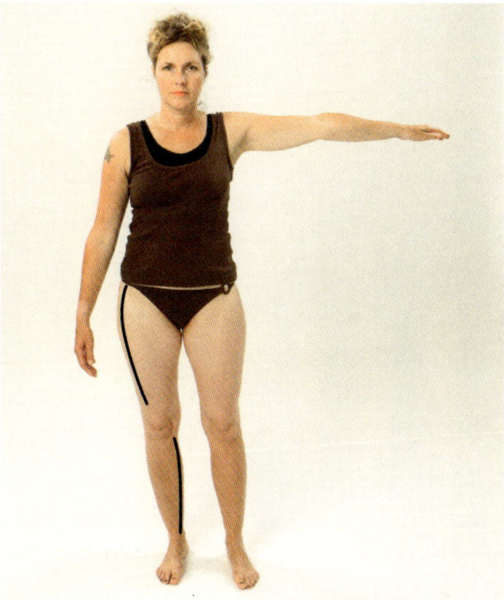

Abb. 12.4 Abduktion plus Belastung des Gegenbeines mit Funktionslinien

- **Supination des Fußes**
  Um zu untersuchen, ob die Schmerzursache im Bereich der Fußmuskeln liegt, ändern wir die Fußstellung während der schmerzhaften Bewegung. Dabei soll der Patient *das* Bein mehr belasten, wodurch der P-Schmerz stärker wird.

  Wir bitten den Patienten, den Fuß der belasteten Seite auf die Außenkante zu kippen, also in eine Supination (s. Abb. 12.5). Ist die belastete Beinseite die gleiche wie die Armhebung, verlängern wir dadurch das Ende der verankernden myofaszialen Funktionslinie, nämlich die Außenseite von Unterschenkel und Fuß. Wird der Schmerz bei Abduktion dann stärker, behandeln wir diese Region. Ist die belastete Beinseite die andere wie die Armhebung, nähern wir dadurch das Ende der verankernden myofaszialen Funktionslinie an, nämlich die Innenseite von Unterschenkel und Fuß. Wird der Schmerz bei Abduktion dadurch schwächer, liegt die Ursache dort.

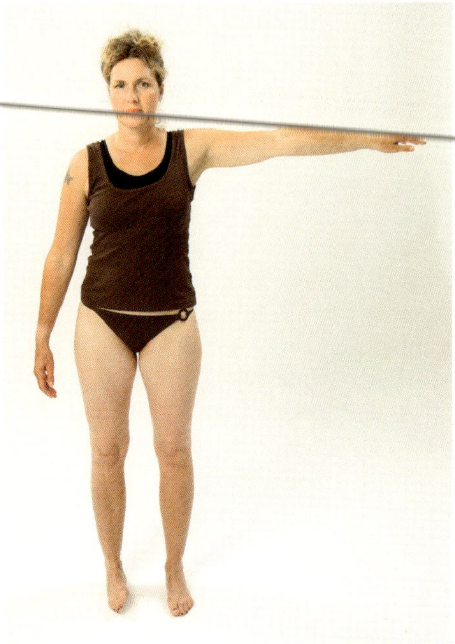

Abb. 12.5 Abduktion plus Supination

12.2.2 Ellbogenschmerz bei Armbewegung mit Gewicht

Typischerweise tritt der Ellbogenschmerz beim Heben einer Tasse (s. Abb. 12.6) oder beim Einschenken von Kaffee auf. Die Kombinationsbewegung von Schulter, Ellbogen und Hand verursacht einen Schmerz im Bereich des Epicondylus lateralis. Oft wird diese Art Schmerz auch als Tennisellbogen bezeichnet. Wenn der Schmerz an anderer Stelle auftritt, verfahren wir genauso.

Auch bei dieser Bewegung führen wir einige Zusatztests durch, mit denen wir der Ursache auf die Spur kommen können. Sie kann in den Funktionslinien liegen, die verankern oder auch in denen, die einfach nur verlängert werden. Am besten lassen wir den Patienten die Bewegung so authentisch wie möglich ausführen, also tatsächlich mit Tasse oder Kanne im Sitzen.

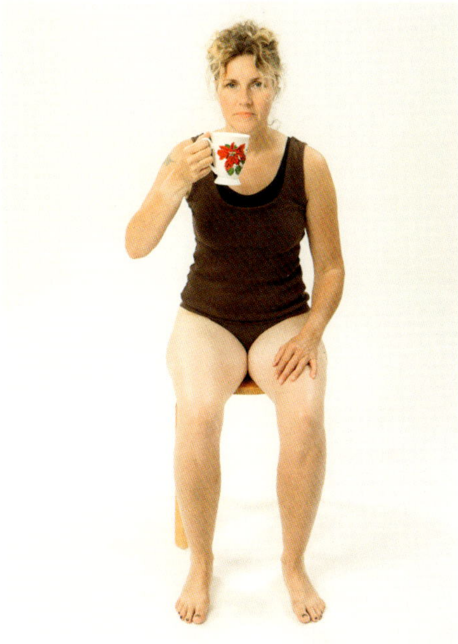

Abb. 12.6 Ellbogenschmerz beim Heben einer Tasse

Zusatztests

- **Rumpf Flexion/Extension**
  Wir lassen den Patienten die schmerzhafte Bewegung zunächst mit gestrecktem Rücken und dann mit rundem Rücken ausführen.

  Wird der Schmerz mit gestrecktem Rücken deutlicher, liegt die Ursache lateral ventral in den Bauchmuskeln und Faszien der Gegenseite, die den Rumpf verankern und zusätzlich verlängert werden. Auch die Gesäßmuskeln werden stärker verlängert und kommen als Ursache in Frage.

  Wird der Schmerz eher mit rundem Rücken deutlicher, liegt die Ursache lateral dorsal in den Rumpfmuskeln der Gegenseite, z. B. im Gebiet des M. quadratus lumborum.

- **Kopfbewegung**
  Durch Veränderung der Kopfhaltung können wir feststellen, ob myofasziale Anteile am Hals an der Schmerzentstehung beteiligt sind. Durch Rotation (M. sternocleidomastoideus) oder Lateralflexion (Mm. scalenii) während der schmerzhaften Bewegung können wir auf die beteiligten Muskeln und Faszien schließen.

- **Abduktion/Adduktion Hüftgelenk**
  Da Schmerzen in den Armen sehr oft von gestörten myofaszialen Gebieten der Beine herrühren, ist es wichtig, auch die Beinstellung zu verändern und zu beobachten, ob die Schmerzintensität sich verändert.

Wir lassen den Patienten die schmerzhafte Bewegung sowohl mit weit auseinander gestellten, wie auch mit geschlossenen Beinen durchführen. Verstärkt die Stellung mit weiten Beinen den Schmerz, liegt die Ursache innerhalb der Adduktoren. Verstärkt die Stellung mit geschlossenen Beinen den Schmerz, liegt die Ursache innerhalb der Oberschenkelaußenseiten.

- **Fußstellung**
  Insbesondere wenn die Stellung der Hüftgelenke Einfluss auf den Schmerz hatte, ist es wichtig, noch zusätzlich den Einfluss der Fußstellung zu überprüfen. Am besten eignet sich hierbei die Supination, wie schon in Kapitel 7.1 beschrieben. Wir behandeln jeweils die verlängerte Region am Unterschenkel und Fuß, bei der sich der Schmerz verstärkt.

12.2.3 Vorbeugen

Bei Tätigkeiten in halb vorgebeugter Stellung tritt häufig ein Schmerz im oberen oder unteren Rücken auf. In dieser Stellung müssen die Rückenmuskeln und die Fascia thoracolumbalis den Rumpf halten. Der Rumpf wiederum wird über die Gesäßmuskeln und rückwärtigen Beinmuskeln verankert. Wenn wir uns weiter vorbeugen, strecken wir oft ein Bein als Gegengewicht nach hinten weg. Dadurch entlasten wir die Verankerung im Standbein.

Klagt der Patient über Schmerzen, sollten wir versuchen, den Moment des größten Schmerzes festzuhalten. Wir lassen dazu den Patienten nach vorne gebeugt an der Behandlungsbank ein Laken in alle Richtungen glattstreichen (s. Abb. 12.7 – 12.9).

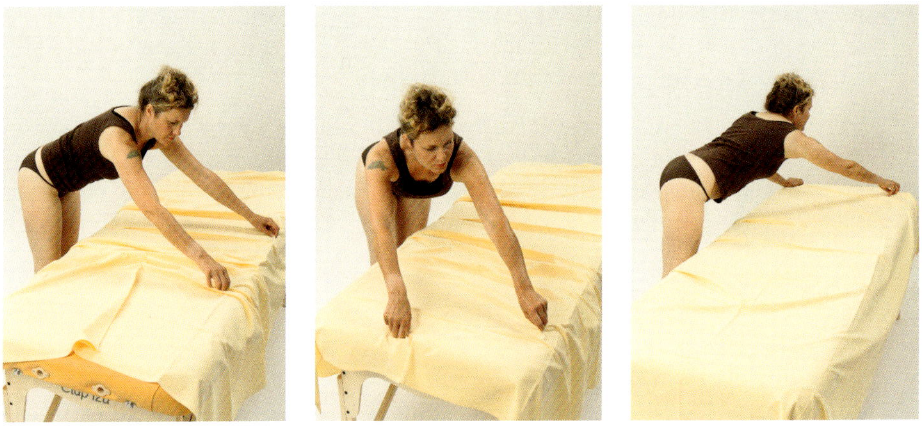

Abb. 12.7 – 12.9 Vorbeugen gerade, nach rechts und nach links

Im Moment des größten Schmerzes soll er innehalten und sich die Stellung des Rumpfes und der Arme merken, sowie das stärker belastete Bein. Diese Stellung untersuchen wir dann mit Zusatztests, bei denen wir Teile der verankernden Funktionslinie unter Verlängerung bringen, was den Stress auf vorhandene Verklebungen verstärkt.

Zusatztests

- **Extension/Flexion der Wirbelsäule**
  Wir lassen den Patienten den Rücken ganz durchstrecken und dann in seine schmerzhafte Vorbeugeposition gehen (s. Abb. 12.10).

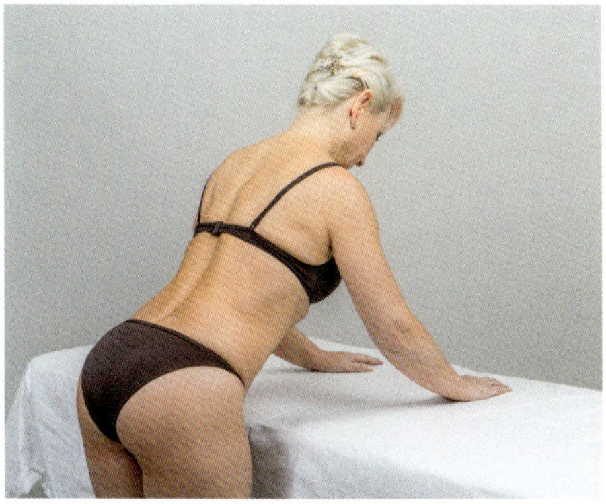

Abb. 12.10 Vorbeugen plus Extension der Wirbelsäule

Durch die Beckenkippung, die dabei stattfindet, werden die rückwärtigen Beinmuskeln verlängert, was die Verankerung dort erschwert. Verstärkt sich der Schmerz dadurch, behandeln wir dort. Durch weitere Modifikationen der Beinstellung können wir herausfinden, in welcher Region auf der Rückseite der Beine die Störung liegt. Wir dürfen allerdings nicht vergessen, dass durch die Rückenstreckung auch die Bauchmuskeln verlängert werden. Auch sie kommen als Schmerzursache in Frage.

Ist der Schmerz aber in Kombination mit der Rumpfflexion stärker (s. Abb. 12.11), spricht das eher für ein Verankerungsproblem im Bereich des Rückens, der jetzt zusätzlich verlängert wird.

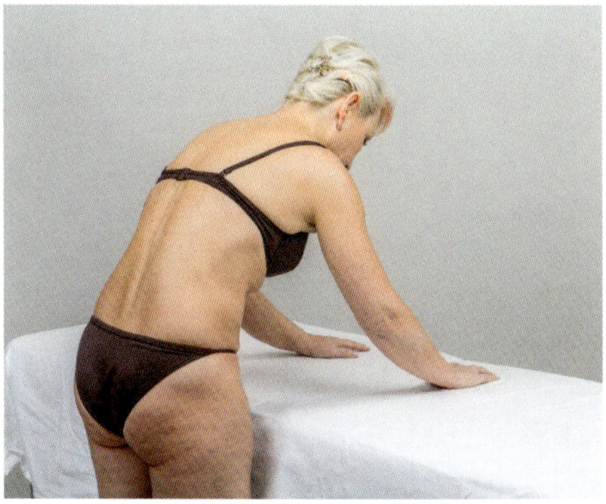

Abb. 12.11 Vorbeugen plus Flexion der Wirbelsäule

Außerdem verankert sich der Rumpf in dieser Haltung mehr in der Fascia thoracolumbalis als in den Rückenmuskeln, da sich die Rückenmuskeln bei Flexion mehr entspannen. In diesem Fall sollten wir die Fascia thoracolumbalis im Kreuzbeinbereich behandeln.

- **Außen/Innenrotation der Hüftgelenke**
  Vermuten wir die Ursache eher im Beinbereich aufgrund einer Schmerzverstärkung bei Rückenstreckung, dann sollten wir die Stellung der Hüftgelenke modifizieren. Wir lassen den Patienten die Füße zuerst nach außen (Außenrotation im Hüftgelenk) (s. Abb. 12.12) und dann nach innen drehen (Innenrotation im Hüftgelenk) (s. Abb. 12.13) und so in die kritische Vorbeugestellung gehen.

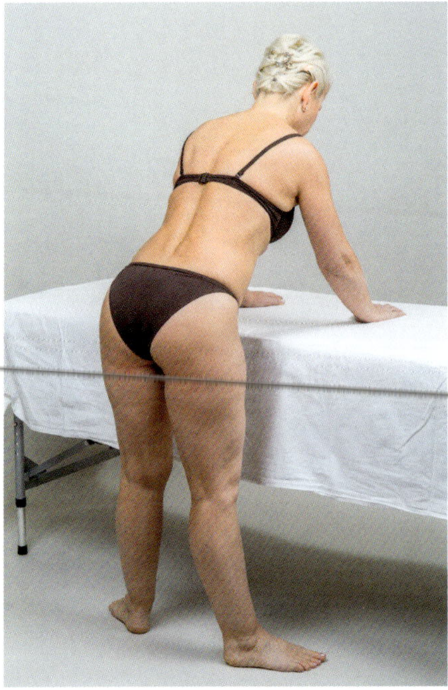

Abb. 12.12 Vorbeugen plus Außenrotation

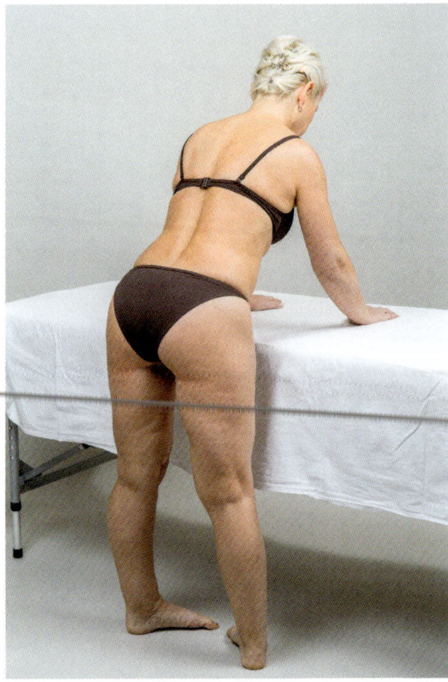

Abb. 12.13 Vorbeugen plus Innenrotation

Bei außenrotierten Hüften läuft die Verankerung mehr über die Innenseite der Beine (M. adductor magnus, M. semitendinosus, medial liegende Unterschenkel- und Fußflexoren), von denen dadurch auch mehr Länge gefordert wird. In diesem Bereich palpieren und behandeln wir dann, wenn der Schmerz durch Außenrotation verstärkt wird.

Bei innenrotierten Hüften läuft die Verankerung mehr über das Gesäß und die Außenseite der Beine (M. glutaeus maximus, Tractus iliotibialis, M. biceps femoris, lateral liegende Unterschenkel- und Fußflexoren), die dabei auch stärker verlängert werden. Wird der Schmerz in Kombination mit der Innenrotation stärker, behandeln wir in diesen Regionen.

- **Fußstellung**
  Durch Modifikation der Fußstellung können wir feststellen, ob die Ursache im Bereich der Fußmuskeln liegt. Wir lassen den Patienten mal mehr die Außenkanten (Supination) (s. Abb. 12.14), mal mehr die Innenkanten (Pronation) belasten und dann die schmerzhafte Vorbeuge ausführen. Verändert sich der Schmerz

dadurch, prüfen wir die veränderte Fußstellung an jeweils nur einem Bein. Die Ursache kann auch im entlasteten Bein liegen. Dann ist es kein Verankerungsproblem, sondern ein Verlängerungsproblem von Funktionslinien im unbelasteten Bein. Verstärkt die Supinationsstellung den Schmerz, palpieren und behandeln wir die Außenseite von Fuß und Unterschenkel. Verstärkt die Pronationsstellung den Schmerz, palpieren und behandeln wir die Innenseite von Fuß und Unterschenkel.

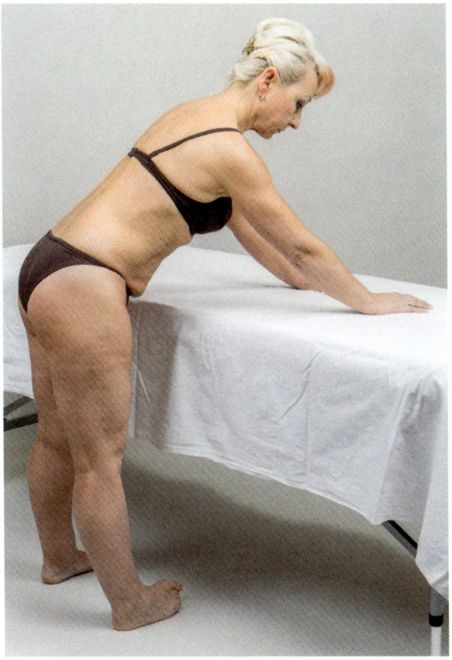

Abb. 12.14 Vorbeugen plus Supination

12.2.4 Ein Loch in die Wand bohren

Dieses Beispiel steht für schmerzhafte Bewegungen, bei denen man etwas von sich wegschiebt. Bohren wir mit einer Bohrmaschine ein Loch in die Wand (s. Abb. 12.15), können wir nur dann den nötigen Druck aufbauen, wenn wir uns fest mit den Füßen am Boden abstützen. Normalerweise stehen wir dabei in Schrittstellung vor der Wand. Halten wir die Bohrmaschine hauptsächlich mit der rechten Hand und pressen sie gegen die Wand, steht das linke Bein vorne. Dabei ist das vordere Bein leicht gebeugt, das hintere eher gestreckt. Das bedeutet mehr Verlängerung des M. gastrocnemius des hinteren Beines und mehr Verlängerung der tiefen Fußflexoren des vorderen Beines. Die meiste Schubkraft und Verankerung holen wir aus dem hinteren Bein. Daher ist der M. gastrocnemius des hinteren Beines der Hauptverdächtige, wenn Schmerzen bei dieser Bewegung auftreten.

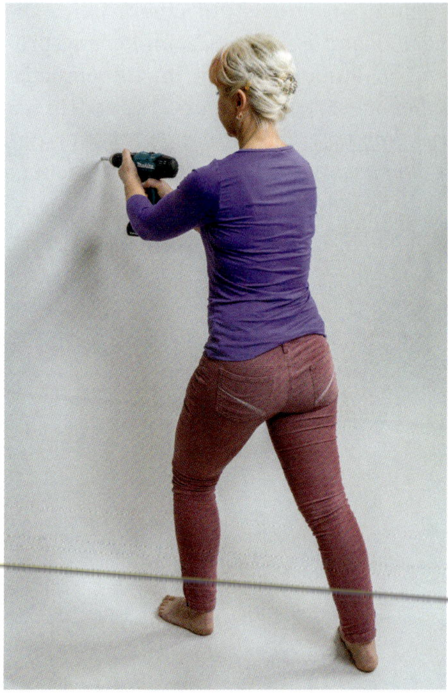

Abb. 12.15 In die Wand bohren

Zusatztests

- **Schrittstellung wechseln**
  Durch das Wechseln der Schrittstellung können wir darauf schließen, in welchem Bein die Ursache liegt.

  Wird der Schmerz weniger oder verschwindet sogar bei gewechselter Schrittstellung, dann sind insbesondere die Hüftflexoren und der M. gastrocnemius des vorher hinteren Beines verdächtig. Sie werden durch den Wechsel sofort entlastet. Wird der Schmerz mehr, dann kommen eher die Fußflexoren des vorher vorderen Beines in Frage. Sie werden durch das Abstoßen noch zusätzlich belastet.

- **Fußstellung**
  Wir fordern den Patienten auf, sich mit dem hinteren Bein einmal mehr mit dem großen Zeh abzustoßen und einmal mehr mit der Kleinzehenseite. Daraus können wir schließen, ob wir mehr an der Innenseite oder an der Außenseite von Unterschenkel und Fuß behandeln sollen.

Merke

Die Reihenfolge der Zusatztests ist völlig unerheblich. Wir richten uns nach dem, was wir in der Anamnese erfahren haben und was vielleicht auf geschädigte myofasziale Regionen hinweist.

12

Schmerzhafter Bogen

13

Ein schmerzhafter Bogen oder auch „painful arc“ kann bei jeder Bewegung auftreten. Bisher wurde er meist im Zusammenhang mit Abduktion im Schultergelenk beschrieben. Wir sprechen immer dann von einem schmerzhaften Bogen, wenn eine Bewegung am Beginn und am Ende schmerzfrei, dazwischen aber in einer bestimmten Winkelstellung schmerzhaft ist. Die Ursache ist ein myofaszialer Abschnitt, von dem genau im Moment des Schmerzes Länge oder Verankerung gefordert wird, der sich aber oberhalb und unterhalb der schmerzhaften Winkelstellung wieder mehr annähern bzw. entspannen kann. Dieser myofasziale Abschnitt kann entweder in der sich verlängernden oder in der verankernden myofaszialen Funktionslinie liegen. Im Folgenden beschreibe ich einige häufig vorkommenden Beispiele für einen schmerzhaften Bogen.

13.1 SCHMERZHAFTER BOGEN BEI ARMKREIS IN RÜCKENLAGE

Bei Schulterschmerzen, die mit wenig Bewegungseinschränkung verbunden sind, lassen wir den Patienten in flacher Rückenlage einen Armkreis ausführen. Der Patient hebt den betroffenen Arm, bringt ihn soweit wie möglich in die Flexion und führt ihn von dort über die Abduktion wieder bis an den Körper heran. Sehr häufig tritt dann ein Schmerz in der Schulter bei ca. 135° Abduktion auf (s. Abb. 13.1).

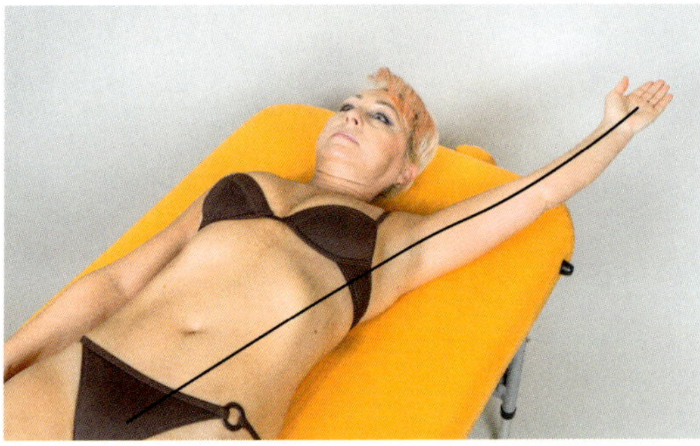

Abb. 13.1 Abduktion mit Funktionslinie

Ich nenne diese Stellung diagonale Flexion, weil der Arm auf der Diagonalen zwischen Schulter und gegenüberliegendem Hüftgelenk liegt. Diese Armstellung im Moment des Schmerzes gibt uns die Linie der verlängerten myofaszialen Funktionslinie an. In diesem Fall entspricht die verlängerte Funktionslinie auch der Funktionslinie, durch die das Armgewicht am Körper verankert wird, da die Bewegung aus der Rückenlage erfolgt. Wir stellen uns den Arm als eine Linie vor, die wir über den Körper bis zum Becken verlängern. Sie läuft diagonal über den M. serratus anterior, M. pectoralis major und minor, den M. obliquus abdominis externus bis zur Symphyse, kreuzt aber auch die Körpermitte, um dann im Verlauf des M. obliquus abdominis internus am seitlichen Beckenkamm der Gegenseite zu enden. Von dort läuft die Funktionslinie, je nach Stellung des Beines, weiter über den M. tensor fasciae latae und den Tractus iliotibialis oder über die Adduktoren bis zum Fuß.

Um zu unterscheiden, ob die Ursache in der Beinkette, im Rumpf oder im Schulter-Halswirbelsäulen-Bereich liegt, schließen wir folgende Tests an.

Zusatztests

- **Abduktion/Adduktion im gegenüberliegenden Hüftgelenk**
  Wir lagern das gegenüberliegende Bein in Abduktion (s. Abb. 13.2) und lassen den Patienten den Armkreis noch einmal ausführen.

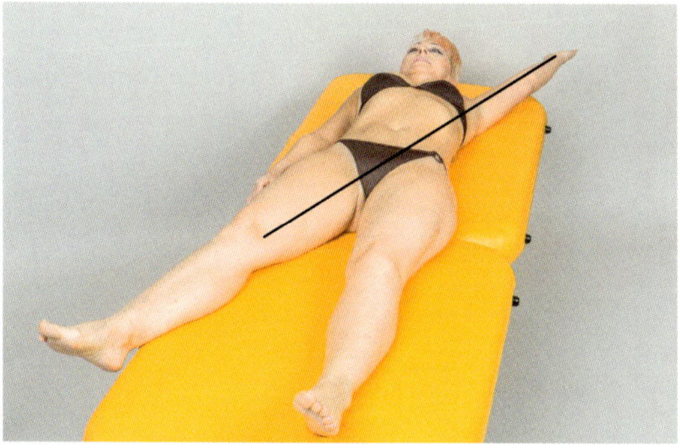

Abb. 13.2 Abduktion der Schulter plus Abduktion des Gegenbeines mit Funktionslinie

Die verlängerte Funktionslinie verläuft jetzt entlang der medialen Seite des Beines. Liegt die Ursache dort, so ist der Schulterschmerz jetzt größer. Wir können das gegenüberliegende Bein des Patienten auch in eine adduzierte Stellung bringen und dadurch die verlängerte Funktionslinie auf die Außenseite des Beines verlagern (s. Abb. 13.3).

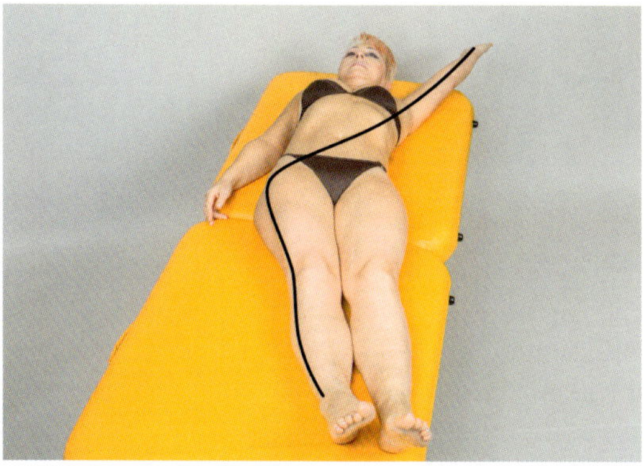

Abb. 13.3 Abduktion der Schulter plus Adduktion des Gegenbeines mit Funktionslinie

Ist in dieser Stellung der Schmerz beim Armkreis größer, so sollten wir dort behandeln. Ob die Ursache im Bereich der Fußmuskeln liegt, können wir durch Modifikation der Fußstellung herausfinden (s. Kap. 7.1).

- **Flexion in der Lendenwirbelsäule und in den Hüftgelenken**
  Wenn wir prüfen möchten, ob die Ursache in den Hüftflexoren oder Bauchmuskeln liegt, lagern wir die Beine des Patienten auf einem Würfel (s. Abb. 13.4).

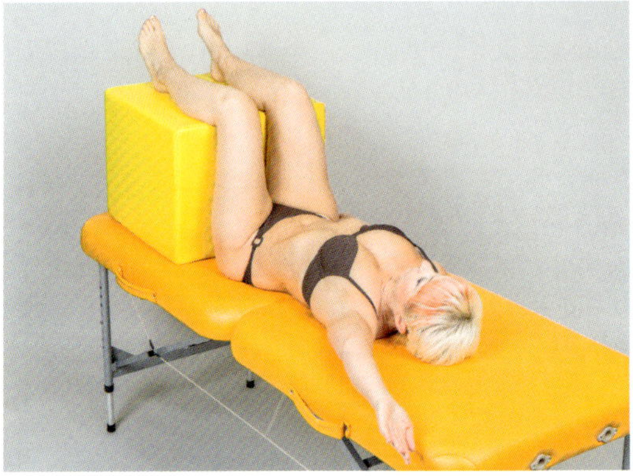

Abb. 13.4 Abduktion der Schulter plus Flexion Hüfte und LWS

Dadurch nähern wir diese Regionen an. Ist der Schmerz in der Schulter bei diagonaler Flexion dann geringer, so sollten wir Bauch und Leistengegend palpieren und Verklebungen dort lösen.

- **Rotation in der Halswirbelsäule**
  Wir bitten den Patienten, den Kopf zur betroffenen Seite zu drehen (s. Abb. 13.5).

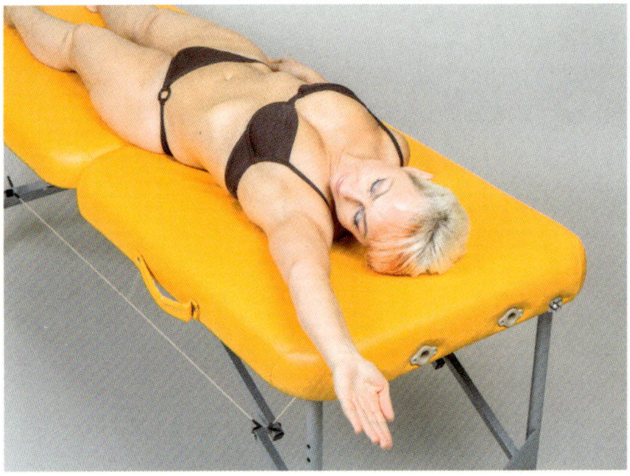

Abb. 13.5 Abduktion der Schulter plus HWS Rotation

Dadurch verstärken wir den Rotationsimpuls des Rumpfes zur Seite des abduzierten Armes, der bei einer diagonalen Armflexion entsteht. Mit dieser Kopfhaltung soll der Patient den Armkreis wiederholen. Ist der Schulterschmerz dabei stärker, so liegt die Ursache in den Halsmuskeln (M. trapezius descendens, Mm. scalenii, M. sternocleidomastoideus) und Faszien, die durch die Kopfrotation verlängert werden.

Hat keiner der drei Tests Einfluss auf den Schulterschmerz, so liegt die Ursache direkt bei den Schultermuskeln (M. pectoralis major und minor, M. serratus anterior), und zwar innerhalb der Fasern, die in der Diagonalen des Armes liegen.

13.2 SCHMERZHAFTER BOGEN BEI ABDUKTION DER SCHULTER IM STAND

Wohl am häufigsten beschrieben wird ein schmerzhafter Bogen bei Abduktion im Schultergelenk im Stand. Der Schmerz tritt dann meist zwischen 80° und 110° auf. Ich habe diese Bewegung bereits in Kapitel 12 „Verankerung“ beschrieben (s. Kap. 12.2.1).

13.3 SCHMERZHAFTER BOGEN BEI BECKENBEWEGUNG IM SITZ

Von einem schmerzhaften Bogen bei einer Beckenbewegung sprechen wir, wenn ein Patient im Sitzen bei einer Bewegung von der Beckenkippung in die Beckenaufrichtung und zurück einen Schmerz in einer Zwischenstellung des Beckens spürt. Die jeweils endgradige Bewegung ist nicht schmerzhaft. Das bedeutet, dass weder die Hüftflexoren noch die Hüftextensoren als Ursache in Frage kommen. Es sind Funktionslinien betroffen, die in einer ganz bestimmten Beckenstellung (irgendwo zwischen Beckenkippung und Aufrichtung) unter Verlängerung geraten und den Schmerz in diesem Moment provozieren. Das trifft auf die lateral oder medial liegenden Regionen des Körpers zu. So könnte die Ursache im Bereich der lateralen Halsregion, in der myofaszialen Verbindung zwischen Thorax und Becken, im Bereich des lateralen Beckens und der Beine oder auf der Innenseite der Beine liegen. Um herauszufinden, wo wir behandeln sollen, können wir folgende Zusatztests durchführen.

Zusatztests

- **Abduktion/Adduktion der Hüftgelenke**
  Wir bitten den Patienten, die Beine weit gespreizt aufzustellen (s. Abb. 13.6) und dann erneut die Beckenbewegung auszuführen.

  Durch das Spreizen der Beine bringen wir die mediale Beinseite unter Verlängerung. Wird der Schmerz dadurch größer, behandeln wir im Bereich der Adduktoren. Wird der Schmerz geringer, liegt die Ursache eher auf der Außenseite von Becken und Bein. Wir können unseren Patienten auch bitten, die Beine ganz zu schließen (s. Abb. 13.7) und die Beckenbewegung in dieser Haltung zu testen.

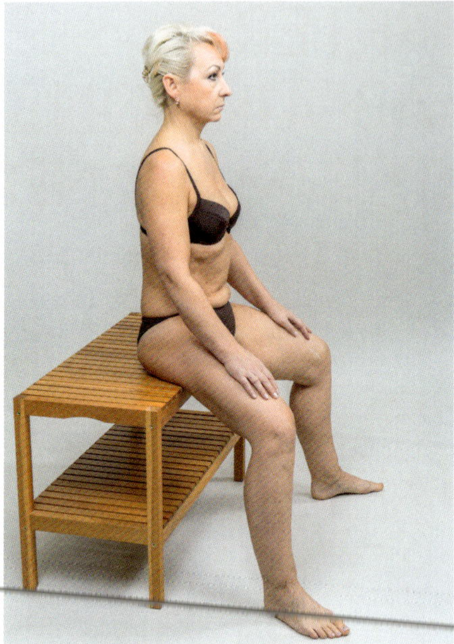

Abb. 13.6 Beckenbewegung plus Abduktion

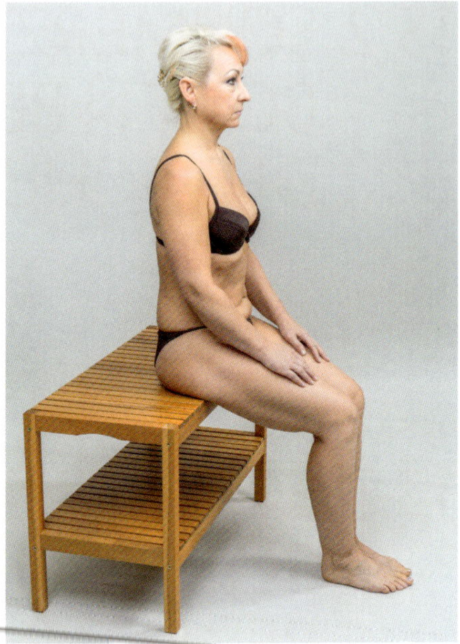

Abb. 13.7 Beckenbewegung plus Adduktion

Liegt die Ursache außen, wird der Schmerz dabei größer.

- **Supination der Füße**
  Auch hier ist die Fußstellung wichtig, denn dort enden die verlängerten Funktionslinien. Wir lassen den Patienten die Innenseiten der Füße hochziehen (s. Abb. 13.8).

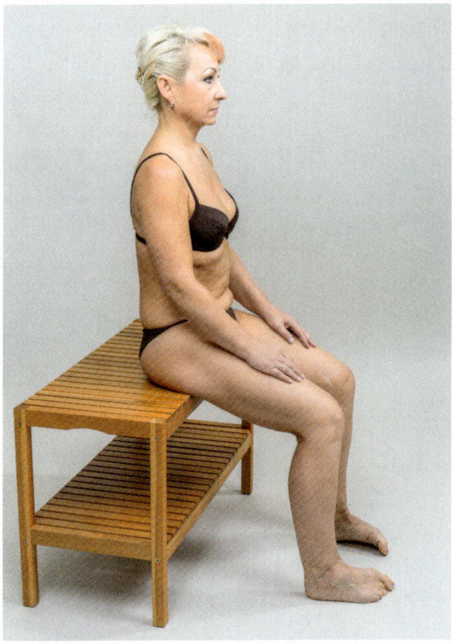

Abb. 13.8 Beckenbewegung plus Supination

- **Lateralflexion im Rumpf**
  Vermuten wir die Ursache im Bereich des Rumpfes, können wir testen, auf welcher Seite wir behandeln sollten. Hierzu lassen wir den Patienten jeweils auf einer Seite des Rumpfes etwas einknicken (s. Abb. 13.9) und dann die Beckenbewegung ausführen.

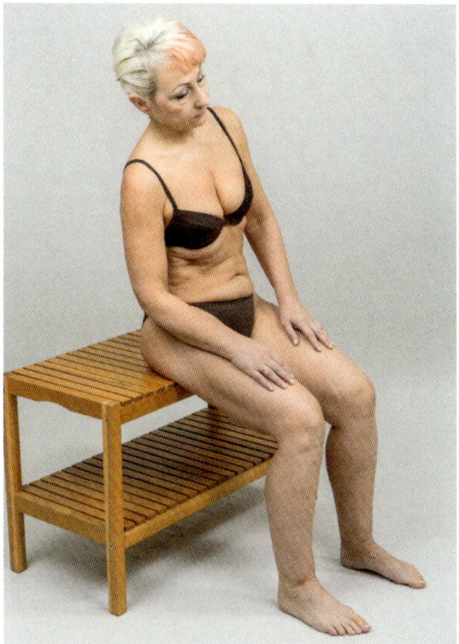

Abb. 13.9 Beckenbewegung plus Lateralflexion

Wir behandeln die Flanke, die durch Verlängerung den Schmerz verstärkt.

- **Lateralflexion der Halswirbelsäule**
  Auch Verklebungen im myofaszialen Bereich des Halses können Schmerzen bei dieser Bewegung verursachen. Daher bitten wir den Patienten, den Kopf zur Seite zu neigen (s. Abb. 13.10) und dann die Beckenbewegung auszuführen.

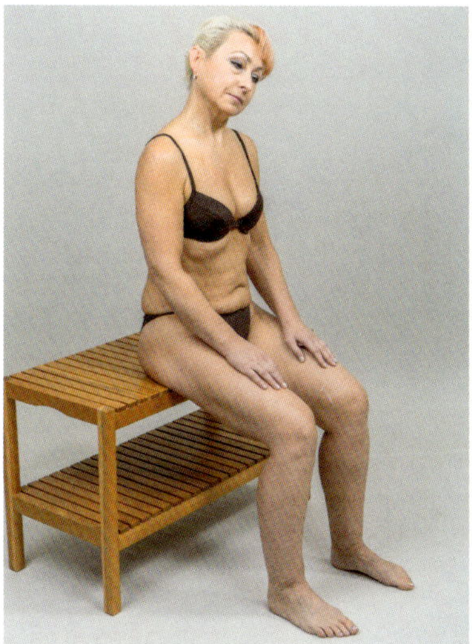

Abb. 13.10 Beckenbewegung plus Lateralflexion HWS

Wird der Schmerz dadurch mehr oder weniger, behandeln wir die Halsseite, die durch Verlängerung den Schmerz verstärkt.

13.4 SCHMERZHAFTER BOGEN BEI FLEXION/EXTENSION IM KNIE

Bei der Beugung und Streckung des Knies kann ebenfalls ein schmerzhafter Bogen auftreten. Zum Beispiel kann ein Schmerz entstehen, wenn der Patient in Rückenlage ein Knie zum Bauch zieht und wieder gestreckt ablegt. Der Schmerz tritt dann irgendwo im Verlauf der Bewegung in einer Zwischenstellung auf (s. Abb. 13.11).

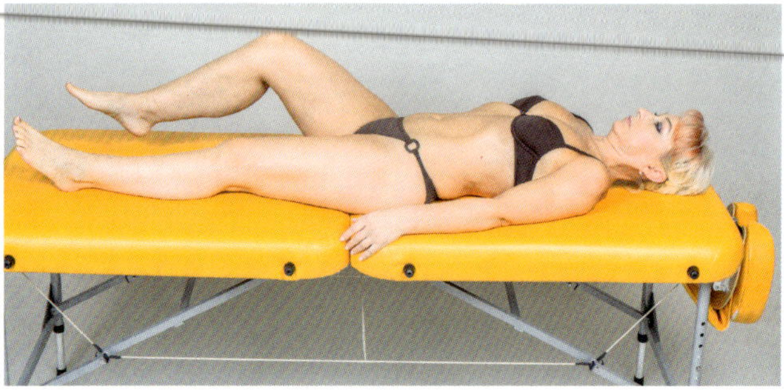

Abb. 13.11 Schmerzhafter Bogen bei Knieflexion

Dabei kommen wieder die seitlichen Strukturen des Beines als Ursache in Frage oder die Bauchmuskeln, die das Beingewicht bei der Bewegung verankern müssen.

Zusatztests

- **Supination/Pronation im Fuß**
  Die Fußstellung gibt Aufschluss darüber, ob die Ursache im Bereich von Unterschenkel und Fuß medial oder lateral liegt. Wir kombinieren die Bewegung zunächst mit Supination (s. Abb. 13.12), danach mit Pronation (s. Abb. 13.13).

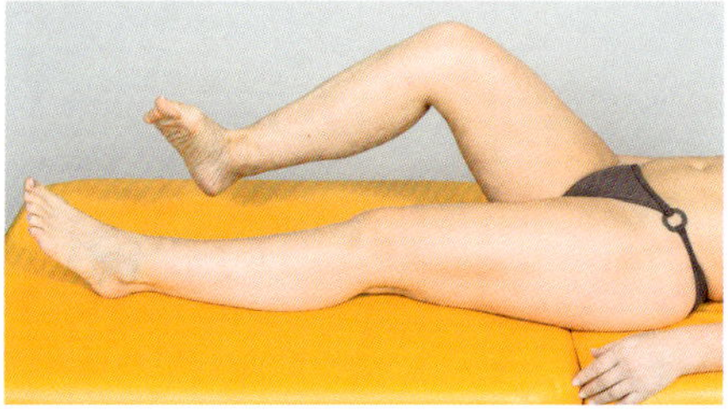

Abb. 13.12 Kniebewegung plus Supination

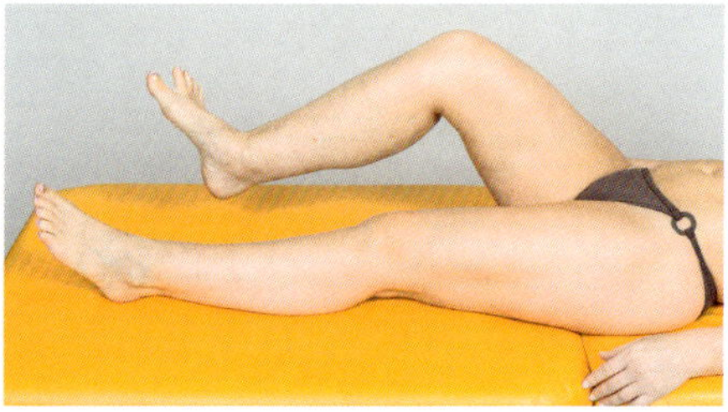

Abb. 13.13 Kniebewegung plus Pronation

- **Abduktion/Adduktion im Hüftgelenk**
  Durch Abduktion oder Adduktion im Hüftgelenk während der Bewegung können wir feststellen, ob die Ursache im Bereich des Oberschenkels medial oder lateral liegt. Durch Kombination mit Abduktion (s. Abb. 13.14) verlängern wir mehr die Adduktoren, durch Kombination mit Adduktion (s. Abb. 13.15) verlängern wir mehr die Abduktoren.

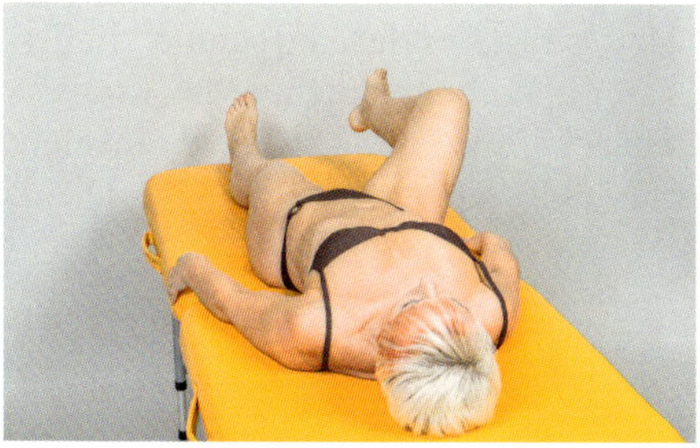

Abb. 13.14 Kniebewegung plus Abduktion der Hüfte

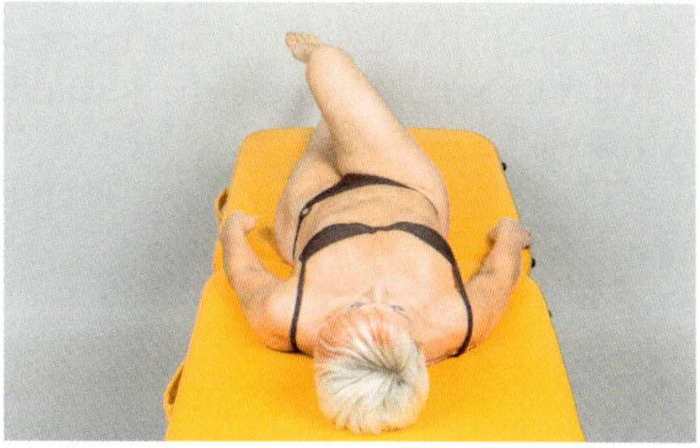

Abb. 13.15 Kniebewegung plus Adduktion der Hüfte

- **Seitlage**
  Ob die Verankerung durch die Bauchmuskeln gestört ist, können wir feststellen, indem wir den Patienten bitten, sich auf die betroffene Seite zu legen (s. Abb. 13.16). Wir unterlagern dabei den Kopf mit einem Kissen und das obere Bein auf einem Quader in gestreckter Stellung, damit der Patient entspannt liegt.

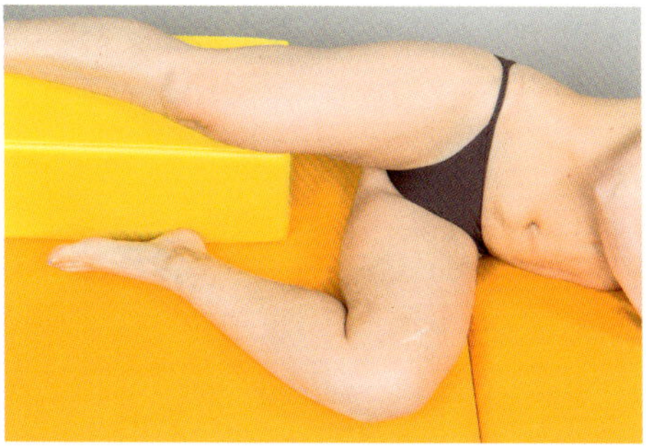

Abb. 13.16 Kniebewegung in Seitlage

Zieht der Patient in dieser Stellung sein unteres Knie zum Bauch hoch, muss das Beingewicht kaum verankert werden, da es quasi auf der Unterlage entlang rutscht. Spürt der Patient nun deutlich weniger oder keinen Schmerz mehr während der Bewegung, dann liegt ein Verankerungsproblem vor und wir sollten den Bauch genau abtasten und behandeln.

13.5 SCHMERZHAFTER BOGEN BEI KOPFBEWEGUNGEN

Auch bei Bewegungen des Kopfes kann es zu einem schmerzhaften Bogen kommen. Dann ist z. B. das Beugen und Strecken des Halses nicht endgradig schmerzhaft, sondern „unterwegs". Das gleiche Phänomen kann auch beim Drehen des Kopfes von rechts nach links auftreten. Selten liegt die Ursache für diese Schmerzen im Bereich der Halsmuskeln. Viel öfter liegt sie im Bereich des Rumpfes oder der Beine. Dies lässt sich durch Zusatztests abklären.

Zusatztests

- **Ausgangsstellung ändern (s. Kap. 5)**
  Durch Änderung der Ausgangsstellung, in der die Kopfbewegung ausgeführt wird, können wir die betroffene myofasziale Region einkreisen. Die Schwerkraft wirkt in Rückenlage, Bauchlage oder Sitz anders auf den Kopf ein. Wir analysieren die Bewegung in der Ausgangsstellung, in der der Schmerz am deutlichsten auftritt. Welche Funktionslinien werden im Moment des Schmerzes verlängert und welche müssen verankern?
- **Rumpfstellung**
  Wenn die Kopfbewegung im Sitz Schmerzen bereitet, können wir testen, ob der Schmerz stärker wird, wenn das Becken in gekippter (Extension der Wirbelsäule) oder aufgerichteter (Flexion der Wirbelsäule) Stellung steht. So können wir Rückschlüsse daraus ziehen, ob die Ursache im Bauch oder Rücken liegt. Wir lassen den Patienten am besten über Eck auf der Bank etwas erhöht sitzen, damit die Gesäßmuskeln bei der Beckenkippung weniger verlängert werden und den Test nicht verfälschen. Ob Hüftflexoren oder Hüftextensoren als Ursache in Frage kommen, können wir schon durch den Vergleich Sitz und Stand herausfinden (s. Kap. 5).
- **Abduktion/Adduktion der Hüftgelenke**
  Wir bitten den Patienten, die Beine weit gespreizt aufzustellen und dann erneut die Kopfbewegung auszuführen. Durch das Spreizen der Beine bringen wir die mediale Beinseite unter Verlängerung. Wird der Schmerz dadurch größer, behandeln wir im Bereich der Adduktoren. Wird der Schmerz geringer, liegt die Ursache eher auf der Außenseite von Becken und Bein.
- **Fußstellung**
  Ob die Ursache im Bereich der Fußmuskeln liegt, können wir durch Modifikation der Fußstellung herausfinden (s. Kap. 7.1).

13

Symptom: Druckschmerz

14

Manchmal zeigt sich ein Schmerz nicht in einer Bewegung oder Haltung, sondern nur als Druckschmerz. Das bedeutet, nur auf Druck schmerzt es an einer bestimmten Stelle. Egal welche Stelle des Körpers auf Druck schmerzt, für uns ist es wichtig zu unterscheiden, ob dort tatsächlich das Gewebe verletzt oder verklebt ist oder ob der Schmerz nur dorthin projiziert wird und die Ursache an anderer Stelle liegt. Ist der Druckschmerz also Behandlungspunkt oder Symptom? Ändert sich der Druckschmerz durch einen beliebigen Test oder eine Modifikation, ist das ein klares Zeichen dafür, dass es sich um ein Symptom handelt. In diesem Fall müssen wir durch weitere Tests herausfinden, wo die gestörten myofaszialen Regionen liegen, die den Druckschmerz verursachen. Liegt die Ursache tatsächlich an der Stelle, wo das Gewebe druckschmerzhaft ist, dann bleibt der Druckschmerz immer gleich, egal in welcher Ausgangsstellung oder bei welcher Modifikation. In diesem Fall behandeln wir die Verklebungen direkt an der Stelle des Druckschmerzes und können ihn so beheben. Druckschmerz begegnet uns z. B. an der Ferse, die nur durch den Druck des Körpergewichtes schmerzt oder am Epicondylus lateralis des Ellbogens, der auf Druck schmerzhaft ist. An diesen beiden Beispielen möchte ich die Vorgehensweise erläutern.

Tests

- **Genaue Lokalisation**
  Wir markieren zunächst den schmerzhaften Bereich mit einem Hautstift. Ist es der Ellbogen, so soll uns der Patient am besten selbst die schmerzhafte Stelle genau zeigen. Ist es die Ferse, so bringen wir den Patienten am besten in flache Rückenlage und tasten die Unterseite der Ferse genau ab, bis uns der Patient den schmerzhaftesten Punkt angibt. Bei den nachfolgenden Tests ist es am besten, der Patient fühlt selbst, ob sich der Druckschmerz ändert. Sonst kann es passieren, dass der Patient das Gefühl hat, wir drücken mal mehr und mal weniger. Beim Ellbogen drückt er selbst mit dem Finger auf die Stelle, an der Ferse ist das leider nicht immer möglich. Wenn wir Tests im Stand durchführen, kann der Patient selbst angeben, wie stark der Druckschmerz ist, weil er ja den Druck auf die Ferse selbst auslöst. Testen wir in Rückenlage, ist dies nicht möglich. Hier müssen wir die markierte Stelle prüfen.

- **Ausgangsstellung verändern**
  Bei Druckschmerz am Ellbogen schlage ich folgende Haltungen zum Vergleich vor: Stand, Sitz, Kontrapost und Rückenlage (s. Kap. 5). Der Patient sollte in jeder dieser Stellungen die Stärke des Druckschmerzes prüfen. Die Haltung, in der der Druckschmerz am deutlichsten ist, wird dann unsere Testhaltung. Aus dieser Haltung heraus führen wir alle weiteren Tests durch.

  Bei Fersenschmerz wählen wir Stand, Sitz oder Rückenlage, je nachdem wann der Schmerz am stärksten ist. Im Stand und Sitz kann der Patient selbst seine Ferse fest auf den Boden drücken. Gibt es einen Unterschied? Wenn ja, dann handelt es sich bei dem Druckschmerz um ein Symptom und nicht um lokale Verklebungen. In der Haltung, in der der Schmerz stärker ist, testen wir weiter und können die Rumpf- und Hüftstellung verändern und so der Ursache auf die Spur kommen.

- **Modifikation der Rumpfhaltung**
  - Flexion/Extension
    Wir lassen nun den Patienten in der jeweiligen Testhaltung zuerst den Bauch einziehen und sich rund machen und dann den Rücken durchstrecken. Das lässt sich in jeder Haltung realisieren. Beim Fersenschmerz könnten wir z. B. unseren Patienten hin und her gehen lassen, mit rundem Rücken in sich zusammengesunken und ganz aufrecht mit durchgedrücktem Rücken. In Rückenlage können wir auch gut die Stufenlage zum Vergleich heranziehen (s. Kap. 2.3.1).
  - Rotation
    Die Rotation des Rumpfes ist gut zu testen, wenn der Sitz die Testhaltung ist. Unser Patient prüft in der rotierten Stellung den Druckschmerz im Ellbogen bzw. in der Ferse.

Ich habe hier nur die wichtigsten Modifikationen beschrieben. Jeder bisher beschriebene Test kann hier zum Einsatz kommen (s. Kap. 5 – 9). Wir verwenden das gleiche Prinzip wie auch bei Schmerzen, die ohne Druck auftreten.

Merke

Grundsätzlich kann man jede verdächtige myofasziale Region unter Verlängerung bringen und dann die Druckschmerzhaftigkeit des P-Schmerzpunktes testen.

15 Schmerzhafter Gang

Manchmal tritt ein Schmerz ausschließlich beim Gehen auf. Dabei ist es egal, wo der Schmerz sitzt, ob in der Hüfte, im Rücken, im Knie oder im Fuß. Wichtig ist, dass wir uns die Phase des Gehens genau ansehen, in der der Schmerz auftritt. Grundsätzlich können wir den Gang in drei Phasen unterteilen, bei denen unterschiedliche Funktionslinien involviert sind. Durch bestimmte Tests können wir auch hier die Schmerzursache genauer ausfindig machen.

15.1 FERSENKONTAKT

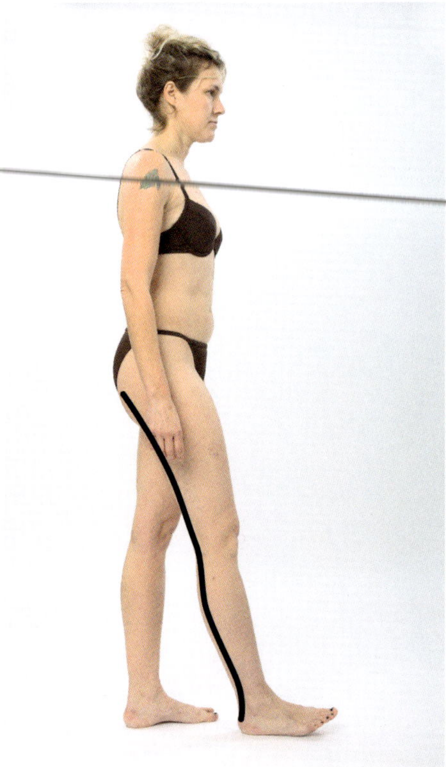

Abb. 15.1 Fersenkontakt mit Funktionslinien

Der Fuß berührt beim Schritt nach vorne zuerst mit der Ferse den Boden (s. Abb. 15.1). In diesem Moment wird von der Rückseite des Beines Länge gefordert. Durch die Gegenrotation im Rumpf setzt sich die verlängerte Funktionslinie weiter diagonal über den Rücken bis zur gegenüberliegenden Schulter fort.

15.2 GANZES GEWICHT AUF EINEM FUSS

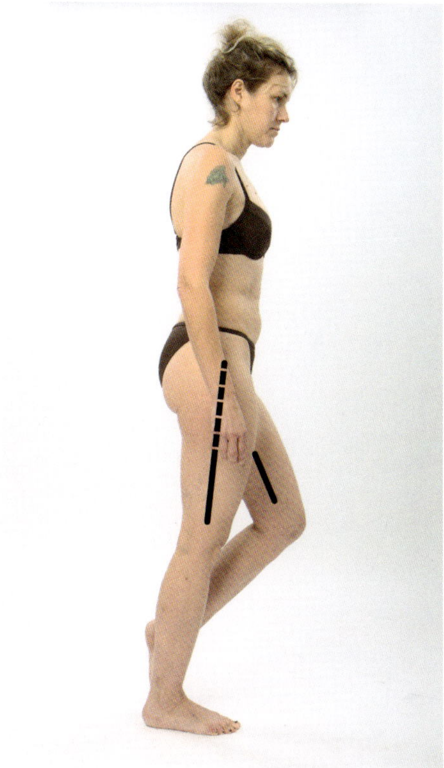

Abb. 15.2 Belastung ganzer Fuß mit Funktionslinie

In dieser Phase wird der ganze Fuß belastet. Das andere Bein befindet sich in der Luft (s. Abb. 15.2). Das Becken der Spielbeinseite sinkt ab, während das Spielbein durchschwingt. Dadurch wird nun auf der belasteten Seite (Standbein) die Funktionslinie verlängert, die auf der Außenseite von Becken und Oberschenkel verläuft. Durch das Neigen der Beinachse nach außen läuft die Funktionslinie dann weiter über die Innenseite von Unterschenkel und Fuß, so wie wir es bereits vom Kontrapost kennen (s. Kap. 5.5). Diese Funktionslinie muss sich nicht nur verlängern, sondern arbeitet zusätzlich als Verankerung für das Gewicht des Spielbeines. Das Absinken des Beckens verlangt natürlich auch eine Anpassung des Rumpfes, wobei hauptsächlich die Bauchmuskeln und die Adduktoren auf der Spielbeinseite nachgeben müssen.

Ein häufiger Hinkmechanismus, der als „Duchenne" bezeichnet wird, ist eine Seitneigung bzw. Translation des Oberkörpers über die Standbeinseite. Dies entlastet die verankernde Funktionslinie, weil der Oberkörper so als Gegengewicht zum Spielbein fungieren kann.

15.3 FERSENABLÖSUNG

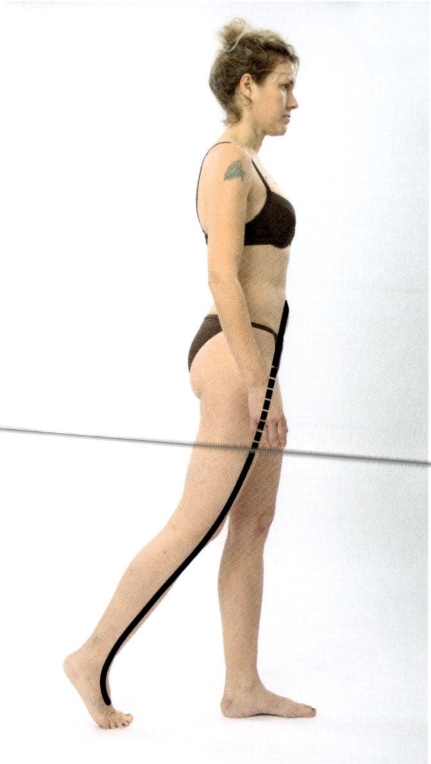

Abb. 15.3 Fersenablösung mit Funktionslinie

In dieser Phase des Gehens verläuft die verlängerte Funktionslinie ventral entlang des Beines (s. Abb. 15.3). Je höher die Ferse steht, desto mehr müssen sich die Muskeln ventral am Unterschenkel verlängern. Kurz bevor die Ferse abhebt, ist dagegen die Wade unter Verlängerung. Wir sollten also beobachten, wann genau der Schmerz entsteht. Durch die Streckung in der Hüfte werden die Hüftflexoren verlängert. Dies setzt sich durch die gegenläufige Rumpfrotation diagonal weiter fort über den Bauch bis zur gegenüberliegenden Schulter.

15.4 ARMSCHWUNG

Der Armschwung beim Gehen entsteht durch die Rumpfrotation. Je größer die Schritte sind, desto deutlicher wird auch der Armschwung. Die Arme sollten auf beiden Seiten gleich stark mitschwingen. Schwingt nur ein Arm beim Gehen, während der andere Arm steif am Körper gehalten wird, so deutet dies darauf hin, dass die Rotation im Rumpf gestört ist. Läuft der Patient nur in kleinen Schritten, deutet dies ebenfalls auf Störungen hin. In diesem Fall vermindern die kleinen Schritte im Rumpf die Rotation und den Armschwung. Das bedeutet, dass vor allem die schrägen Bauchmuskeln vor Verlängerung geschützt werden. Bei größeren Schritten wird der Schmerz in diesem Fall größer, denn dabei findet wieder mehr Rotation im Rumpf statt.

15.5 TESTMÖGLICHKEITEN

Um herauszufinden, in welchem Abschnitt der beteiligten myofaszialen Funktionslinien die Ursache für den schmerzhaften Gang liegt, können wir während des Gehens einige Änderungen der Körperhaltung ausprobieren. Dadurch lässt sich das betroffene Gebiet einkreisen. Am besten wir lassen den Patienten dabei barfuß hin und her gehen.

Zusatztests

- **Fußbelastung**
  Wir bitten den Patienten, beim Gehen mehr den großen Zeh zu belasten. Wird der Schmerz dadurch stärker? Oft können wir schon ohne diesen Test beobachten, dass der Großzeh kaum belastet wird, was die Belastung mehr auf die Außenseite des Fußes bringt. Dadurch werden die medialen Strukturen von Unterschenkel und Fuß angenähert, also vor Verlängerung geschützt. Wird der Schmerz (z. B. in der Hüfte) also bei Belastung des Großzehs stärker, behandeln wir dort.

  Umgekehrt können wir den Patienten auch bitten, die Seite des Kleinzehs mehr zu belasten. Hat das Einfluss auf den Schmerz? Wird er stärker, behandeln wir am Unterschenkel und Fuß lateral, wird er schwächer, behandeln wir medial.
- **Rumpfhaltung**
  Wie schon beim Fersenschmerz können wir auch hier testen, ob die Bauchmuskeln mit im Spiel sind. Läuft der Patient mit durchgestrecktem Rücken ganz aufrecht, dann wäre der Schmerz größer, läuft er zusammengesunken mit rundem Rücken, wäre der Schmerz geringer.
- **Kopfhaltung**
  Manchmal liegt das Problem auch bei den myofaszialen Strukturen des Halses. Das können wir leicht herausfinden, indem wir den Patienten zunächst mit gebeugtem Kopf mit Blick nach unten laufen lassen und dann mit Blick nach oben wie „Hans Guck-in-die-Luft“. Macht das einen Unterschied? Verstärkt letzteres den Schmerz, behandeln wir die ventralen Strukturen des Halses (M. sternocleidomastoideus, M. scalenus anterior und begleitende Faszien); verstärkt das „nach unten Schauen“ den Schmerz, sollten wir die Nackenmuskeln untersuchen.

Schmerzen beim Treppensteigen

16

Ist das Treppensteigen schmerzhaft, ist es sinnvoll, genau zu beobachten, in welchem Moment des Bewegungsablaufes der Schmerz auftritt. Wo der Schmerz auftritt, ist wie immer zweitrangig. Zunächst fragen wir den Patienten, ob sich der Schmerz eher beim treppauf Gehen oder beim treppab Gehen zeigt. Der Bewegungsablauf ist zwar ähnlich, aber es gibt doch Unterschiede bezüglich der involvierten Funktionslinien, die wir berücksichtigen sollten.

16.1 TREPPAUF

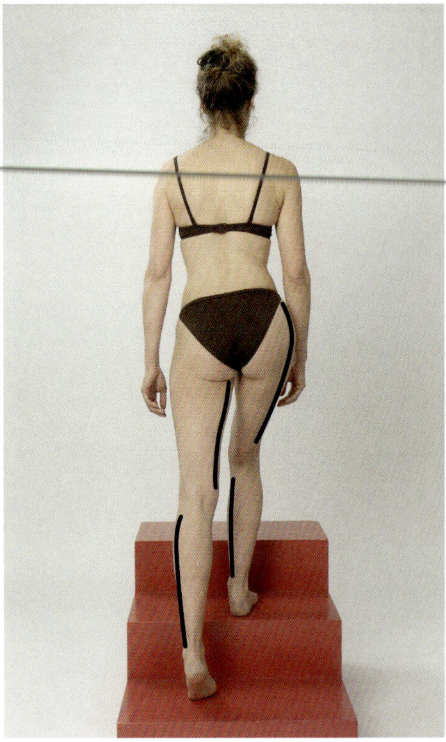

Abb. 16.1 Treppauf mit Funktionslinie

Beim treppauf Gehen (s. Abb. 16.1) tritt der Schmerz meist im Moment der Gewichtsübertragung auf das obere Bein auf und verschwindet mit zunehmender Streckung dieses Beines.

16.1.1 Ursache Fußmuskeln

Im Moment der Schmerzentstehung verläuft die verlängerte Funktionslinie am oberen Bein von der Fußsohle über die Wade. Patienten, die in diesem Abschnitt Verklebungen im Gewebe haben, vermeiden es, das Knie und den Oberkörper weit nach vorn über den Fuß zu schieben, um die Dorsalextension im Sprunggelenk nicht weiter zu verstärken. Sie stoßen sich beim treppauf Gehen lieber mit dem unteren Bein ab und kommen so mit Schwung die Stufe hoch.

16.1.2 Ursache Oberschenkel und Gesäß

In Kniehöhe wechselt die Funktionslinie nach ventral auf den Oberschenkel und in Höhe des Hüftgelenkes wieder nach dorsal zum Gesäß. Auch in diesen Abschnitten könnte die Ursache liegen. Das kommt aber nur in Frage, wenn der Schmerz ganz am Anfang der Bewegung bei der Gewichtsübernahme und dem Vorverlagern des Körpers auftritt. In diesem Moment erreichen wir die maximale Verlängerung dieser Funktionslinie.

16.1.3 Ursache Oberschenkel lateral/medial

Sehr häufig haben wir es aber beim Treppensteigen mit einem schmerzhaften Bogen zu tun, und zwar dann, wenn der Schmerz nicht am Beginn oder Ende der Bewegung auftritt, sondern im Verlauf. In diesem Fall sind die seitlichen myofaszialen Strukturen des oberen Beines verdächtig (s. Kap. 13).

16.1.4 Ursache unteres Bein

In dem Moment, indem der untere Fuß den Boden verlässt, hängt sich das Beingewicht an den Rumpf. Oftmals ist es dieses „Hängenlassen" des Spielbeines, was der Organismus vermeiden will, denn es bedeutet Zug auf das myofasziale Gewebe. Betroffen sind z. B. die Adduktoren des unteren Beines, weil das Becken dieser Seite absinkt und die Adduktoren dadurch unter Verlängerung kommen. Diese Funktionlinie setzt sich weiter bis zum Fuß fort. Je nach Fußstellung des unteren Beines, kann sich der Schmerz verändern. Auch der M. iliopsoas und die Bauchmuskeln dieser Seite werden verlängert durch die Streckstellung im Hüftgelenk und die Lateralflexion der Wirbelsäule, die damit einhergeht.

16.2 TREPPAB

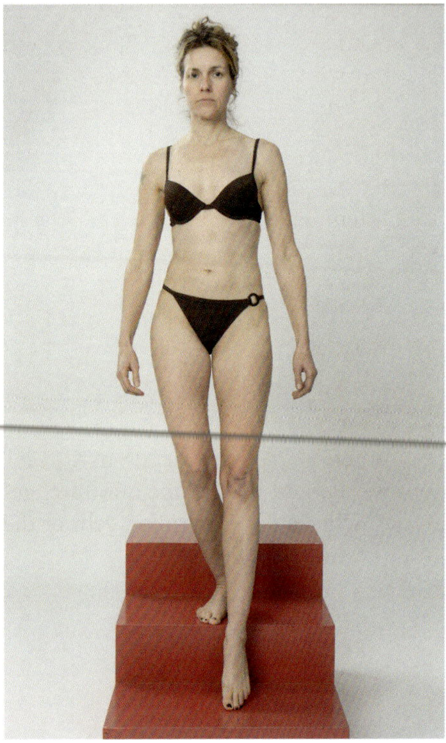

Abb. 16.2 Treppab

Beim treppab Gehen (s. Abb. 16.2) tritt der Schmerz meist dann auf, wenn das Bein gebeugt auf der oberen Stufe steht, kurz vor dem Aufsetzen des anderen Beines auf der unteren Stufe.

Im Prinzip werden die gleichen Funktionslinien wie beim treppauf Gehen verlängert, allerdings müssen sie jetzt noch exzentrisch arbeiten. Ein weiterer Unterschied besteht in der Rumpfhaltung. Beim treppab Gehen wird der Oberkörper nicht vorverlagert wie treppauf, sondern eher zurückverlagert. Dadurch wird von der ventralen Rumpfmuskulatur beim treppab Gehen noch stärker Verlängerung gefordert.

16.3 TESTMÖGLICHKEITEN

Um herauszufinden, wo der betroffene myofasziale Abschnitt liegt, gibt es Zusatztests, die wir sowohl beim treppauf Gehen als auch beim treppab Gehen anwenden können.

- **Fußbelastung**
  Dieser Test ist der gleiche, wie ich ihn schon im Kapitel über den Gang beschrieben habe (s. Kap. 15). Wir bitten den Patienten, beim Treppengehen mehr den großen Zeh zu belasten. Das entspricht einer vermehrten Pronation im Fußgelenk. Dadurch werden die medialen Strukturen von Unterschenkel und Fuß stärker verlängert. Wird der Schmerz dadurch stärker, behandeln wir dort. Umgekehrt können wir den Patienten auch bitten, die Außenkante mehr zu belasten. Das entspricht einer vermehrten Supination im Fußgelenk. Wird der Schmerz stärker, behandeln wir am Unterschenkel und Fuß lateral, wird er schwächer, behandeln wir medial.

- **Abduktion/Adduktion im Hüftgelenk**
  Wir lassen den Patienten mit nach innen gestelltem Knie (Adduktion) die Treppe gehen. Dadurch verlängern wir die myofaszialen Strukturen im Gesäß und auf der lateralen Seite des Oberschenkels. Wird der Schmerz dabei stärker, behandeln wir dort. Umgekehrt können wir den Patienten auch bitten, das Bein nach außen gerichtet (Abduktion) aufzustellen. Dadurch verlängern wir die mediale Seite des Oberschenkels. Wird der Schmerz dabei größer, behandeln wir die Adduktoren.

- **Extension/Flexion im Rumpf**
  Wie schon bei anderen Bewegungsabläufen, können wir auch testen, ob die Bauchmuskeln als Ursache in Frage kommen. Geht der Patient die Treppe mit durchgestrecktem Rücken und ganz aufrecht, wäre der Schmerz dann größer, geht er die Treppe zusammengesunken mit rundem Rücken, wäre der Schmerz geringer.

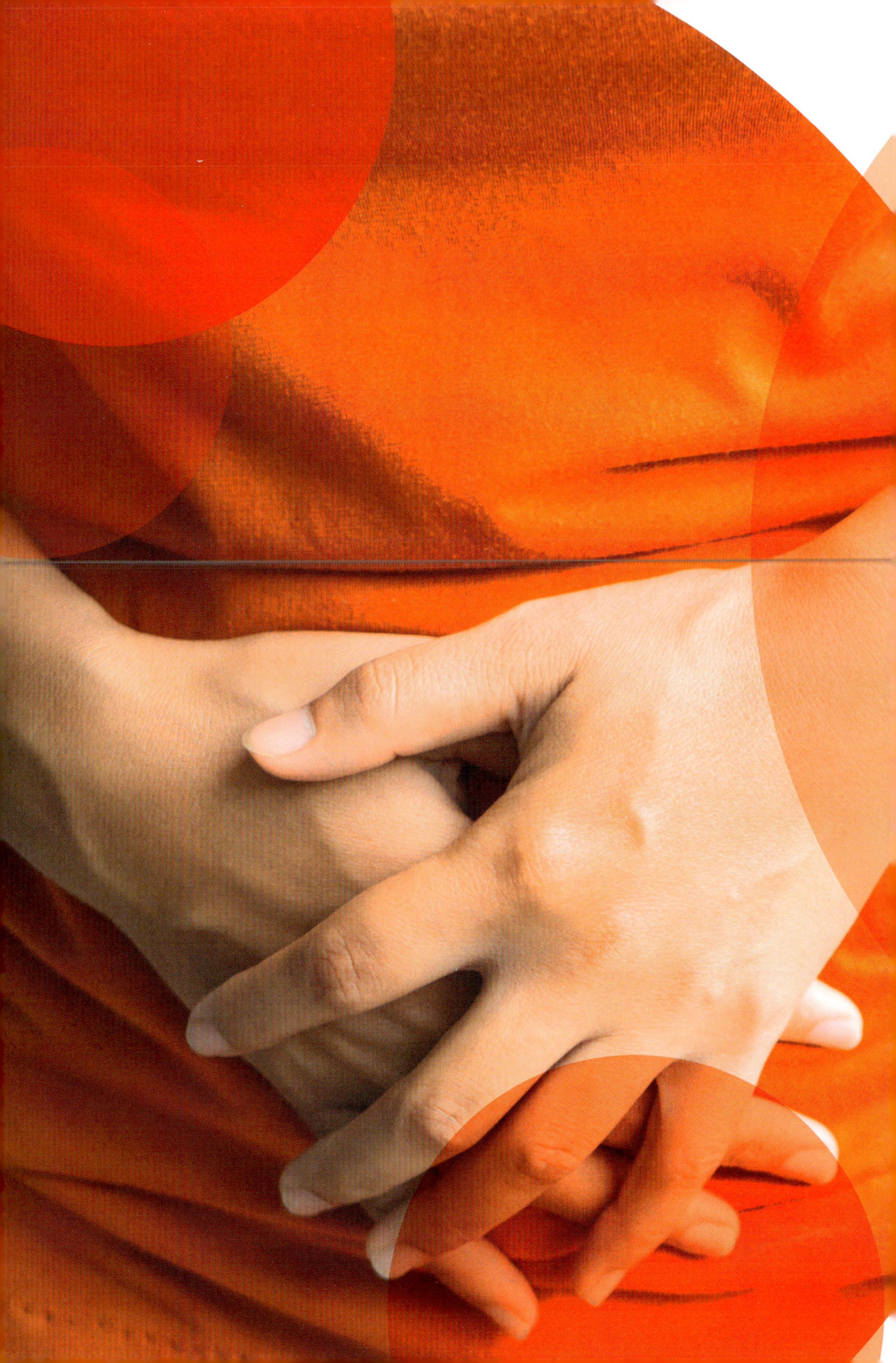

Teil 3 Spezielle Diagnosen

17 Arthrose

Arthrose ist eine sehr häufige Diagnose im Zusammenhang mit Schmerzen und wird auch oft für ihn verantwortlich gemacht. In diesem Kapitel schildere ich meine alternative Sichtweise zum Phänomen Arthrose und deren Behandlung.

17.1 ENTSTEHUNG

Die meisten Menschen, die eine Arthrose haben, stellen sich vor, dass ihre Gelenke abgenutzt sind, ähnlich wie die Bremsbeläge beim Auto mit der Zeit verschleißen. Es ist aber keineswegs so, dass der Knorpel nach und nach „abgerieben" wird. Die Schmierung durch die Gelenkflüssigkeit ist so perfekt, dass es auch im hohen Alter nicht zu einem Verschleiß durch Reibung kommt [2]. Auch der Gelenkknorpel selbst zeigt keine nennenswerten Alterserscheinungen. Er erneuert sich ja ständig selbst von innen nach außen. Trotzdem kommt es bei Arthrose zu Schäden am Gelenkknorpel. Diese Schäden findet man nicht über die gesamte Knorpeloberfläche verteilt, sondern an lokal begrenzten Stellen. Interessant dabei ist, dass die Arthrose fast immer an den Bereichen des Knorpels beginnt, die nur geringer Belastung ausgesetzt sind.

Wenn Arthrose also nicht durch Reibung oder Belastung verursacht wird, wodurch dann?

17.1.1 Mangelernährung

Bei der Entstehung von Arthrose ist die Ernährung des Knorpels entscheidend. Wenn sie gestört ist, ist er seinen Aufgaben nicht mehr optimal gewachsen und erleidet Schaden. Kenntnisse über die Ernährung des Knorpels sind daher nötig, um die Störungsmechanismen zu verstehen. Knorpelgewebe enthält weder Blut- noch Lymphgefäße. Dennoch müssen Nährstoffe zu den Knorpelzellen gelangen und Abbauprodukte abtransportiert werden. Dies geschieht durch Diffusion sowie über einen Pumpmechanismus. Die Gelenkinnenhaut (innere Schicht der Gelenkkapsel) ist gut durchblutet. Sie produziert die Gelenkflüssigkeit (Synovia), die alle Nährstoffe enthält, die der Knorpel braucht. Sie wird in den Gelenkspalt abgegeben und durch die Bewegungen der Gelenke gleichmäßig über den gesamten Gelenkknorpel verteilt. Hier können die Nährstoffe durch Diffusion zu den Knorpelzellen gelangen bzw. die Abbauprodukte der Knorpelzellen in die Gelenkflüssigkeit. Dieser Vorgang wird wesentlich durch einen Pumpmechanismus unterstützt. Durch den Wechsel von Druck und Entlastung auf den Gelenkknorpel beim Bewegen, wird der Knorpel wie ein Schwamm ausgedrückt und danach wieder vollgesaugt. Er kann also Abbauprodukte abgeben, wenn er Druck bekommt, und Nährstoffe aufnehmen, wenn er Entlastung erfährt. Daraus wird deutlich, dass sowohl Dauerdruck als auch Dauerentlastung zu Ernährungsstörungen des Knorpels führen.

In einem Gelenk berühren sich immer nur zwei kleine Areale der Gelenkflächen, denn Gelenkflächen sind niemals kongruent. Dadurch wirkt sich der Pumpmechanismus jeweils nur an diesen Arealen aus. Um aber den Gelenkknorpel gesund zu erhalten, ist der Wechsel von Druck und Entlastung an jedem Punkt des Gelenkknorpels nötig. Das bedeutet, die Gelenke müssen in alle Richtungen so weit wie möglich bewegt werden, damit alle Gebiete des Knorpels einem Druck ausgesetzt werden. Diese Forderung wird jedoch heutzutage selten voll erfüllt. Die meisten von uns sitzen zu viel oder haben eine andere einseitige Tätigkeit. Viele Bewegungen, die in unseren Gelenken theoretisch möglich sind, nutzen wir im Alltag nie. So geschieht es, dass einige Areale unserer Gelenkknorpel viel zu selten den Wechsel von Druck und Entlastung erfahren. Dadurch entwickelt sich eine Mangelernährung und nach und nach eine Arthrose im Gelenk.

17.1.2 Störungen im myofaszialen System

Eine weitere Ursache für die Entstehung von Arthrose sind Störungen im myofaszialen System. Verklebungen im myofaszialen Gewebe vermindern die Anpassungsfähigkeit des myofaszialen Systems. Der Organismus versucht Zug auf solche verklebten Strukturen zu vermeiden, indem er von der normalen Bewegungsbahn bei Gelenkbewegungen abweicht. Das wiederum führt zu erhöhten Scherkräften auf den Knorpel. Scherkräfte sind eine Kombination aus Druck und Schub und besonders schädlich für den Knorpel. Normalerweise gleiten die Knorpelschichten der beiden Gelenkflächen mit Hilfe des Flüssigkeitsfilmes aus Synovia übereinander. Entstehen Scherkräfte, wird die Synovia verdrängt und der Knorpel wird eingedrückt.

17.2 ARTHROSESCHMERZEN

Wenn wir von Arthroseschmerzen sprechen, gehen wir meist davon aus, dass es der geschädigte Gelenkknorpel ist, der den Schmerz verursacht. Bei einer myofaszial bedingten Arthrose wird der Schmerz aber in das Gelenk projiziert, damit wir bestimmte Bewegungen vermeiden, die das myofasziale Gewebe weiter schädigen würden. In diesem Fall ist die Arthrose in erster Linie ein Symptom und nicht die Ursache. Nicht der Knorpelschaden verursacht Schmerzen, sondern das gestörte myofasziale Gewebe. Das erklärt auch das oft beobachtete Phänomen, dass die Knorpelschäden auf dem Röntgenbild nicht in Relation zu den Schmerzen stehen. Wir kennen Patienten mit schweren Knorpelschäden, die relativ wenig Schmerzen haben, und Patienten mit geringen Knorpelschäden mit starken Schmerzen. Arthroseschmerzen sind eben nicht vom Grad des Knorpelschadens abhängig, sondern von der Menge des erkrankten myofaszialen Gewebes. Jede Bewegung, die eine zu hohe Belastung für die betroffene myofasziale Region bedeutet, wird schmerzhaft und zwar dort, wo die Bewegung stattfindet: im Gelenk. Der Schmerz ist ein Schutzmechanismus, der weitere Schäden am erkrankten myofaszialen Gewebe verhindern soll.

17.3 ARTHROSEBEHANDLUNG

Aus den oben beschriebenen Zusammenhängen ergibt es sich, wo wir mit der Behandlung ansetzen sollten.

- Das gestörte myofasziale Gewebe innerhalb des myofaszialen Systems muss gefunden, Verklebungen müssen aufgelöst werden. Hierzu lassen sich die in Kapitel vier bis neun beschriebenen Tests wie gewohnt anwenden.
- Die Beweglichkeit der Gelenke muss wiederhergestellt werden.
- Es müssen Ausgleichsübungen gefunden werden, die genau die Bewegungen beinhalten, die im Alltag des Patienten nicht vorkommen, um die Ernährung des Knorpels zu gewährleisten.

Wenn das geschehen ist, kann sich auch der Gelenkknorpel wieder erholen, und die Arthrose kommt zum Stillstand.

17.4 ÜBUNGEN ZUR FÖRDERUNG DER KNORPELERNÄHRUNG

Für eine gesunde Ernährung braucht der Gelenkknorpel den Wechsel von Druck und Entlastung an allen Punkten der Gelenkfläche. Dazu sollen die folgenden Übungen dienen.

17.4.1 Kopfkreis

Um möglichst alle Bewegungsmöglichkeiten der Halswirbelsäule auszuschöpfen und damit die Ernährung des Gelenkknorpels der kleinen Wirbelgelenke zu verbessern, bietet sich das Kopfkreisen in Zeitlupe an.

Die Ausgangsstellung ist der aufrechte Sitz. Wir beginnen mit der Flexion und kreisen dann ganz langsam und so weit wie möglich einige Male rechts herum und links herum, während wir entspannt weiter atmen und auch den Schultergürtel bewusst loslassen.

17.4.2 Zwei-Stufen-Treppe

Diese Übung eignet sich hervorragend, um Knieschmerzen vorzubeugen oder die Schmerzfreiheit nach der Therapie zu erhalten.

Wir gehen treppauf und nehmen zwei Stufen auf einmal (s. Abb. 17.1). Wichtig ist, dass wir keinen Schwung holen, sondern die Bewegung langsam in Zeitlupe machen. Der Gelenkknorpel wird in der Belastungsphase regelrecht „ausgewalkt", gibt also Stoffwechselprodukte ab. In der Entlastungsphase kann er sich wieder vollsaugen und nimmt Nährstoffe auf. So wird die Ernährung des Gelenkknorpels gefördert.

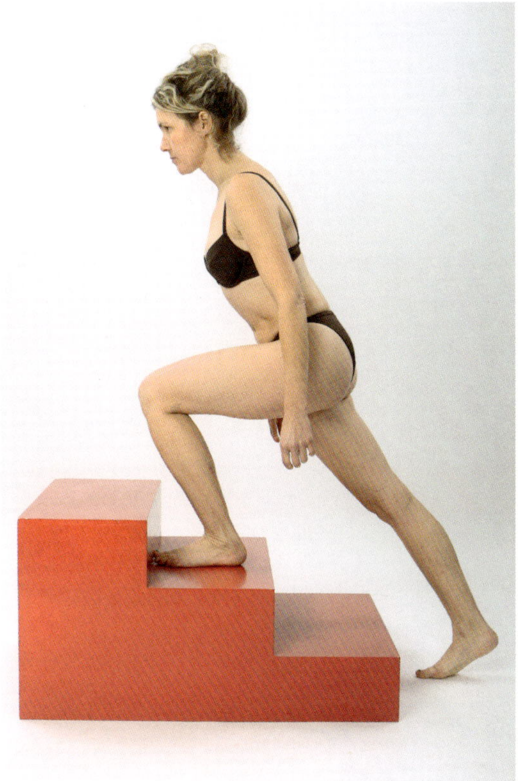

Abb. 17.1 Zwei-Stufen-Treppe

17.4.3 Kniebeugen

Kniebeugen helfen, die Beweglichkeit in Hüft- und Kniegelenken zu erhalten und unterstützen die Knorpelernährung.

Wir gehen aus dem aufrechten Stand langsam in die Hocke, wobei sich die Fersen vom Boden lösen. Die Arme können wir zur Unterstützung des Gleichgewichts waagerecht nach vorne strecken (s. Abb. 17.2). Wir entspannen einmal kurz in der Hocke und kommen dann langsam wieder in den Stand zurück. Die Anzahl der Wiederholungen richtet sich nach dem Trainingszustand.

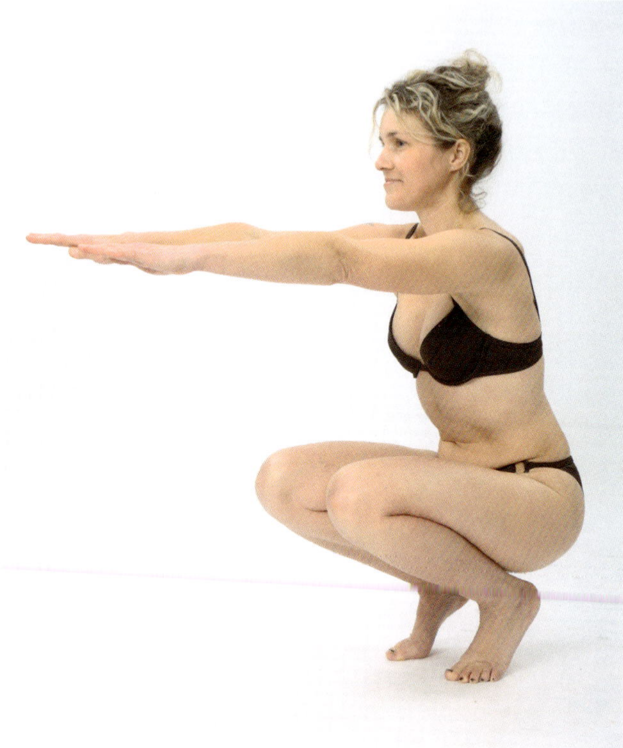

Abb. 17.2 Kniebeugen

Merke

Es dürfen keine Schmerzen bei den Übungen auftreten. In diesem Fall müssen wir erst die entsprechende myofasziale Region behandeln.

17

Internistische Probleme

18

Das myofasziale System hat nicht nur Einfluss auf unseren Bewegungsapparat, sondern auch auf unsere Organe. In diesem Kapitel erläutere ich einige internistische Probleme, die durch myofasziale Störungen entstehen können. Dabei erhebe ich aufgrund des weitreichenden Einflusses des myofaszialen Systems keinen Anspruch auf Vollständigkeit. In der Praxis können uns verschiedenste Beschwerden begegnen, die wir auf myofasziale Ursachen untersuchen können.

18.1 SODBRENNEN

Sodbrennen entsteht bei einem sogenannten Reflux. Magensäure steigt in die Speiseröhre hoch, weil der Schließmuskel zwischen Speiseröhre und Mageneingang nicht richtig schließt. Manchmal ist das Symptom dabei nicht Sodbrennen, sondern chronischer trockener Reizhusten oder ständiges Räuspern. Bei einer Magenspiegelung erkennt der Arzt diese Insuffizienz des Schließmuskels. Die Behandlung besteht dann meistens in der Gabe von Medikamenten, die die Säureproduktion reduzieren, sogenannten Säureblockern. Das ist eine rein symptomatische Behandlung und ändert nichts an der Schließfähigkeit des Mageneingangs. Es könnten aber myofasziale Ursachen vorhanden sein, die den Schließmuskel beeinträchtigen.

Wie schon in Kapitel 8.3 beschrieben, können Verziehungen in der Zwerchfellkuppel den Schließmuskel beeinträchtigen. Dort wo die Speiseröhre durch das Zwerchfell hindurch zum Magen verläuft, befindet sich der Schließmuskel, der verhindern soll, dass Magensäure in die Speiseröhre gelangt. Dieser Bereich entspricht der Zwerchfellkuppel, einer Sehnenplatte mit Durchtrittsstellen für Speiseröhre und Gefäße. Die Muskelfasern des Zwerchfells steigen von den Rippenbögen zum höchsten Punkt der Kuppel auf und strahlen dort in die Sehnenplatte ein. Wenn es an einer Stelle Verklebungen im myofaszialen Gewebe des Zwerchfells gibt, steigt diese Sehnenplatte beim Ausatmen nicht gleichmäßig hoch, sondern wird zu einer Seite verzogen, weil sich die verklebte Stelle nicht ausreichend verlängern kann. Das kann dazu führen, dass es keinen vollkommenen Verschluss zwischen Magen und Speiseröhre gibt.

Der gleiche Effekt kann auch aus einiger Entfernung ausgelöst werden, wenn zum Beispiel durch Vernarbungen im Bauchraum die Bauchmuskeln und Faszien in ihrer Verlängerbarkeit gestört sind. Sie haben über den M. transversus abdominis eine direkte Verbindung zum Zwerchfell und können somit auch die gleichmäßige Ausweitung der Zwerchfellkuppel behindern.

18.2 ATEMEINSCHRÄNKUNG

Viele Atemwegserkrankungen gehen mit einer erschwerten Atmung einher. Entweder ist die Ein- oder die Ausatmung behindert oder beides. Auch nach Operationen am

Herzen (z.B. Bypass) kommt es oft zu einer Einschränkung der Atmung, weil es zu Verklebungen im Mediastinum und im Narbenbereich am Brustbein kommt. Der Brustkorb wird in seiner Beweglichkeit oft erheblich eingeschränkt und viele Patienten atmen nur noch in den Bauch ohne Mitbewegung des Brustkorbes. Hier kann es sehr hilfreich sein, die myofaszialen Strukturen zu lösen, die das Heben oder Senken des Brustkorbs beeinträchtigen.

Zunächst sollten wir alle Narben im Bereich von Brustkorb und Bauch lösen (s. Kap. 11). Daraufhin untersuchen wir, ob die Muskelansätze der Bauchmuskeln frei von Verklebungen sind: Symphyse, Beckenkamm und Rippenbogen. Auch die Ansätze des Zwerchfells an der Innenseite des Rippenbogens sind wichtig. Außerdem ist natürlich das gesamte myofasziale Gewebe über dem Thorax von Bedeutung. Wir tasten am besten alle Rippen, Zwischenrippenräume, das Brustbein und die Strukturen über den Sternokostalgelenken ab und lösen die Verklebungen, die wir dort finden. Dadurch erreichen wir eine unglaubliche Erleichterung und Wohltat für Patienten mit Atembeschwerden, weil die Atmung viel freier wird.

18.3 PERIODENSCHMERZ

Starke Schmerzen bei der Periode werden meistens nur mit Schmerzmitteln behandelt. Dabei müssen sich Frauen mit diesem Zustand keineswegs abfinden. Sehr häufig sind Verspannungen und Verklebungen im Bauchraum und Beckenboden die Ursache. Durch das Lösen dieser Regionen kann der Periodenschmerz erheblich gemindert werden.

Außerdem sorgen wir schon prophylaktisch dafür, dass eine mögliche spätere Geburt nicht so schwierig wird. Wenn der Beckenboden und die myofaszialen Strukturen im kleinen Becken locker und verlängerungsfähig sind, dann geht auch der Muttermund bei der Geburt viel schneller auf und man erspart sich stundenlanges Leiden.

18.4 VERSTOPFUNG

Verstopfung kann viele Ursachen haben. Ist von Seiten des Arztes alles abgeklärt, die Ernährung ausgewogen und die Flüssigkeitszufuhr ausreichend, dann ist ein Blick auf das myofasziale System sinnvoll. Nur wenn sich die Dünndarmschlingen frei im Bauchraum bewegen können, kann der Weitertransport des Darminhaltes gut funktionieren. Der Dünndarm ist über Bindegewebe mit der Innenseite der Wirbelsäule verbunden. Ansonsten liegt er frei beweglich im Bauchraum. Durch vergangene Entzündungen der Darmwand kann es zu Verklebungen zwischen Darmschlingen kommen, die nahe beieinanderliegen. Das behindert ihre Beweglichkeit. Auch vergangene Bauchoperationen hinterlassen oft Verklebungen zwischen den Darmschlingen oder auch zwischen den Darmschlingen und anderen Organen. Um diese zu lösen, müssen wir den ganzen Bauchraum in allen Schichten abtasten. Zunächst untersuchen wir die Bauchmuskeln mit den dazwischenliegenden Faszien. Dabei ist es wichtig zu prüfen, ob wir an allen Stellen des Bauches bis weit in die Tiefe tasten können. Das sollte möglich sein, wenn wir es ganz langsam tun, um keine Abwehrspannung auszulösen. Bei einem weichen Bauch, der frei von Verklebungen ist, ist es kein Problem, an jeder Stelle bis weit in die Tiefe zu palpieren. Bei schlanken Patienten erreichen wir dabei problemlos die Innenseite der Wirbelsäule. Wichtig ist, dass wir es sanft und langsam tun und bei auftretenden Schmerzen nicht tiefer gehen. Haben wir den gesamten Bauch so abgetastet, lösen wir zunächst die Stelle, die am meisten Verspannung und Schmerz aufweist, bis wir auch dort ohne Schmerz in die Tiefe gehen können. So arbeiten wir uns langsam durch den ganzen Bauch. Oft braucht es mehrere Sitzungen, bis wir alle Schichten im Bauch gelöst haben. Das Ergebnis wird sich aber sicher positiv auf die Verstopfung auswirken.

18.5 INKONTINENZ

Inkontinenz der Blase ist bei Frauen ein weit verbreitetes Problem. Bei Männern tritt es meist nach einer Operation der Prostata auf. In beiden Fällen kann es die Lebensqualität erheblich beeinträchtigen. Als Lösung wird ein intensives Beckenbodentraining empfohlen. Das hat sicher seine Berechtigung, aber dabei wird der Focus ausschließlich auf die mangelnde Kraft des Beckenbodens gerichtet. Was ist mit Verklebungen und Verspannungen im Beckenboden, die seine Verlängerungsfähigkeit stören? Auch myofasziale Verklebungen im Bauch- und Hüftbereich können sich auf die Kontinenz auswirken. Diese myofaszialen Regionen können wiederum von weiter entfernt liegenden Störungen beeinträchtigt werden.

Wie auch schon in Kapitel 8.2 beschrieben, können solche Störungen den Beckenboden „verziehen“ und so den unwillkürlichen inneren Schließmuskel der Blase behindern. Um herauszufinden, wo eine Störung im myofaszialen System liegen könnte, stellen wir verschiedene wichtige Fragen. Zunächst ist es wichtig, bei der Anamnese nach Operationsnarben im Bauch- und Beckenbodenbereich zu fragen. Diese müssen auf jeden Fall überprüft werden. Natürlich ist auch die Frage von Bedeutung, wann die Inkontinenz zum ersten Mal auftrat. So können wir Ereignisse, die davor stattfanden, eventuell mit der Inkontinenz in Zusammenhang bringen. Diese Ereignisse, wie z. B. Unfälle oder Operationen, müssen nicht kurz vor dem Auftreten der Inkontinenz stattgefunden haben. Es dauert manchmal ein Jahr, bis sich solche Ereignisse auswirken. Ist der Patient z. B. umgeknickt und hat sich eine Distorsion im Fuß zugezogen, sollten wir unbedingt den Fuß genau untersuchen. Wie schon in Kapitel 8 beschrieben, haben auch die Fußmuskeln Verbindung mit dem Beckenboden.

Eine weitere Frage wäre, ob der Urinverlust speziell beim Hüpfen, Niesen oder Husten auftritt. Dabei kommt es zur ruckartigen Ausdehnung des Beckenbodens. Nur wenn er diesem Druck von innen nach außen entspannt nachgeben kann, wird der

Urin gehalten. Inkontinenz beim Husten und Niesen spricht also für eine Störung direkt im Beckenboden. Inkontinenz beim Hüpfen spricht auch noch für eine Beteiligung der Fußflexoren, die beim Hüpfen abfedern müssen.

Wir fragen den Patienten auch, ob das Problem nur bei voller Blase besteht oder auch schon bei nur leichter Füllung. Eine volle Blase verlangt Raum im kleinen Becken. Andere Organe, wie Gebärmutter und Darm, müssen zur Seite gleiten. Hier könnte das Problem im myofaszialen Gewebe des Unterbauches liegen. Auch ein verspanntes Zwerchfell, das die Bauchorgane ständig nach unten schiebt, kann die Ursache sein. Besteht die Inkontinenz aber ganz unabhängig vom Füllungszustand, liegt die Ursache eher im Beckenboden oder noch weiter kaudal.

18.6 EREKTIONSSTÖRUNGEN

Erektionsstörungen können vielfältige Ursachen haben. Die Ursache kann im Gefäßsystem liegen, wie z. B. bei Arteriosklerose, die die Durchblutung behindert. Auch vermehrter Stress und Leistungsdruck können das Problem sein. Eine genaue ärztliche Untersuchung ist auf jeden Fall sinnvoll, um neurologische oder gefäßbedingte Ursachen aufzuspüren. Finden wir hier keine einleuchtende Erklärung, ist ein genauerer Blick auf das myofasziale System angezeigt. Wichtig ist, zunächst einmal einzuordnen, wie sich das Problem genau darstellt. Dabei kommen wir nicht darum herum, ein intimes Gespräch offen zu führen. Es gilt zu klären, ob die Erektionsstörung grundsätzlich und situationsunabhängig auftritt, oder beispielsweise nur beim Geschlechtsverkehr. In diesem Fall spielen wahrscheinlich psychologische oder Beziehungsfaktoren eine Rolle. Ist die Erektionsfähigkeit grundsätzlich gestört, kommt eher ein Gefäßproblem oder eine myofasziale Verspannung in Frage. Dabei ist es besonders wichtig zu klären, ob es früher Operationen im Bauchraum gegeben hat, z. B. eine Blindarm-, Gallen- oder Prostataoperation. Auch Unfälle können sich Jahre später auswirken, denn dabei können Verklebungen im myofaszialen System entstehen, die wiederum das kleine Becken mit den Geschlechtsorganen beeinflussen. Das manuelle Lösen solcher Verklebungen zeigt sehr schnell, ob die Erektionsfähigkeit damit positiv beeinflusst wird.

19 Weitere Diagnosen

19.1 MIGRÄNE

Migräne ist oft nicht so leicht zu beherrschen. Bei diesem Schmerz können wir normalerweise nicht testen, wann der Schmerz mehr oder weniger wird. Bei akuter Migräne kommen unsere Patienten bestimmt nicht in die Praxis, sondern liegen still in einem abgedunkelten Zimmer. Trotzdem ist es sinnvoll, nach myofaszialen Ursachen zu forschen, denn die Migräne besteht ja nicht von Geburt an. Es könnte einen Auslöser geben, der das myofasziale System so durcheinandergebracht hat, dass die Migräne entstanden ist. Daher ist es erst einmal wichtig festzustellen, in welchem Alter die Migräne zum ersten Mal auftrat. Alles was davor passiert ist, kommt als Ursache in Frage. Alle Stürze, Unfälle oder Operationen sollten wir bedenken. Häufig beginnt die Migräne im Kindes- oder Jugendalter. Dann müssen unsere Patienten oft erst einmal genau überlegen, was in dieser Zeit in ihrem Leben passiert ist. Letztlich ist es dieses Aufspüren der betroffenen myofaszialen Region, die vor der Entstehung der Migräne verletzt wurde, das uns weiterbringt.

19.2 KARPALTUNNELSYNDROM

Beim Karpaltunnelsyndrom begegnen uns folgende Symptome: Kribbeln in den Fingern, Einschlafen der Finger, Schmerzen beim Benutzen der Hand oder Ruheschmerz. Diese Beschwerden werden einer Verengung des Karpaltunnels zugeschrieben, wodurch der dort verlaufende Nervus medianus komprimiert wird. Als Karpaltunnel bezeichnet man einen Kanal, der von den Handwurzelknochen und einem darüber gespannten Band, dem Retinaculum flexorum, gebildet wird. Der Neurologe misst in solchen Fällen die Nervenleitgeschwindigkeit. Ist diese erheblich gemindert, wird häufig operiert. In den meisten Fällen sind danach die Beschwerden deutlich geringer oder verschwunden. Das Problem dabei ist, dass die Symptome in vielen Fällen nach einer gewissen Zeit wiederkehren. Der Grund dafür liegt im myofaszialen System. Wieder gilt es herauszufinden, wodurch sich die Symptome verstärken. Das häufigste Symptom sind die kribbelnden Finger. Es können alle Finger oder nur einzelne betroffen sein. Die Kernfrage der Untersuchung lautet: In welcher Haltung des Armes oder des restlichen Körpers ist das Kribbeln am stärksten? Haben wir diese Haltung gefunden, können wir analysieren, welche myofaszialen Funktionslinien dabei verlängert werden. Oft gibt uns der Patient schon einen Hinweis. Zum Beispiel beim Telefonieren verstärkt das Halten des Hörers das Kribbeln. Wenn wir so einen Hinweis bekommen, dann beginnen wir mit der angegebenen Haltung und modifizieren sie, indem wir einzelne Gelenkstellungen verändern (s. Kap. 7). Wir beginnen dort mit der Behandlung, wo der Einfluss auf das Kribbeln am deutlichsten ist.

19.3 TINNITUS

Als Tinnitus bezeichnet man Ohrgeräusche, die dauernd oder auch nur zeitweise auftreten. Sie können durch eine Fehlspannung im myofaszialen Bereich der Halswirbelsäule erzeugt werden. Diese erhöhte Spannung kann wiederum von weit entfernt liegenden Störungen ausgelöst sein. Wie auch bei der Untersuchung von Schmerzen, versuchen wir, die Ausgangsstellung zu finden, in der das Geräusch am lautesten ist, und testen dann, ob eine veränderte Gelenkstellung den Tinnitus beeinflusst. Wenn wir die genaue Position gefunden haben, analysieren wir, welche myofaszialen Funktionslinien sich dabei verlängern müssen. Lässt sich keine Position finden, in der der Tinnitus stärker wird, können wir auch nach einer Position suchen, in der der Tinnitus leiser wird. Wir analysieren dann die Funktionslinien, die dabei angenähert werden und behandeln entsprechend.

19.4 SCHNAPPENDER FINGER

Bei Beugung und Streckung eines Fingers kann es im Grund-, Mittel- oder Endgelenk zu einem Schnapp-Phänomen kommen, bei dem in einer bestimmten Winkelstellung ein Widerstand schmerzhaft überwunden werden muss. Man macht dafür Verdickungen der Beugesehnen verantwortlich, die eine Einschränkung der Gleitfähigkeit bewirken.

Oft liegt eine erhöhte Spannung einer Funktionslinie der Flexoren des Armes oder Rumpfes vor, die dieses Phänomen auslöst. Kernfrage der Untersuchung ist: In welcher Haltung sind Widerstand und Schmerz beim Beugen und Strecken des Fingers am größten? Allein verschiedene Ausgangsstellungen verändern die Stärke des Schnappens oft erheblich. So können wir auf die Suche gehen und die Ursache nach und nach einkreisen (s. Kap. 5-9).

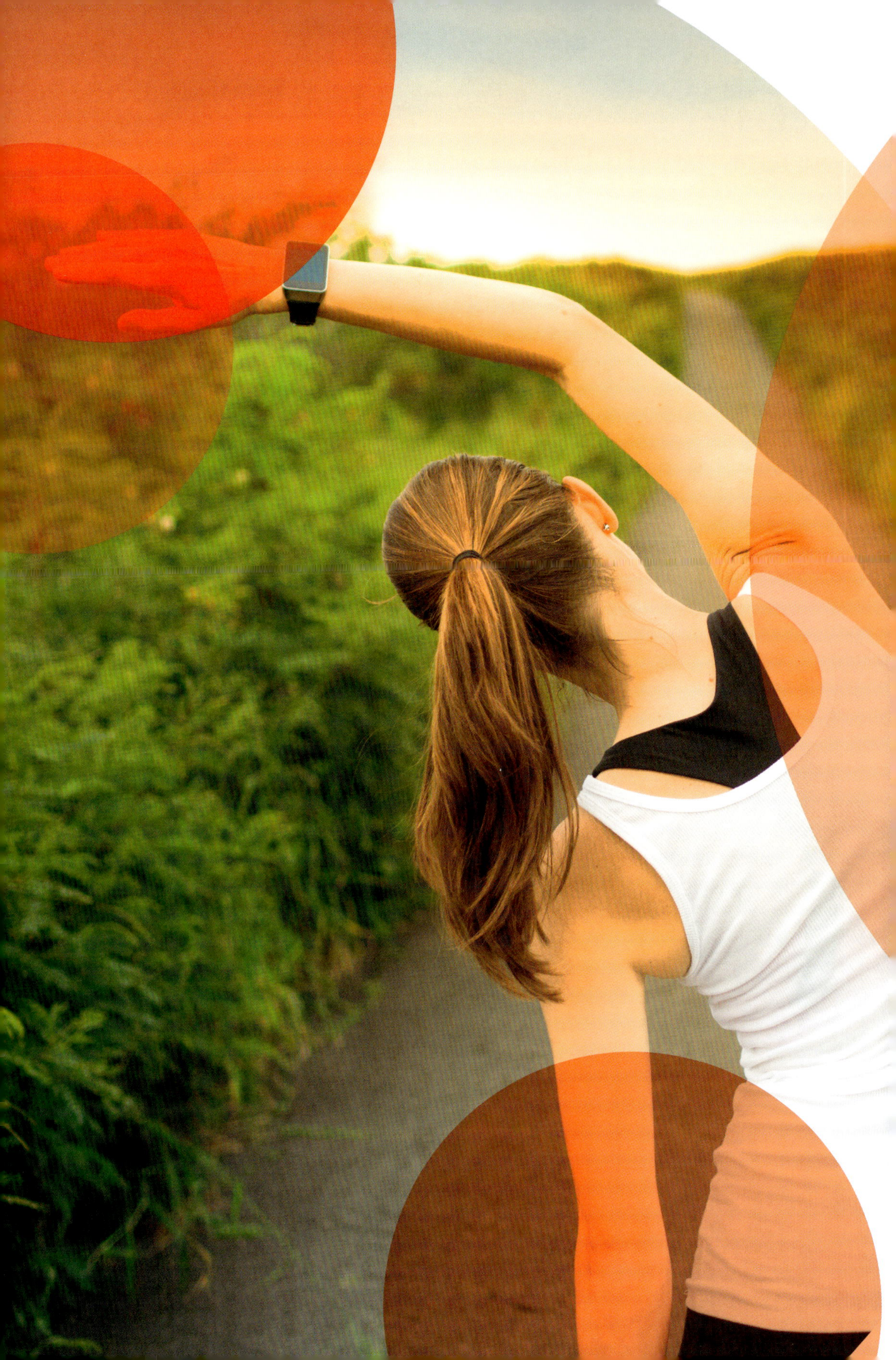

Teil 4
Prävention

Verlängerndes Muskeltraining

20

Der Großteil dieses Buches beschäftigt sich mit der Behandlung von bereits bestehenden Schädigungen des myofazialen Systems. Ein weiterer Ansatz ist jedoch, das System soweit zu optimieren, dass zukünftigen Störungen vorgebeugt wird. Hierzu bietet sich das verlängernde Muskeltraining an, das wir in den Therapieplan integrieren können.

20.1 GRUNDLAGEN

Beim verlängernden Muskeltraining soll die Muskulatur gleichzeitig auf Kraft und Länge trainiert werden. Um das zu erreichen, müssen wir den Organismus dazu anregen, neues Muskelgewebe zu bilden und dieses so anzuordnen, dass der Muskel länger wird [3]. Wie erreichen wir das?

Die kontraktile „Grundeinheit" des Muskels ist das Sarkomer. Es besteht aus den Aktin- und Myosinfilamenten, die bei der Kontraktion ineinander gleiten und bei Dehnung des Muskels auseinandergezogen werden. Dabei verlieren sie niemals ganz den Kontakt. Ein gewisses Maß an Überlappung bleibt. Wenn alle Sarkomere in einer Linie maximal auseinandergezogen sind, hat diese Muskelfaser ihre maximale Länge erreicht. Die Anzahl der in Serie hintereinander geschalteten Sarkomere bestimmt also das Verlängerungspotential eines Muskels.

Soll der Muskel nun nicht nur kräftiger (mehr kontraktile Elemente), sondern auch länger werden, müssen die neugebildeten Sarcomere innerhalb einer Muskelfaser dementsprechend angeordnet sein, d. h. nicht parallel zueinander, sondern hintereinander in Serie.

Um den Organismus dazu anzuregen, mehr kontraktile Elemente zu bilden und sie in Serie anzuordnen, ist ein entsprechender Reiz nötig, denn der Organismus verändert sich immer so, wie es den Anforderungen entspricht. Sind wir längere Zeit ans Bett gefesselt, atrophieren die Muskeln. Was nicht benutzt wird, wird abgebaut: „Use it or lose it". Joggen wir jeden Tag, wird unsere Beinmuskulatur kräftiger. Der Organismus versucht, sich jeweils den aktuellen Anforderungen anzupassen.

Wie muss nun der Reiz aussehen, der uns zu mehr Kraft und Länge verhilft?

Wir müssen von den Muskeln, die wir verlängern wollen, Kraft fordern und zwar aus maximal verlängerter Stellung. Aus dieser Stellung kann ein Muskel zunächst nur geringe Kraft entwickeln, weil die Filamente zu wenig überlappen. Die größte Kraftentwicklung ist in einer Mittelstellung möglich, wenn sich die Filamente gut überlappen, aber auch nicht ganz ineinandergeschoben sind [6]. Das bedeutet, wenn ich von einem Muskel Kraft aus maximal verlängerter Stellung fordere, signalisiere ich damit dem Organismus, dass er hier etwas verändern muss, um auch in dieser Stellung optimale Kraft entwickeln zu können. Das kann er nur erreichen, wenn er mehr Sarkomere bildet und in Serie anordnet. Dann ist bei gleicher Ausgangsstellung mehr Kraftentwicklung möglich, weil sich in der Verlängerungslinie mehr Sarkomere befinden, in denen die Filamente nicht maximal auseinandergezogen sind. Die maximale Verlängerungsmöglichkeit ist damit natürlich auch gestiegen. Auch das fasziale Gewebe passt sich dieser neuen Situation an und wird entsprechend verlängert.

20.2 GRUNDPRINZIP DES VERLÄNGERNDEN MUSKELTRAININGS

Zunächst müssen wir eine Ausgangsstellung finden, in der der Muskel bzw. myofasziale Abschnitt maximal verlängert wird.

In dieser Stellung bieten wir dem Muskel einen Widerstand gegen sein Anspannen

- durch die Schwerkraft
- durch Gewichte
- durch den Therapeuten
- durch Wände oder Boden
- durch Gurte

Bei fächerförmigen Muskeln gestalten wir die Bewegung dynamisch, so dass alle Fasern erreicht werden (s. Beispiel M. pectoralis major). Wichtig hierbei ist, dass kein Schmerz in der kontrahierenden Kette auftreten darf. Das wäre ein Zeichen für eine myofasziale Störung, die erst manuell behandelt werden muss, bevor man trainieren kann. Druck oder Spannungsgefühl in der kontrahierenden Kette oder Zug bzw. leichter Dehnschmerz in der verlängerten Kette sind tolerabel.

Diese Grundprinzipien können wir auf bestimmte Muskelregionen anwenden und für diese verlängernde Übungen konzipieren. Das ist beispielsweise zu empfehlen, wenn eine Bewegung durch die Behandlung schmerzfrei geworden ist und der Patient aktiv etwas dafür tun möchte, um die beteiligten Muskeln geschmeidig zu halten. Im Folgenden beschreibe ich dies am Beispiel des M. pectoralis major. Desweiteren gibt es noch einige Grundübungen, die Regionen trainieren, die fast immer von verbesserter Verlängerbarkeit profitieren. Diese Übungen beschreibe ich im weiteren Verlauf des Kapitels.

20.3 PRAKTISCHE DURCHFÜHRUNG

Wir bringen den Muskel in eine maximal verlängerte Stellung, indem wir die seiner Hauptfunktion entgegengesetzte Bewegung machen. Zum Beispiel ist das für den M. pectoralis major eine horizontale Abduktion des Armes. Wir wählen die Ausgangsstellung so, dass die Schwerkraft einen Widerstand für die Kontraktion dieses Muskels bildet. In unserem Beispiel ist das die Rückenlage aufgrund der horizontalen Adduktion gegen die Schwerkraft. Wir können diesen Widerstand auch mit einer Gewichtsmanschette ums Handgelenk oder manuellem Widerstand verstärken. Nun lassen wir den Muskel Bewegungen ausführen, die seinen Nebenfunktionen entsprechen. In unserem Beispiel sind dies die Abduktion und Adduktion in der Frontalebene des Körpers. So gewährleisten wir, dass alle Anteile des Muskels in das Training einbezogen werden. Gerade bei fächerfömigen Muskeln brauchen wir diese Bewegung, um alle Muskelfasern in verlängerter Stellung arbeiten zu lassen.

Unser Beispiel sieht in der Praxis so aus:

Verlängerndes Muskeltraining für den M. pectoralis major

Der Patient befindet sich in Rückenlage auf einer schmalen Trainingsbank (ca. 40 cm breit, ersatzweise auch Pezziball oder gepolsterter Hocker möglich). Die Füße stehen auf dem Boden (90° Knieflexion, leichte Abduktion im Hüftgelenk) und um die Handgelenke legen wir Gewichtsmanschetten (s. Abb. 20.1).

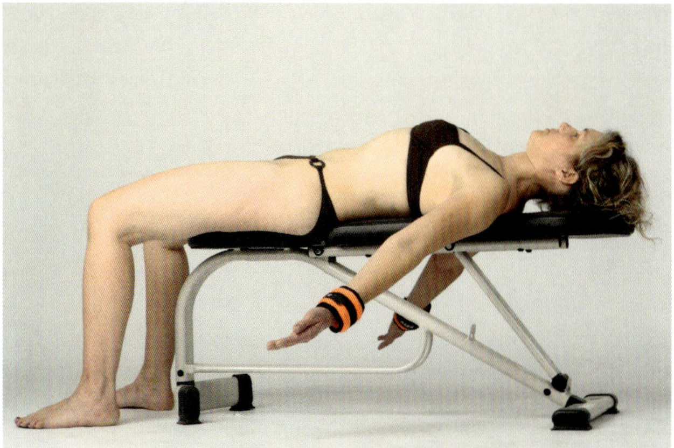

Abb. 20.1 Verlängerndes Muskeltraining M. pectoralis

Die im Ellbogengelenk gestreckten Arme werden aus der Nullstellung in die volle Abduktion und zurückbewegt, wobei sie möglichst hinter der Frontalebene des Körpers bleiben sollen (s. Abb. 20.2 und 20.3). Die Anzahl der durchgeführten Bewegungen und Gewichte richtet sich nach dem Trainingszustand des Patienten und sollten individuell angepasst werden.

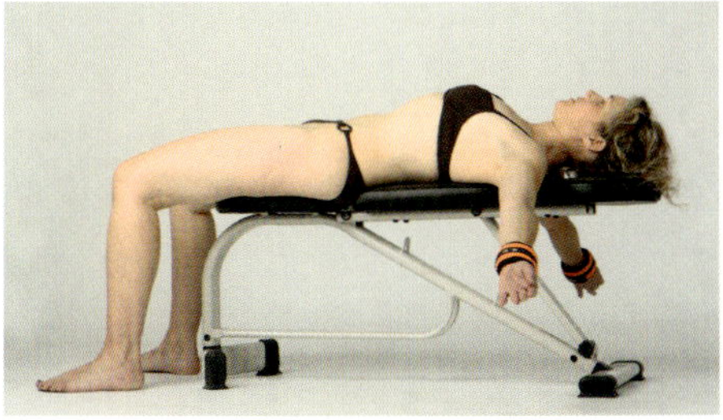

Abb. 20.2 Verlängerndes Muskeltraining M. pectoralis

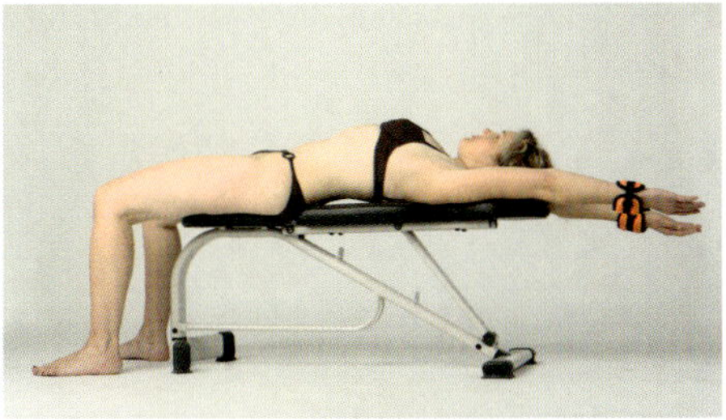

Abb. 20.3 Verlängerndes Muskeltraining M. pectoralis

20.4 GRUNDÜBUNGEN DER FMT

Die Grundübungen der fmt sprechen die wichtigsten Muskelketten des myofaszialen Systems an. Sie sind die Basis für ein geschmeidiges und kraftvolles myofasziales System.

20.4.1 Rücklehnen

Beim Rücklehnen geht es darum, die ventrale Muskelkette des Körpers auf Kraft und Länge zu trainieren. Die Ausgangsstellung ist der aufrechte Stand. Die Beine sind abduziert und die Füße nach innen gedreht. Diese Abduktion und Innenrotation bringt eine verstärkte Verlängerung des M. iliopsoas und M. pectineus mit sich. Dann schiebt der Patient das Becken nach vorne, sodass die Vorfüße das Hauptgewicht tragen. Als Gegenbewegung wird der Oberkörper zurückgelehnt. Dabei ist es wichtig, das Brustbein zu heben und den Brustkorb nicht sinken zu lassen. Der Kopf wird nach hinten translatiert und das Kinn an den Hals gezogen. Die Schultern sollten ganz entspannt sein. Die Arme sind entweder verschränkt oder hängen neben dem Körper (s. Abb. 20.4). Beim Rücklehnen sollte der Patient an die Grenze seiner Bewegungsmöglichkeit gehen, um die ventrale Kette wirklich maximal zu verlängern. Die Schwerkraft bietet dann genügend Widerstand und die ventrale Kette muss anspannen, um den Körper vor dem Umfallen zu bewahren. In dieser Haltung atmet der Patient gleichmäßig weiter und zählt 10 bis 30 Atemzüge. Danach kommt er langsam wieder in die Senkrechte zurück.

Um verschiedene Faserrichtungen der Bauch- und Hüftbeugemuskulatur zu trainieren, können wir die Übung dynamisch gestalten. Dies ist gut über Armbewegungen zu erreichen. In der oben beschriebenen Haltung beschreibt der Patient abwechselnd rechts und links einen Armkreis, der über die Flexion und Abduktion zurück zum Körper wandert. Dabei soll sich der Oberkörper mit nach hinten drehen und wieder zurück. Durch das abwechselnde Armkreisen müssen auch die schrägen Bauchmuskeln mitarbeiten, um das Umkippen nach hinten zu verhindern (s. Abb. 20.5).

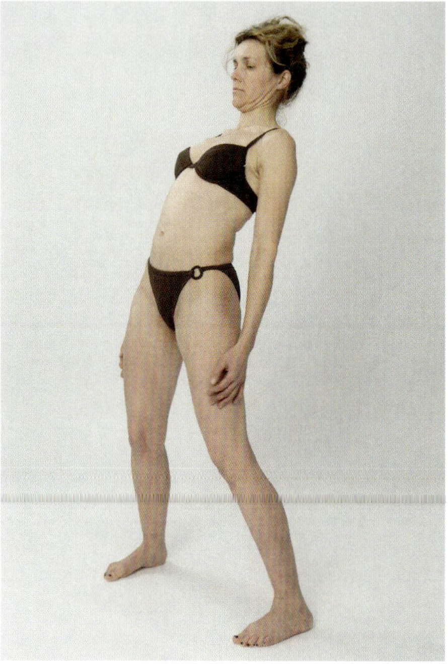

Abb. 20.4 Rücklehnen

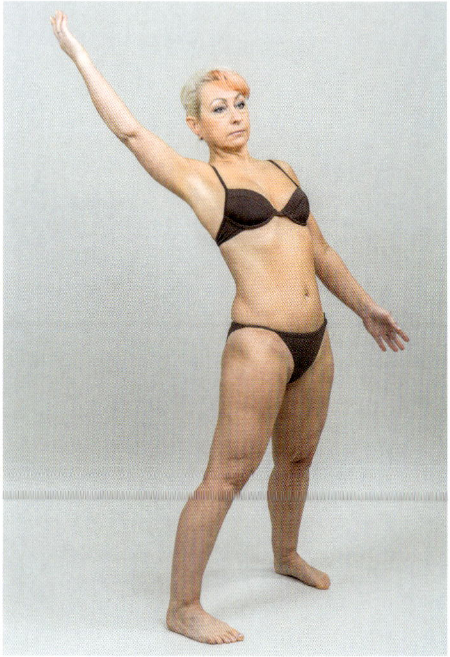

Abb. 20.5 Rücklehnen plus Armkreis

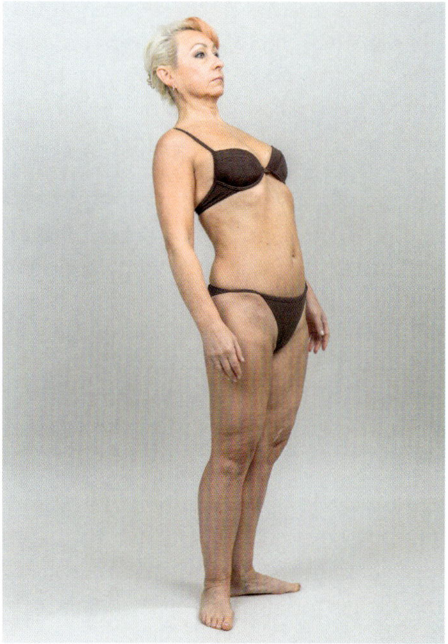

Außerdem können wir auch die Beinposition verändern, wenn wir z. B. den M. tensor fasciae latae mehr trainieren wollen. Dann sollten wir die Übung mit geschlossenen und außenrotierten Beinen durchführen lassen. So wird der M. tensor fasciae latae betont verlängert (s. Abb. 20.6).

Abb. 20.6 Rücklehnen plus Adduktion und Außenrotation

Variation an der Bank

Das Rücklehnen können wir noch intensivieren, indem wir den Patienten mit den Oberschenkeln am Fußende der Behandlungsbank anlehnen lassen (s. Abb. 20.7). Durch das Abstützen kann er sich weiter zurücklehnen ohne umzufallen und dadurch noch effektiver trainieren.

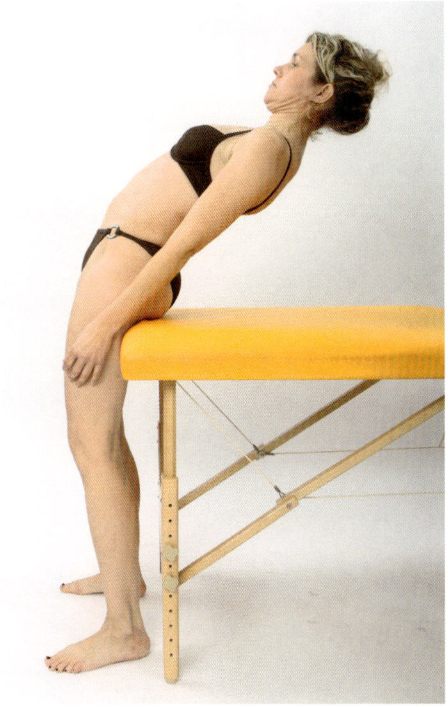

Abb. 20.7 Rücklehnen an der Bank

20.4.2 Seitneige

Die Seitneige soll die laterale Muskelkette des Körpers verlängern und kräftigen. Auch hier ist die Ausgangsstellung der aufrechte Stand. Die Füße sind fußbreit auseinander und stehen parallel. Der Oberkörper wird, soweit es geht, zur Seite geneigt. Ein Arm wird über den Kopf genommen, der andere hängt locker neben dem Körper (s. Abb. 20.8). Die Bewegung soll nur in der Frontalebene stattfinden, ohne das Becken oder den Oberkörper zu drehen. In dieser Stellung wird das Körpergewicht auf den Fuß verlagert, zu dessen Seite wir uns neigen. Dadurch erhöhen wir auch die Fallneigung zu dieser Seite und aktivieren so die verlängerte laterale Kette im Sinne einer Gleichgewichtsreaktion. Sie versucht, das Umfallen zu verhindern. In dieser Haltung atmet der Patient gleichmäßig weiter und zählt 10 bis 30 Atemzüge. Danach kommt er langsam wieder in die Senkrechte zurück.

Um auch hier wieder verschiedene Faserzüge der lateralen Muskelkette zu aktivieren, kann der Patient den hängenden Arm dynamisch einsetzen. Dazu hebt er ihn bis zur Waagerechten seitlich an (s. Abb. 20.9).

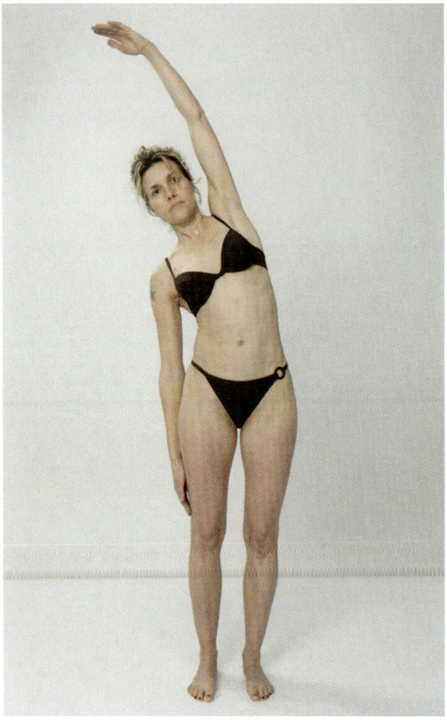

Abb. 20.8 Seitneige

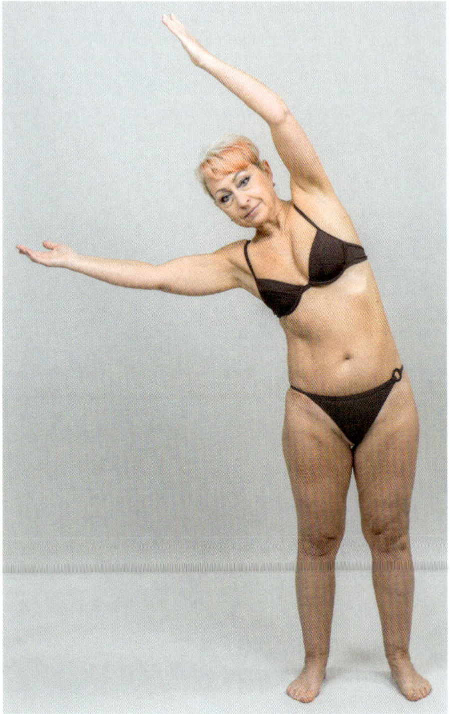

Abb. 20.9 Seitneige mit Armhebung

Infolgedessen wandert der Schwerpunkt des Körpers noch weiter weg von der Körpermitte und die verlängerte laterale Muskelkette muss noch intensiver anspannen, um das Umfallen zu verhindern. Aus der waagerechten Haltung des Armes bewegt der Patient diesen nun langsam ein paar Mal nach vorne und wieder nach hinten. Dadurch werden innerhalb der verlängerten lateralen Muskelkette mal mehr die ventralen und mal mehr die dorsalen Anteile aktiviert.

Variation an der Bank

Es gibt noch eine Variation an der Bank, die noch intensiver wirkt. Wir stellen die Behandlungsbank so hoch, dass sie fast bis an den Beinansatz an der Innenseite des Oberschenkels reicht. Dann stellt sich der Patient seitlich zur Bank an das Fußende und legt einen Oberschenkel auf der Bank ab, wobei der Unterschenkel locker über die Bank hängt. Der Patient rutscht mit dem Standbein so nahe es geht an die Bank heran und streckt es fest durch. Die Gesäßhälfte des oberen Beines soll kein Gewicht tragen; sie schwebt sozusagen über der Bank. In dieser Haltung nehmen wir den Arm auf der Standbeinseite gestreckt über den Kopf und neigen den Oberkörper Richtung Bank (s. Abb. 20.10). Dabei muss sich der Patient gut mit dem Fuß des Standbeins im Boden verankern. In dieser Haltung kann er die gesamte seitliche Muskelkette vom Fuß bis zur Fingerspitze noch intensiver verlängern, weil er sich mit der Innenseite des Oberschenkels an der Bank anlehnen kann. Falls dort der Druck unangenehm wird, kann er ein Kissen als Polster dazwischen legen. Der Patient hält diese Stellung eine Weile und wechselt dann die Seite.

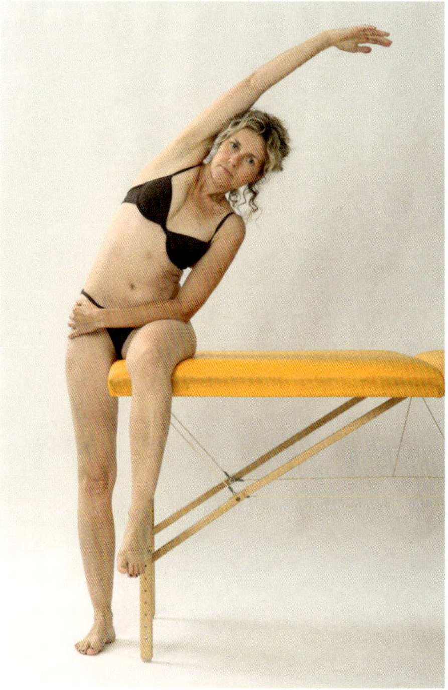

Abb. 20.10 Seitneige an der Bank

20.4.3 Vorlehnen

Das Vorlehnen soll die dorsale Muskelkette des Körpers verlängern und kräftigen. Die Ausgangsstellung ist der aufrechte Stand. Die Füße sind fußbreit auseinander und stehen parallel. Der Oberkörper wird locker nach vorne gebeugt, d. h. Flexion in den Hüftgelenken, Extension in den Kniegelenken und lockeres Herunterhängen von Kopf und Armen (s. Abb. 20.11). Der Patient lehnt sich so weit vor, wie es ohne Anstrengung möglich ist. Er versucht nicht, mit Kraft noch tiefer zu kommen. Damit würde er nur die angenäherte Beugerkette aktivieren. In dieser Haltung verlagert er nun das Gewicht auf die Vorfüße, sodass die Fersen fast abheben und die Fallneigung nach vorne verstärkt wird. Um dieser Fallneigung entgegenzuwirken, wird automatisch die dorsale Muskelkette aktiviert im Sinne einer Gleichgewichtsreaktion. In dieser Haltung verweilt der Patient 10 bis 30 ruhige Atemzüge lang und schließt dann die folgende Variante an.

Bei dieser Variante aktivieren wir besonders die lateralen Anteile der dorsalen Muskelkette. Aus der oben beschriebenen Haltung beugt der Patient ein Knie an, ohne die Ferse abzuheben. Dadurch sinkt das Becken auf dieser Seite ab, was die Dehnung der lateral-dorsalen Muskelkette des anderen Beines verstärkt. Im Grunde ist das eine Kontrapost-Haltung.

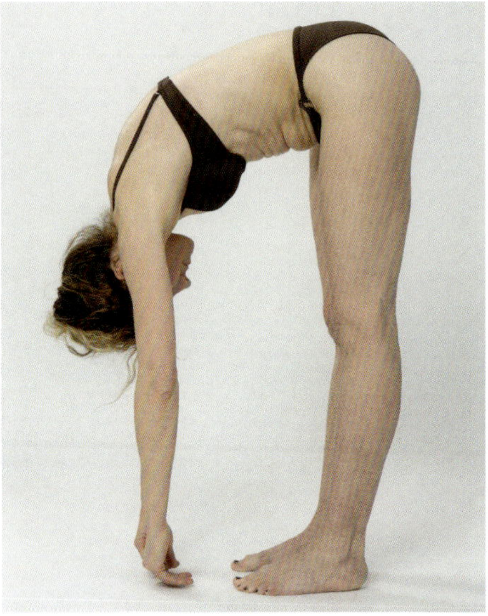

Abb. 20.11 Vorlehnen

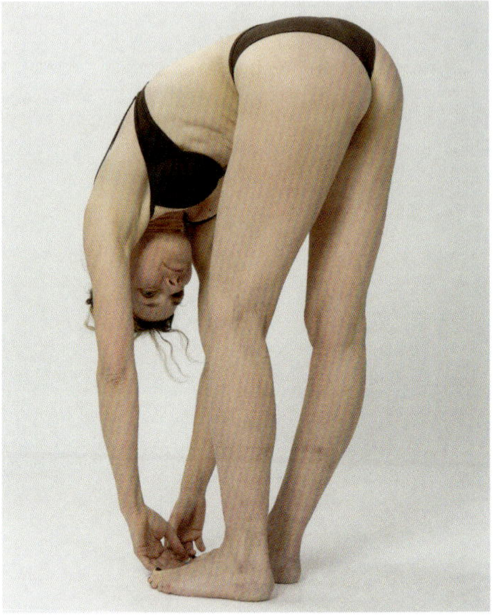

Abb. 20.12 Vorlehnen mit Kontrapost

Wenn er nun noch das Gewicht auf das gestreckte Bein verlagert, aktiviert er die gedehnte Kette noch zusätzlich im Sinne einer Gleichgewichtsreaktion. Auch diese Stellung hält der Patient wieder mindestens zehn Atemzüge und wechselt danach zur anderen Seite (s. Abb. 20.12).

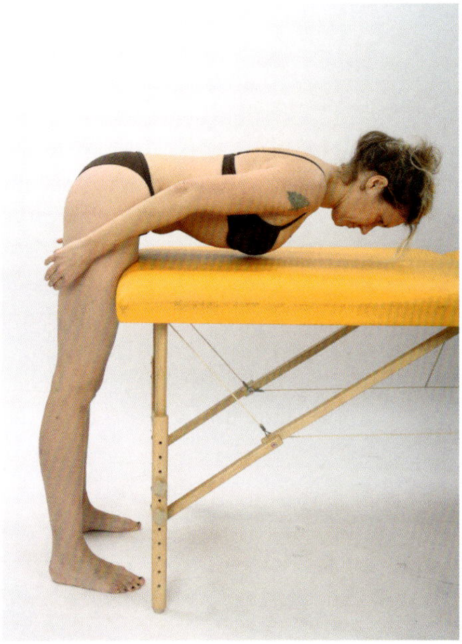

Abb. 20.13 Vorlehnen an der Bank

Variation an der Bank

Die gleiche Übung, nur mit gestrecktem Rücken, können wir an der Bank ausführen (s. Abb. 20.13). Dazu stellen wir die Behandlungsbank so hoch, dass sie etwa bis zehn Zentimeter oberhalb der Knie reicht. Der Patient stellt sich an das Fußende so nahe wie möglich an die Bank, lehnt sich mit den Oberschenkeln dagegen und beugt dann den Körper über die Bank, bis die Nase über der Bank schwebt. Hierbei bleibt die Wirbelsäule gestreckt. Die Verlängerung der dorsalen Kette beginnt erst am Gesäß und geht bis zu den Füßen. Hier bleibt er einige Atemzüge und kann danach noch mit dem Rumpf eine Seitneige von rechts nach links und zurück in der Horizontalen ausführen. Dadurch werden verschiedene Fasern in der dorsalen Beinkette angesprochen.

20.4.4 Rotationsübung

Die Rotationsübung dient der Verlängerung der diagonalen Muskelkette des Körpers. Die Ausgangsstellung ist die Seitlage. Das obere Bein wird in Hüfte und Knie 90° gebeugt und abgelegt. Das andere Bein liegt locker gestreckt. Der Oberkörper wird nun zur Gegenseite gedreht, wie wir es von einer Drehdehnlage kennen. Der obere Arm ist gebeugt und in der Schulter in ca. 135° Abduktion mit der Handfläche auf dem Scheitel. Der untere Arm liegt locker neben dem Körper (s. Abb. 20.14). In dieser Stellung verstärkt die Schwerkraft die Verlängerung. Wenn man den oberen Arm und das obere Bein nicht locker auf der Unterlage ablegen kann, aktiviert man automatisch die diagonale Muskelkette, um nicht über die eigene Toleranzgrenze hinaus in die Verlängerung zu kommen. In dieser Haltung verweilt der Patient 10 bis 30 ruhige Atemzüge lang und schließt dann die folgenden dynamischen Varianten an.

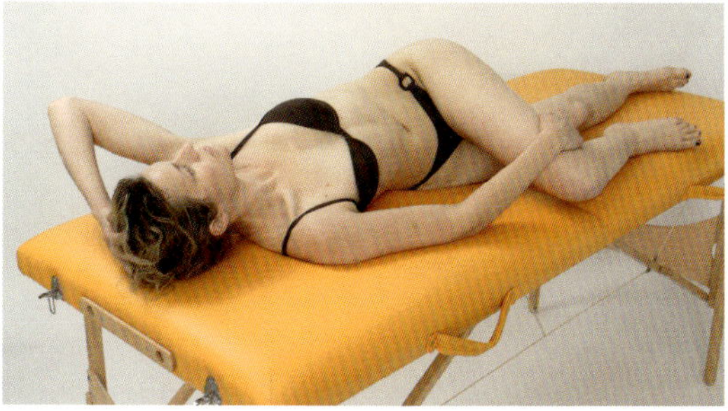

Abb. 20.14 Rotationsübung

Zunächst bewegt er den oberen Arm gestreckt langsam von der vollen Abduktion bis heran an den Körper und zurück und wiederholt dies zehn Mal. So werden nacheinander alle Fasern der Mm. pectorales und der schrägen Bauchmuskeln aktiviert, während sie sich in der Verlängerung befinden. Danach bringt er den Arm wieder in die Grundstellung dieser Übung zurück (s. Abb. 20.15).

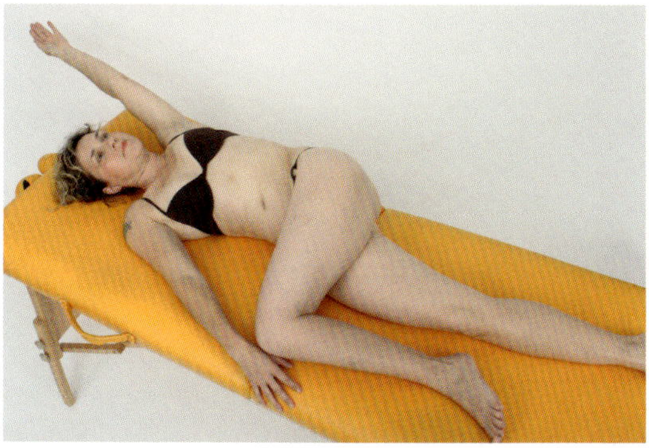

Abb. 20.15 Rotationsübung mit Armbewegung

Als Nächstes bewegt der Patient das obenliegende Bein in die volle Hüftflexion und zurück in die Extension (bis ca. 30° Hüftflexion, zehn Mal) (s. Abb. 20.16). Dabei behält er die Adduktion des Beines bei und bewegt es knapp über der Unterlage schwebend hin und her.

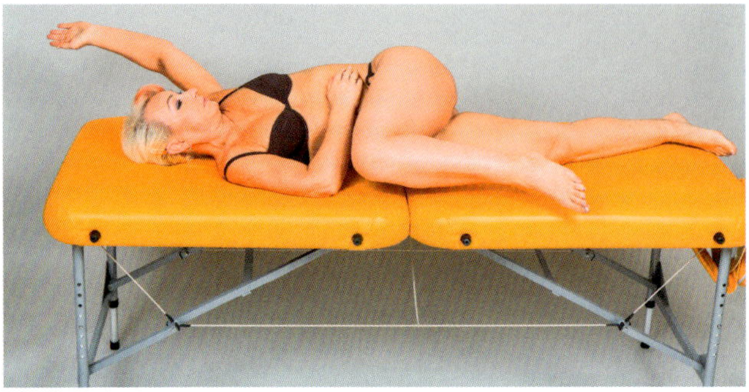

Abb. 20.16 Rotationsübung mit Beinbewegung

So werden verschiedene Faserzüge der Hüftabduktoren aktiviert, die das Bein während der Bewegung schwebend halten müssen.

20.5 DYNAMISCHES HALSMUSKELTRAINING NACH FMT

Diese Übungen werden am besten mit der fmt-Kopfgewichtsmanschette ausgeführt. Die Ausgangsstellung ist der aufrechte Sitz. Wir führen alle Übungen im Zeitlupentempo durch und lassen die Schultern locker.

a. Der Patient beugt den Kopf soweit es geht nach unten, lässt eine Weile die Schwerkraft wirken und atmet ruhig (s. Abb. 20.17).

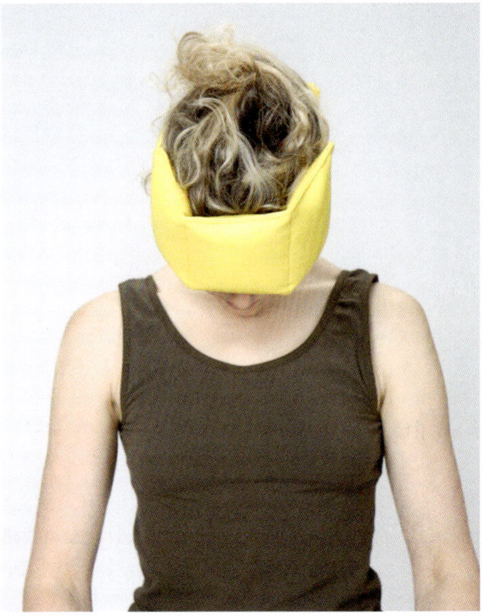

Abb. 20.17 Dynamisches Halsmuskeltraining, Flexion

Nun dreht er zehn Mal den Kopf von einer Seite zur anderen, ohne dass der Abstand von Kinn und Brust größer wird (s. Abb. 20.18).

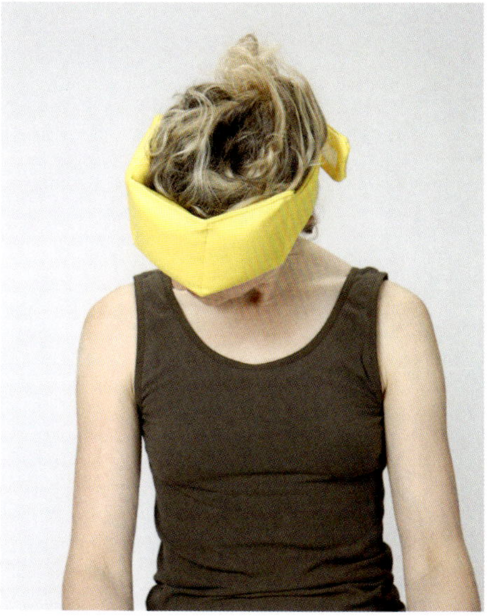

Abb. 20.18 Dynamisches Halsmuskeltraining, Flexion

b. Der Patient legt den Kopf soweit es geht in den Nacken, hebt dabei den Brustkorb, lässt eine Weile die Schwerkraft wirken und atmet ruhig (s. Abb. 20.19).

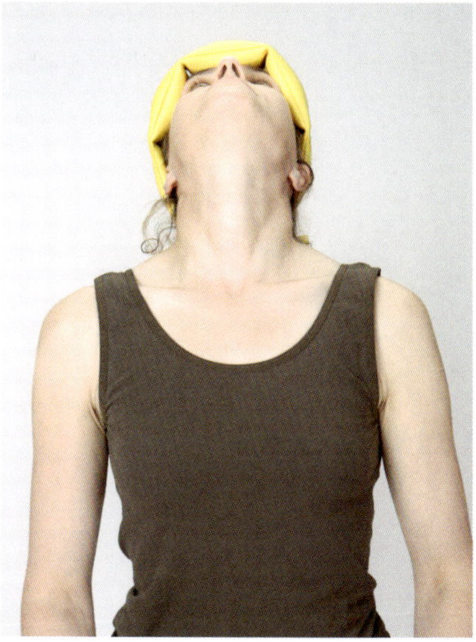

Abb. 20.19 Dynamisches Halsmuskeltraining, Extension

Nun dreht er zehn Mal den Kopf von einer Seite zur anderen („Nein sagen") ohne ihn hin und her zu schwenken (s. Abb. 20.20).

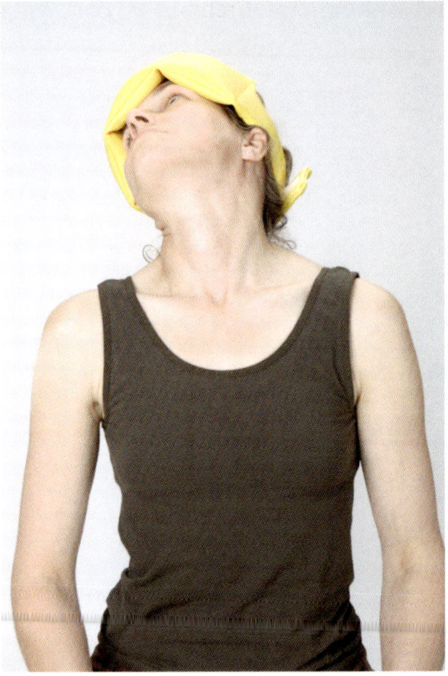

Abb. 20.20 Dynamisches Halsmuskeltraining, Extension

c. Der Patient neigt den Oberkörper soweit zur Seite, dass das Gewicht des Körpers hauptsächlich auf einer Gesäßhälfte liegt. Dabei neigt er den Kopf mit zur Seite ohne ihn zu drehen, sodass sich das Ohr der Schulter nähert. Eine Weile lässt er die Schwerkraft wirken und atmet ruhig (s. Abb. 20.21).

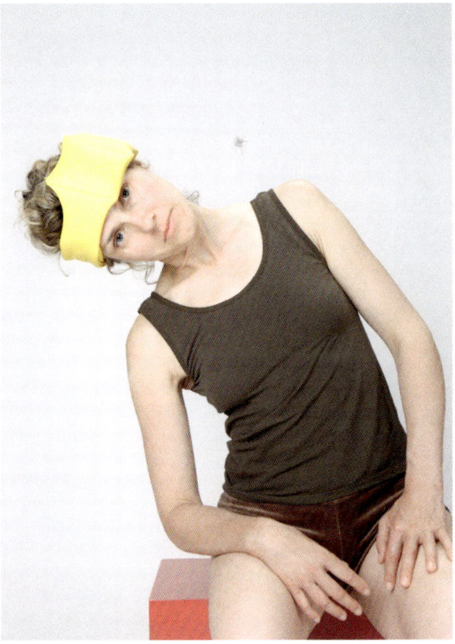

Abb. 20.21 Dynamisches Halsmuskeltraining, Lateralflexion

Nun schwenkt er den Kopf vor und zurück ohne ihn zu drehen („Ja sagen"). Der Patient führt die Bewegung soweit wie möglich aus (s. Abb. 20.22). Danach wechselt er zur anderen Seite.

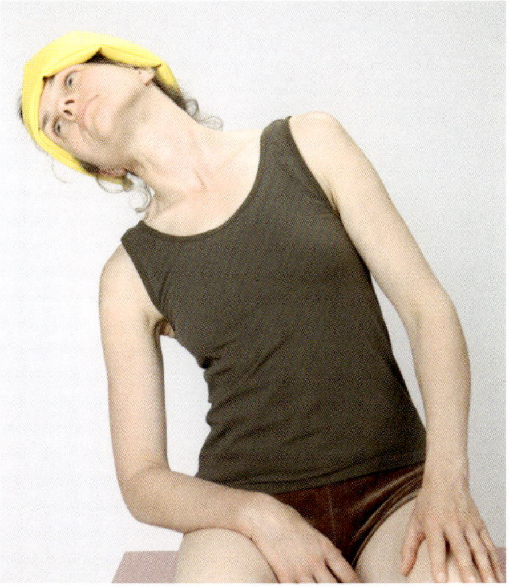

Abb. 20.22 Dynamisches Halsmuskeltraining, Lateralflexion

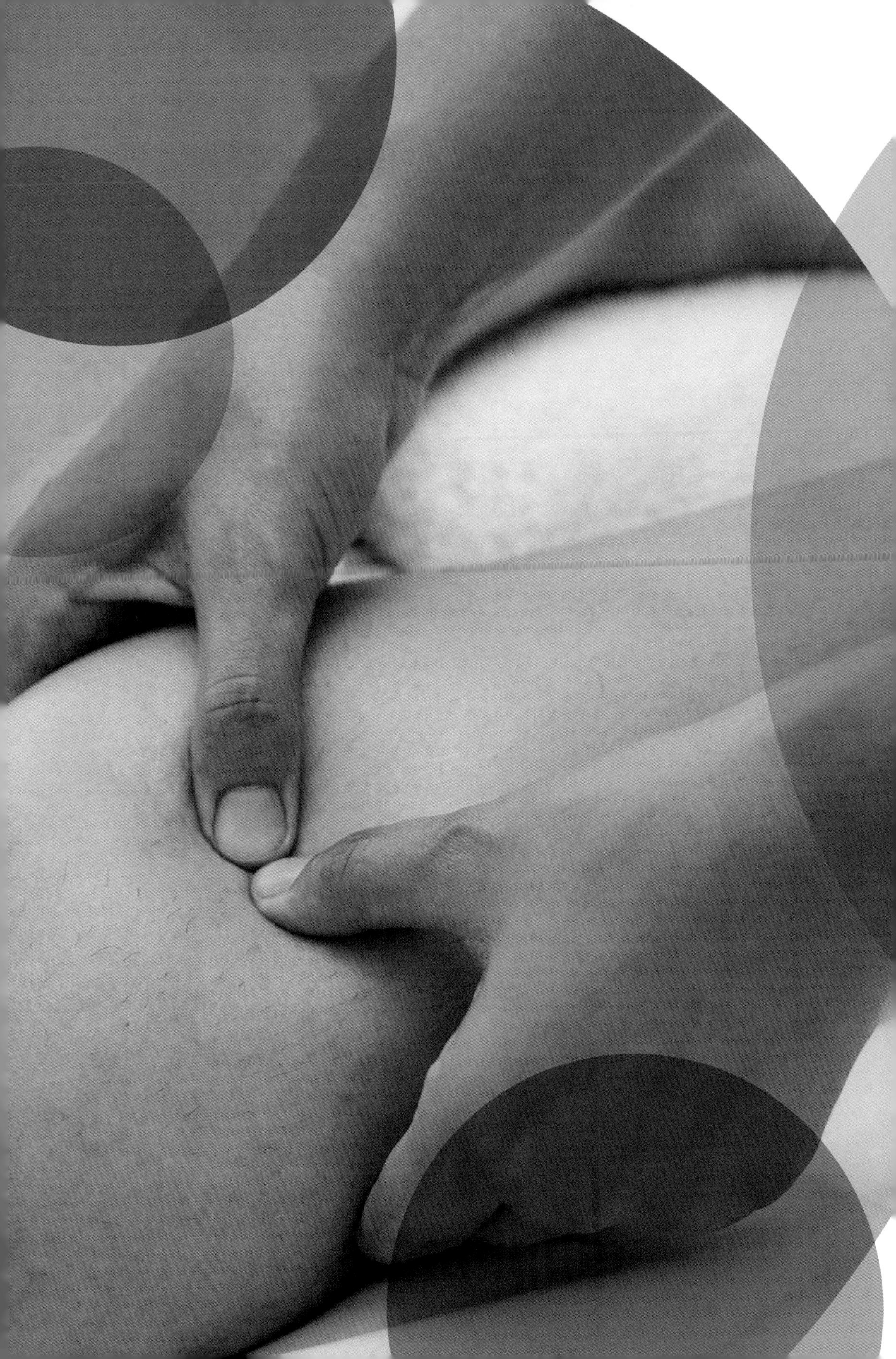

Teil 5
Behandlungstechniken zum Nachschlagen

21
Die Behandlung spezifischer myofaszialer Regionen

21

In diesem Kapitel beschreibe ich die Behandlung verschiedener myofaszialer Regionen des Körpers. Diese können wir nachschlagen, nachdem wir durch genaue Tests die Schmerzursache identifiziert haben. Bei der Beschreibung orientiere ich mich an den entsprechenden Muskeln. Natürlich beziehen wir aber auch die Haut mit der oberflächlichen Faszie und alles begleitende Bindegewebe in der Tiefe mit ein. Über den genauen Behandlungspunkt entscheidet allein die Palpation.

21.1 OBERSCHENKEL

21.1.1 Adduktoren

Zu den Adduktoren gehören der M. adductor magnus, der M. adductor brevis, der M. adductor minimus und der M. adductor longus.

Vermuten wir in diesem Gebiet der Innenseite des Oberschenkels eine myofasziale Verklebung, empfehle ich, diese Region mit einer gewissen Systematik zu palpieren (s. Abb. 21.1).

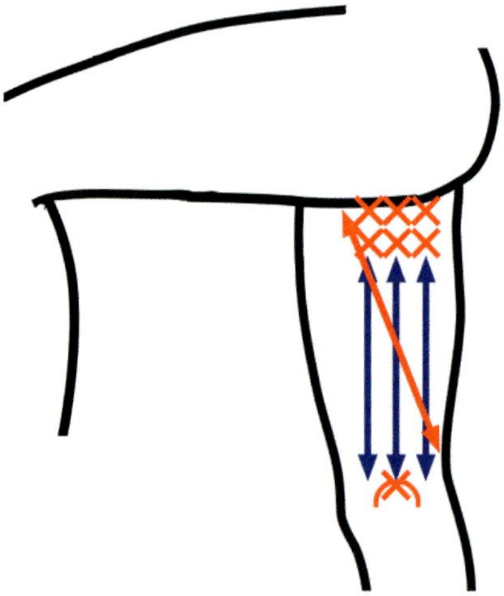

Abb. 21.1 Adduktoren, Palpationsschema

Ausgangsstellung: Seitlage

Zunächst ertasten wir eine Ansatzstelle des M. adductor magnus kranial am Epicondylus medialis femoris. Hier kann man den Übergang der Sehne in den Knochen deutlich tasten.

Danach tasten wir entlang drei gedachter Linien, wobei wir an jeder Linie von kaudal nach kranial und umgekehrt entlang gleiten. Wenn wir so große Flächen abtasten, ist es nicht nur wichtig, die Verklebung zu finden, sondern auch zu erfühlen, in welche Richtung sie schlecht verschieblich ist (s. Abb. 21.2).

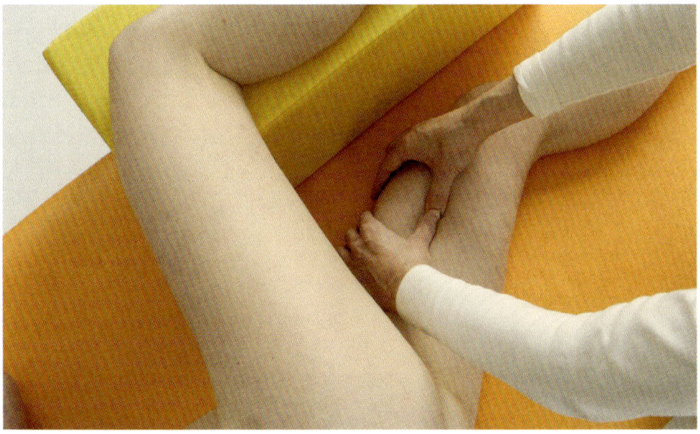

Abb. 21.2 Behandlung Adduktoren

Zum Schluss tasten wir noch das Gebiet direkt unterhalb des Beinansatzes ab und versuchen, möglichst weit in die Tiefe zu gehen. Hier erreichen wir auch den Trochanter minor, wenn wir sehr tief ins Gewebe gehen.

21.1.2 Musculus quadriceps

Der M. quadriceps besteht aus vier Anteilen, dem M. vastus medialis, vastus lateralis, vastus intermedius und dem M. rectus femoris. Die Behandlung des M. rectus femoris habe ich bereits in Kapitel 4.3.4 beschrieben. Um die anderen Anteile des M. quadriceps zu untersuchen, müssen wir den gesamten ventralen Oberschenkel abtasten. Häufig finden sich Verklebungen rechts und links oberhalb des Knies (s. Abb. 21.3). Als Ausgangsstellung eignet sich die Rückenlage am besten.

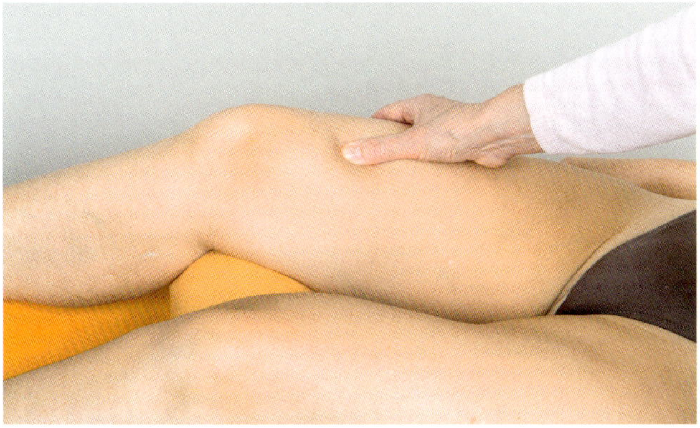

Abb. 21.3 Behandlung M. quadriceps

21.1.3 Tractus iliotibialis

Der Tractus iliotibialis ist ein fester Faszienzug am seitlichen Oberschenkel. Er ist ein verstärkter Teil der Fascia lata, der faszialen Umhüllung des Oberschenkels. Seine Spannung wird beeinflusst vom proximalen Teil des M. glutaeus maximus und vom M. tensor fasciae latae, die unterhalb des Trochanter major in ihn einstrahlen.

Ausgangsstellung: Seitlage

Wir tasten vom Trochanter major beginnend entlang des Tractus nach kaudal bis oberhalb des Kniegelenkes. Am besten folgen wir dabei drei imaginären Linien – einmal genau mittig und jeweils etwa einen Zentimeter rechts und links der Mittellinie (s. Abb. 21.4). Auch hier ist es wichtig, in beide Richtungen über den Tractus zu gleiten.

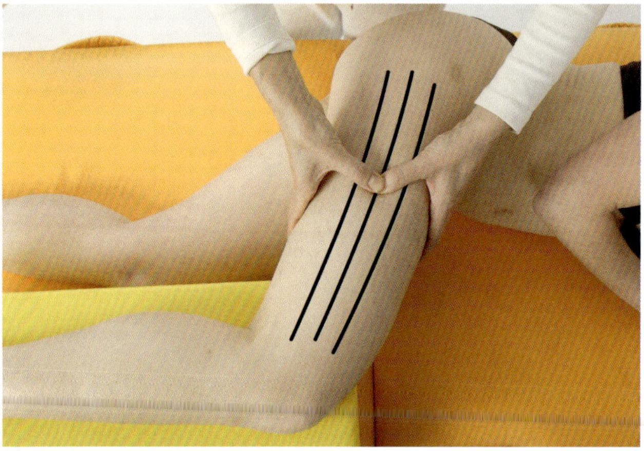

Abb. 21.4 Behandlung Tractus iliotibialis

21.1.4 Musculus popliteus

Der M. popliteus entspringt vom Epicondylus lateralis femoris und zieht diagonal durch die Kniekehle, um an der medialen dorsalen Fläche der Tibia unterhalb des Kniegelenkes anzusetzen. Dort können wir ihn erreichen.

Ausgangsstellung: Seitlage

Wir palpieren kaudal des medialen Condylus der Tibia des untenliegenden Beines indem wir mit dem Daumen zwischen Tibia und Wadenmuskulatur in die Tiefe gehen und von dort Druck auf die Rückseite der Tibia ausüben (s. Abb. 21.5).

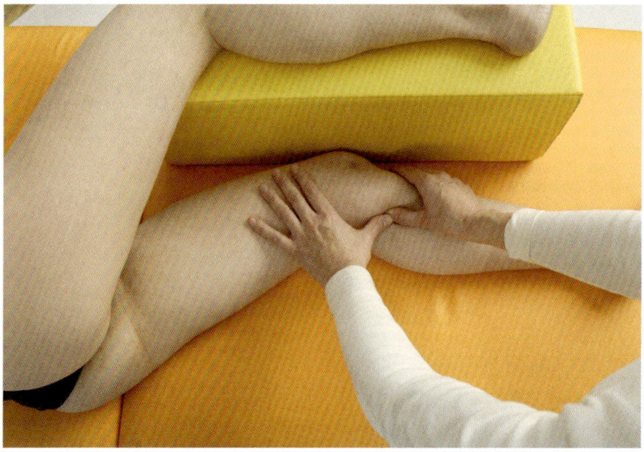

Abb. 21.5 Behandlung M. popliteus

21.2 BECKEN

21.2.1 Gesäß

Bei der Palpation des Gesäßes müssen wir uns langsam durch alle Schichten durcharbeiten. Die oberste Schicht, bestehend aus dem M. glutaeus maximus und medius, habe ich schon in Kapitel 4.2.1 beschrieben. Darunter finden wir den M. glutaeus minimus, den M. piriformis und die kleinen Außenroller (M. quadratus femoris, M. obturatorius externus u. internus, Mm. gemelli).

Ausgangsstellung: Bauchlage

Wir tasten das Gebiet entlang von drei Linien ab. Die erste Linie entspricht der Ansatzlinie des M. glutaeus maximus und medius von der Kreuzbeinspitze bis dorsal der Spina iliaca anterior superior. Im nächsten Schritt palpieren wir etwa drei Zentimeter unterhalb der ersten Linie noch einmal in einem Bogen durch das Gesäß. Dabei versuchen wir, bereits etwas tiefer zu tasten (s. Abb. 21.6). Die dritte Palpationslinie beginnt in Höhe des Beinansatzes lateral des Tuber ischiadicum (s. Abb. 21.7). Von hier aus gleiten wir tief durch die Rinne zwischen Tuber und Trochanter (kleine Außenroller) nach kranial und wandern dann kranial um den Trochanter (M. glutaeus minimus und M. piriformis) nach lateral.

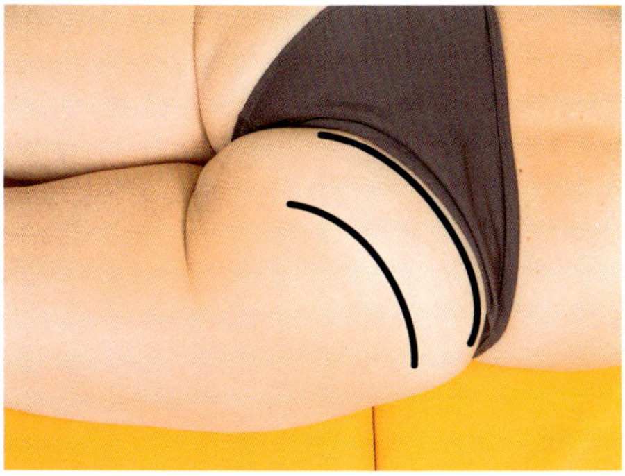

Abb. 21.6 Gesäß, erste und zweite Palpationslinie

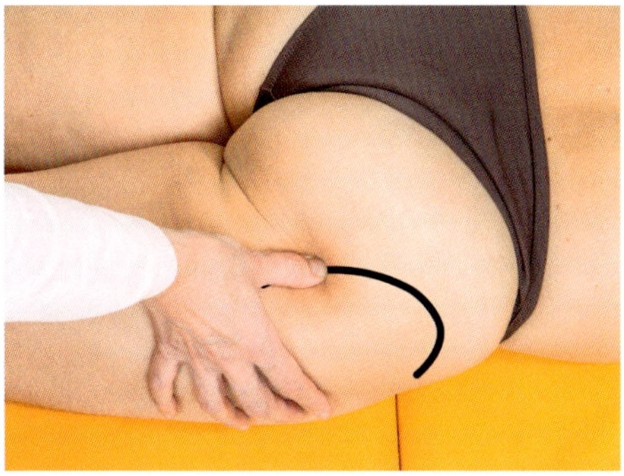

Abb. 21.7 Gesäß, dritte Palpationslinie

Jede der drei Linien palpieren wir wieder in beide Richtungen und versuchen so, die stärkste Verklebung und den Maximalpunkt darin zu finden.

Befindet sich die stärkste Verklebung eher im lateralen Bereich des Gesäßes, also innerhalb der seitlichen Beckenschaufel, ist es sinnvoll, den Patienten in Halbbauchlage zu lagern (s. Abb. 21.8).

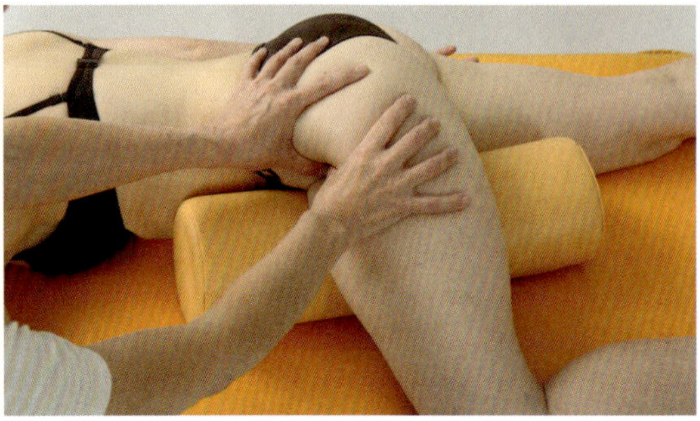

Abb. 21.8 Behandlung an der seitlichen Beckenschaufel

21.2.2 Musculus tensor fasciae latae

Dieser Muskel entspringt lateral der Spina iliaca anterior superior.

Ausgangsstellung: Halbbauchlage

Wir erreichen den M. Tensor fasciae latae bei der Palpation des Gesäßes in der ersten Linie direkt hinter der Spina iliaca anterior superior und unterhalb des Beckenkammes (s. Abb. 21.8).

21.2.3 Beckenboden

Den Beckenboden können wir an der Innenseite von Scham- und Sitzbein behandeln, wo die Beckenbodenmuskeln ansetzen (M. levator ani, M. transversus perinei superficialis und profundus, M. coccygeus).

Ausgangsstellung: Seitlage

Das obere Bein ist in ca. 90° Hüftflexion gelagert. Wir stehen hinter dem Patienten in Höhe seines untenliegenden Oberschenkels und tasten jeweils die untenliegende Hälfte der Beckenbodenansätze ab (s. Abb. 21.9). Dabei legen wir ein dünnes Papiertaschentuch um unseren Finger, was uns an dieser Stelle das Gleiten auf der Haut erleichtert. Wir orientieren uns zunächst am Tuber ischiadicum und tasten einmal an dessen Innenseite entlang bis zur Unterkante der Symphyse und einmal bis zur Spina ischiadica. Dort behandeln wir die Maximalpunkte. Die gleiche Palpation führen wir dann noch auf der anderen Seite durch.

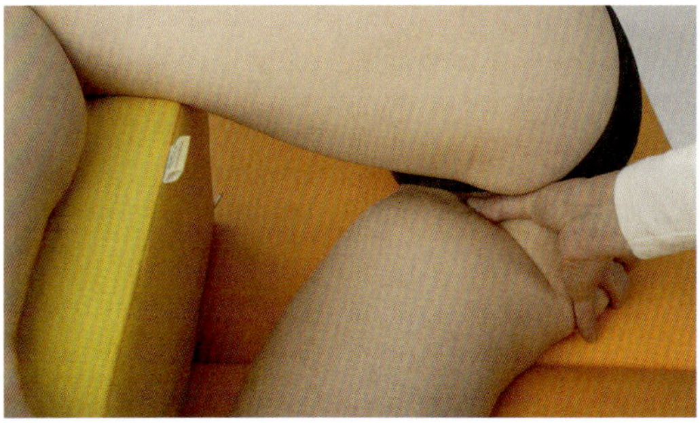

Abb. 21.9 Behandlung Beckenboden

21.3 RÜCKEN

21.3.1 Musculus erector trunci

Der am weitesten medial liegende Anteil des M. erector trunci ist der M. multifidus. Er reicht vom Kreuzbein bis zum 2. Halswirbel. Seine kleinen Muskelbündel laufen jeweils über zwei bis vier Wirbel von Dornfortsatz zu Querfortsatz (Brustwirbelsäule) bzw. von Dornfortsatz zu Gelenkfortsatz (Lendenwirbelsäule, Halswirbelsäule). Daran schließt sich der M. longissimus an. Er reicht vom Kreuzbein bis zum Processus mastoideus. Er setzt u. a. an den dorsalen Rippen lateral der Querfortsätze an. Am weitesten lateral liegt der M. iliocostalis, der vom Kreuzbein bis zum 4. Halswirbel zieht. Er entspringt u. a. von der Dorsalseite der Rippen, neben dem M. longissimus.

Ausgangsstellung: Bauchlage

Wir teilen uns die Palpation des Rückens in drei Linien auf jeder Seite der Wirbelsäule ein (s. Abb. 21.10).

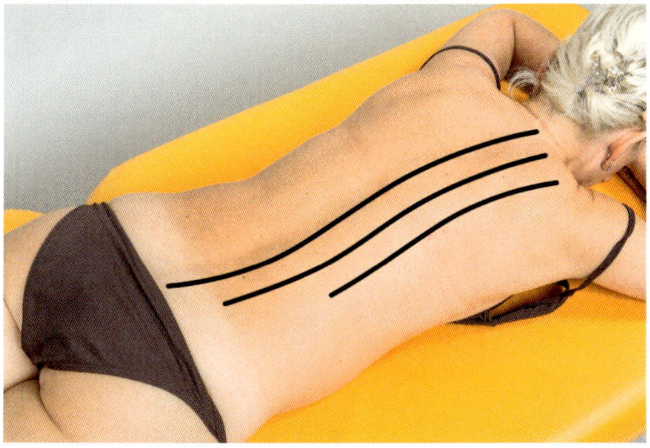

Abb. 21.10 Rücken mit Palpationslinien

Die erste Linie beginnt an der Kreuzbeinspitze. Von dort wandert sie den Rücken hinauf bis C2 entlang der Lateralflächen der Dornfortsätze (M. multifidus). Hier markieren wir die schmerzhaftesten Punkte mit einem Hautstift und wiederholen dasselbe auf der anderen Seite.

Als Nächstes tasten wir etwa zwei bis drei Zentimeter lateral der Dornfortsätze über den Rippenwirbelgelenken bzw. den Querfortsätzen der Lendenwirbelsäule (M. longissimus) den Rücken entlang. Auch hier werden die schmerzhaftesten Punkte markiert.

Zuletzt tasten wir etwa ein bis zwei Zentimeter lateral der zweiten Linie (M. iliocostalis) den Rücken entlang und markieren die schmerzhaftesten Punkte.

Die schmerzhaftesten Punkte aller sechs Linien können wir nun vergleichen und die Maximalpunkte behandeln.

21.3.2 Musculus latissimus dorsi

Der M. latissimus dorsi hat seinen Ansatz am dorsalen Drittel des Beckenkammes und an den Außenflächen der 10. bis 12. Rippen. Von dort aus lässt er sich gut behandeln.

Ausgangsstellung: Seitlage

Wir tasten entlang des dorsalen Abschnittes des Beckenkammes von kranial kommend (s. Abb. 21.11) und entlang der vorderen Drittel der 12. bis 10. Rippe. Dort behandeln wir jeweils die Maximalpunkte.

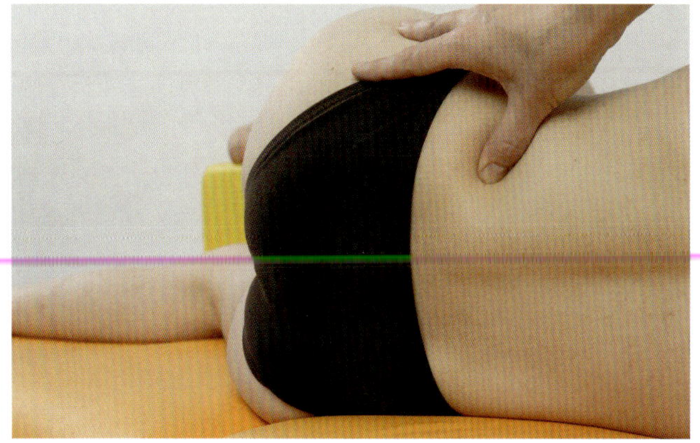

Abb. 21.11 Behandlung M. latissimus dorsi

21.3.3 Musculus serratus posterior inferior

Der M. serratus posterior inferior setzt mit seinen vier Zacken an der 9. bis 12. Rippe an. Er kommt von der Fascia thoracolumbalis von unten an die Rippen heran.

Ausgangsstellung: Seitlage

Wir stehen hinter dem Patienten und tasten entlang der 9. bis 12. Rippe von kaudal kommend (s. Abb. 21.12) und behandeln dort die Maximalpunkte.

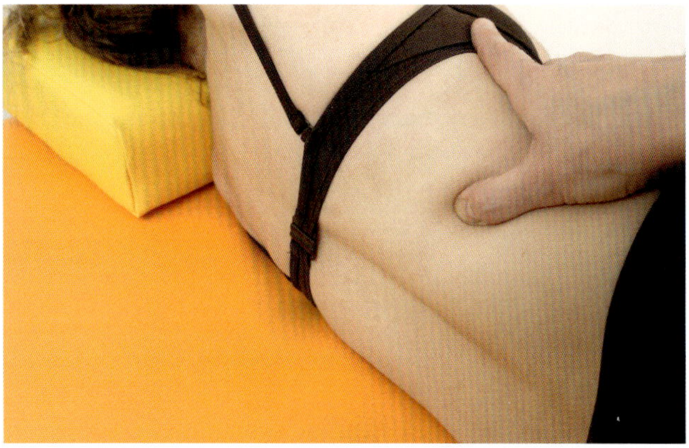

Abb. 21.12 Behandlung M. serratus posterior inferior

21.4 BRUSTKORB

21.4.1 Musculus pectoralis major

Die unteren Anteile des M. pectoralis major entspringen von der 6. und 7. Rippe. Die eher waagerecht verlaufenden Anteile des M. pectoralis major haben ihren Ursprung am Brustbein und an den Sternokostalgelenken. Der kraniale Teil des M. pectoralis entspringt von der medialen Hälfte der Unterkante des Schlüsselbeines.

Ausgangsstellung: Rückenlage

Wir tasten uns von unten an das Schlüsselbein heran (s. Abb. 21.13). Die mediale Hälfte untersuchen wir auf T-Schmerzpunkte und behandeln die Maximalpunkte.

Beim mittleren Anteil beginnen wir mit der Palpation unterhalb des Sternoklavikulargelenkes. Von dort wandern wir weiter entlang der äußeren Kante des Brustbeines und über den Sternokostalgelenken bis zum Ende des Sternums (s. Abb. 21.14).

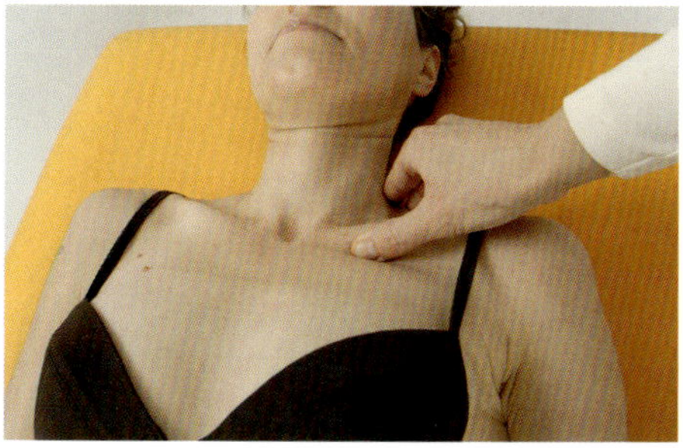

Abb. 21.13 Behandlung M. pectoralis major, oberer Anteil

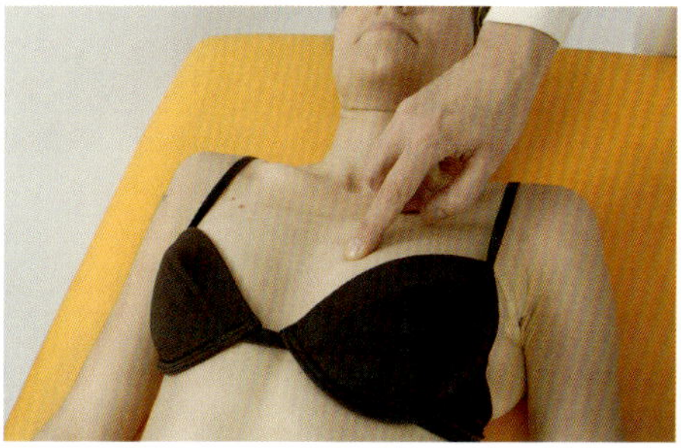

Abb. 21.14 Behandlung M. pectoralis major, mittlerer Anteil

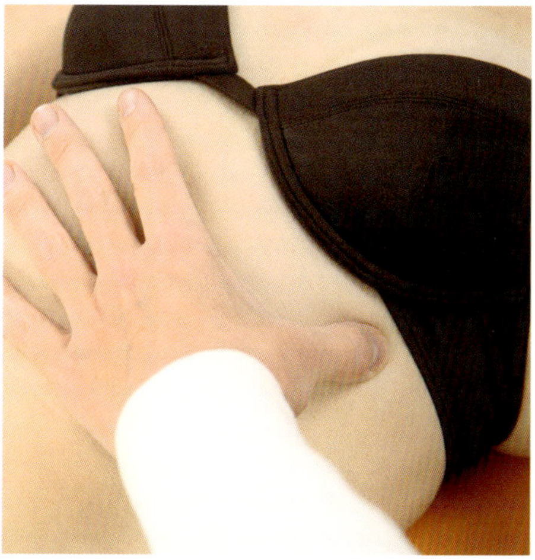

Die Ansatzstellen an der 6. und 7. Rippe liegen oberhalb des Rippenbogens. Bei Frauen müssen wir uns beim Palpieren evtl. vorsichtig unter das Drüsengewebe der Brust schieben (s. Abb. 21.15).

Abb. 21.15 Behandlung M. pectoralis major, unterer Anteil

21.4.2 Musculus pectoralis minor

Der M. pectoralis minor hat seinen Ansatz am Processus coracoideus des Schulterblattes und den Rippen 3 bis 5, die unterhalb des M. pectoralis major liegen.

Ausgangsstellung: Rückenlage

Zum einen können wir den Processus coracoideus unterhalb des lateralen Endes des Schlüsselbeines abtasten. Dort strahlt der M. pectoralis minor von kaudal in den Processus coracoideus ein. Zum anderen können wir versuchen, uns von lateral unter den M. pectoralis major zu schieben, um dort Verklebungen zwischen den beiden Muskeln zu lösen (s. Abb. 21.16).

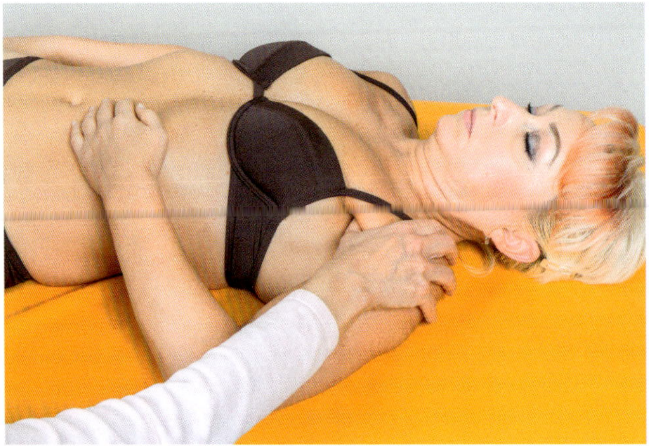

Abb. 21.16 Behandlung M. pectoralis minor

21.4.3 Musculus serratus anterior

Der M. serratus anterior kommt von der 1. bis 9. Rippe und zieht zur Margo medialis und zum Angulus inferior an die Innenseite der Scapula.

Ausgangsstellung: Seitlage

Der obere Arm wird vor dem Körper in ca. 90° Flexion in Schulter- und Ellbogengelenk gelagert.

Die Ansatzstelle auf der 1. Rippe befindet sich direkt unterhalb der Mitte des Schlüsselbeines. Die Ansatzstelle auf der 2. Rippe befindet sich etwas medial vom Processus coracoideus. Die Ansatzstelle auf der 3. Rippe befindet sich etwa zwei Zentimeter kaudal medial des Processus coracoideus. Von diesem Punkt aus senkrecht nach kaudal findet man die übrigen Ansatzstellen des Muskels auf der 4. bis 9. Rippe.

Wir beginnen an der 9. Rippe seitlich am Thorax. Von dort tasten wir etwa acht Zentimeter nach ventral entlang dieser Rippe (s. Abb. 21.17). Auf diese Weise arbeiten wir uns bis zur 1. Rippe hoch. Häufig ist das Gewebe vor der Achsel besonders verklebt. Unter Umständen ist es sinnvoll, den Patienten in Rückenlage zu lagern, wenn wir das Gewebe auf den ersten zwei Rippen behandeln.

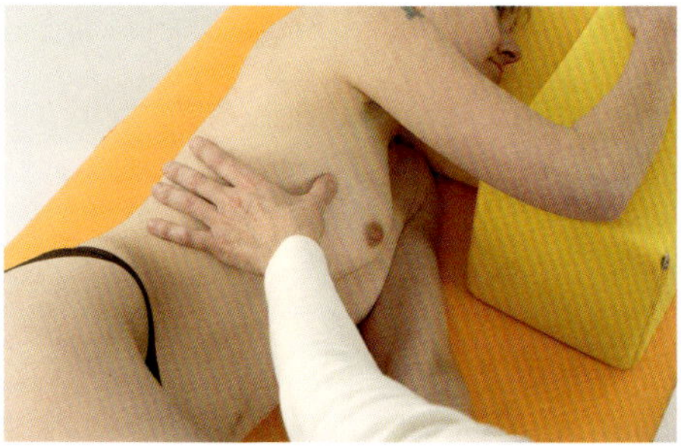

Abb. 21.17 Behandlung M. serratus anterior

21.4.4 Musculi intercostales

Die Mm. intercostales füllen die Zwischenrippenräume aus. Die untere Hälfte des Brustkorbes können wir am besten aus Seitlage palpieren. Dabei gleiten wir zwischen den Rippen von dorsal nach ventral und zurück.

Um in Höhe des Schulterblattes die Interkostalmuskeln zu palpieren, können wir den Patienten in Bauchlage nahe an der Bankkante mit herunterhängendem Arm lagern. So rutscht das Schulterblatt weit nach lateral und gibt mehr Thoraxfläche frei.

Die seitlichen Interkostalräume in Höhe des Schulterblattes lassen sich wieder gut in Seitlage untersuchen. Dabei liegt die obere Hand des Patienten auf dessen Hüfte. Der Ellbogen ist dabei leicht gebeugt, wodurch die Schulter in Retraktion fällt.

Die ventralen Zwischenrippenräume neben dem Brustbein sind am besten aus der Rückenlage zu erreichen.

21.4.5 Musculus serratus posterior superior

Der M. serratus posterior superior setzt an der Dorsalfläche der 2. bis 5. Rippen an.

Ausgangsstellung: Seitlage

Die obere Schulter sollte locker in Protraktion fallen.

Wir setzen uns hinter den Patienten in Höhe der oberen Brustwirbelsäule und tasten die 2. bis 5. Rippe in Höhe der Rippenwirbelgelenke (s. Abb. 21.18). Von dort wandern wir nach lateral bis zum Schulterblatt und behandeln die Maximalpunkte.

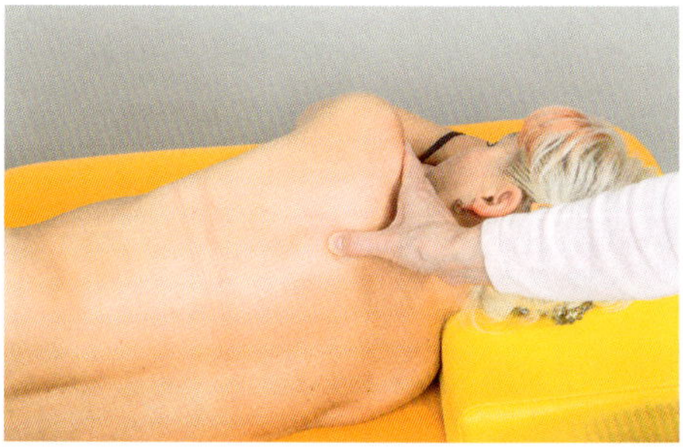

Abb. 21.18 Behandlung M. serratus posterior superior

21.4.6 Musculus subclavius

Der M. subclavius setzt an der 1. Rippe direkt neben dem Manubrium unterhalb der Clavicula an.

Ausgangsstellung: Rückenlage

Die Ansatzstelle dieses Muskels ist nur etwa zwei Zentimeter breit. Wir finden sie auf dem kleinen Stück der ersten Rippe, das unterhalb des Schlüsselbeines zu tasten ist (s. Abb. 21.19).

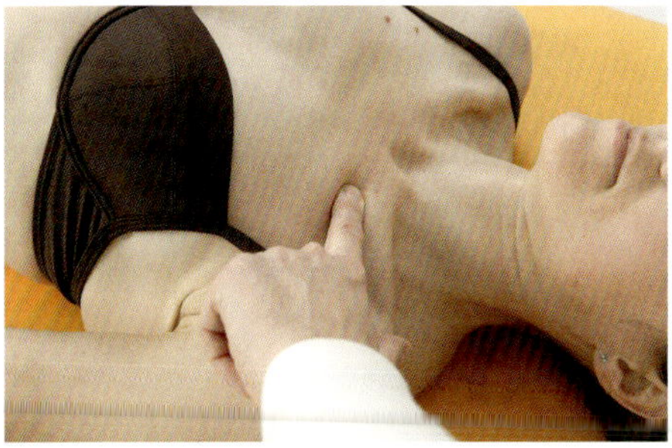

Abb. 21.19 Behandlung M. subclavius

21.5 SKAPULA UND OBERARME

21.5.1 Musculus teres minor und major

Der M. teres major entspringt vom distalen Drittel der Margo lateralis scapulae. Der M. teres minor vom proximalen Drittel der Margo lateralis scapulae.

Ausgangsstellung: Seitlage

Wir tasten entlang des lateralen Randes des Schulterblattes genau auf der Kante (s. Abb. 21.20). und auf der angrenzenden Dorsalfläche vom unteren Schulterblattwinkel bis zum Tuberculum infraglenoidale unterhalb der Gelenkpfanne.

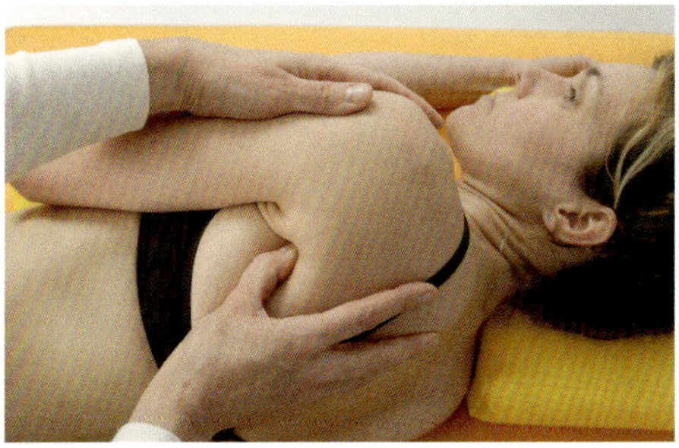

Abb. 21.20 Behandlung M. teres minor und major

21.5.2 Musculus infraspinatus

Der M. infraspinatus entspingt von der Fossa infraspinata und vom medialen Schulterblattrand.

Ausgangsstellung: Seitlage

Wir tasten um den medialen Randwulst der Skapula herum zur Fossa infraspinata, beginnend beim unteren Schulterblattwinkel bis hinauf zur Spina scapulae (s. Abb. 21.21). Danach untersuchen wir die gesamte Fläche der Skapula.

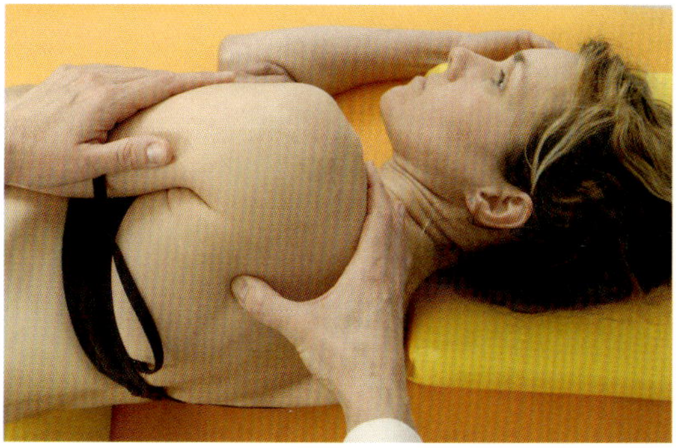

Abb. 21.21 Behandlung M. infraspinatus

21.5.3 Musculus subscapularis

Der M. subscapularis entspringt von der Innenfläche der Skapula. Dort erreichen wir leider nur die lateralen Fasern, was aber meistens schon sehr hilfreich ist. Es gibt verschiedene Möglichkeiten unter das Schulterblatt zu gelangen: aus der Rücken-, Seit- oder Bauchlage.

Ausgangsstellung: Rückenlage

Wir stellen uns an das Kopfende der Bank und halten mit der einen Hand den Arm des Patienten in ca. 120° Schulterflexion und gebeugtem Ellbogen. Mit dem Daumen der anderen Hand tasten wir vom lateralen Skapularand auf die Innenseite der Skapula (s. Abb. 21.22). Dort können wir die Innenseite von der Skapulaspitze bis zur Achsel untersuchen und gegebenenfalls einen Maximalpunkt behandeln.

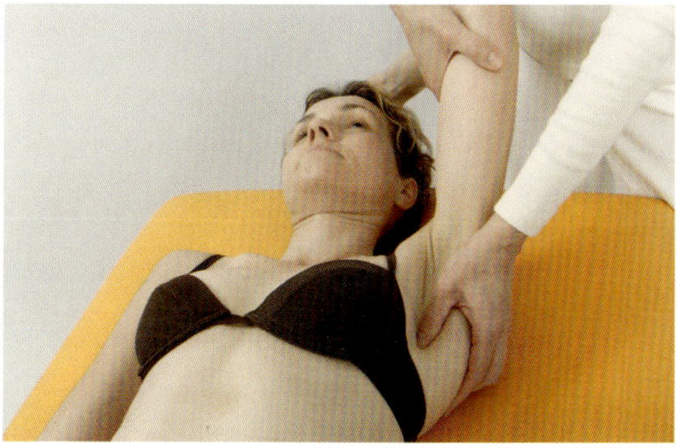

Abb. 21.22 Behandlung M. subscapularis aus Rückenlage

Ausgangsstellung: Seitlage

Es ist auch möglich, den Patienten auf die betroffene Seite zu legen und so an den Innenrand der Skapula zu gelangen. Wenn er genau seitlich auf der Schulter liegt, wird das Schulterblatt Richtung Wirbelsäule geschoben und es ist möglich, sich von oben darunter zu schieben (s. Abb. 21.23).

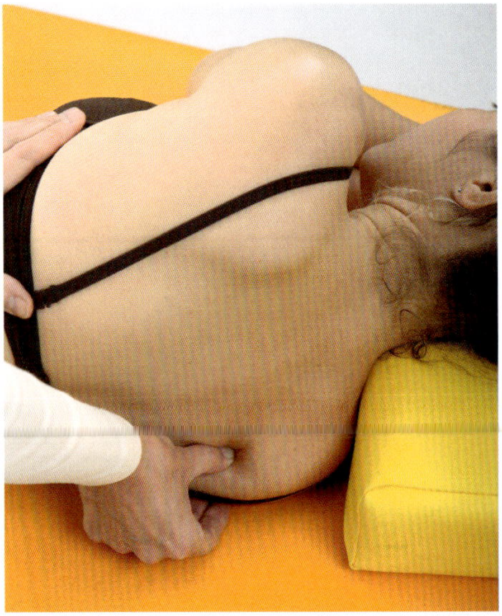

Abb. 21.23 Behandlung M. subscapularis aus Seitlage

Ausgangsstellung: Bauchlage

Wir lagern den Patienten in Bauchlage mit 90° Abduktion des Armes. Der Unterarm hängt von der Bank. Am besten setzen wir uns bei der Palpation und versuchen uns von der Seite unter die Skapula zu schieben (s. Abb. 21.24).

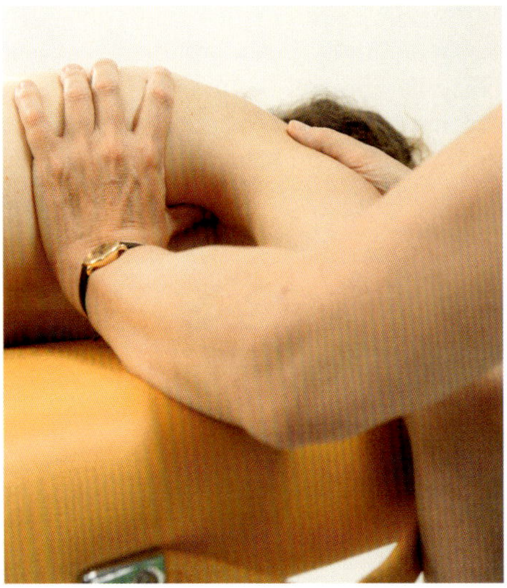

Abb. 21.24 Behandlung M. subscapularis aus Bauchlage

21.5.4 Musculus deltoideus

Die Pars clavicularis des M. deltoideus entspringt von der Unterkante des lateralen Drittels des Schlüsselbeines. Die Pars acromialis entspringt vom lateralen Akromionrand und die Pars spinalis kommt vom Unterrand der Spina scapulae. Die ersten beiden Anteile erreichen wir aus der Rückenlage, die Pars spinalis aus der Seitlage.

Ausgangsstellung: Rückenlage

Wir tasten uns von unten an das Schlüsselbein heran und untersuchen das laterale Drittel. Dann gehen wir weiter um das Akromion herum und tasten dort nach Verklebungen (s. Abb. 21.25).

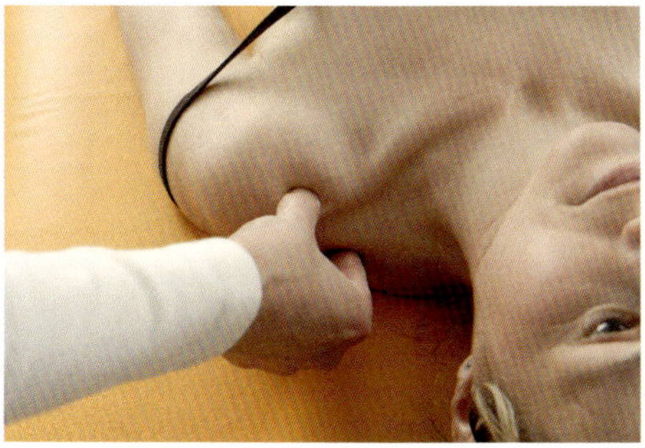

Abb. 21.25 Behandlung M. deltoideus, pars clavicularis

Ausgangsstellung: Seitlage

Wir setzen uns hinter den Patienten in Höhe des Schulterblattes und tasten entlang der Unterkante der gesamten Spina scapulae (s. Abb. 21.26).

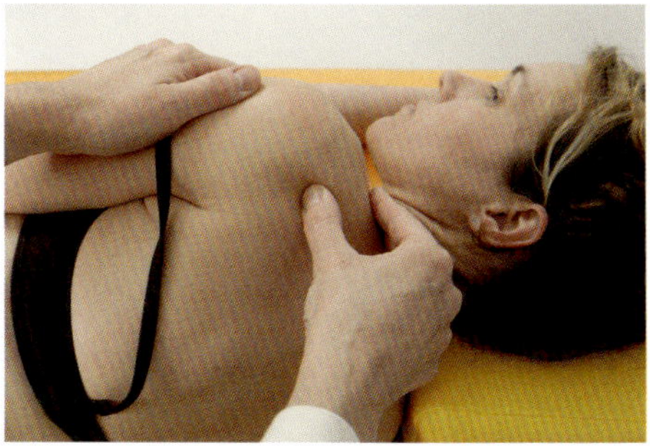

Abb. 21.26 Behandlung M. deltoideus, pars spinalis

21.5.5 Musculus biceps brachii

Der Biceps brachii mit seinen zwei Köpfen bietet verschiedene relevante Tastgebiete. Wir untersuchen den Sulcus intertubercularis, in dem die Sehne des Caput longum verläuft. Das ist ein knöcherner Kanal, der zwischen dem Tuberculum majus und minus liegt. Auch das Coracoid als Ansatz des Caput brevis und die gemeinsame Insertion am Tuberculum radii des Unterarmes palpieren wir. Den Muskelbauch auf der Ventralseite des Oberarms sollten wir ebenfalls abtasten.

Ausgangsstellung: Rückenlage

Der betroffene Arm muss so liegen, dass das Olekranon des Ellbogens senkrecht nach unten Richtung Unterlage zeigt.

In dieser Lage befindet sich der Sulkus direkt ventral am Oberarmkopf und wir können ihn gut tasten. Die Sehne können wir etwa zwei Zentimeter im Verlauf des Sulkus von oben nach unten auf T-Schmerzpunkte untersuchen (s. Abb. 21.27).

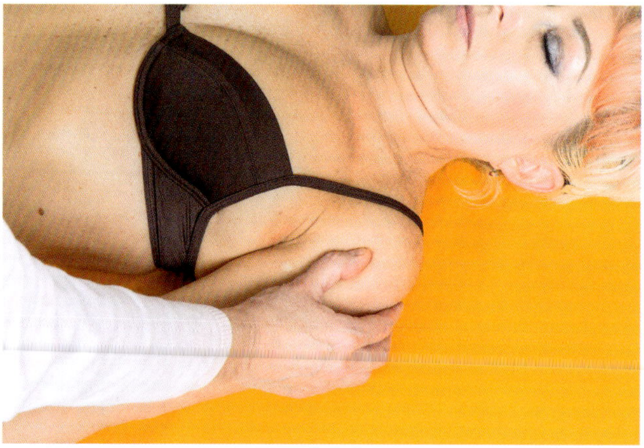

Abb. 21.27 Behandlung Sulcus intertubercularis

Auch das Coracoid erreichen wir gut in Rückenlage. Hier ist es der kaudal-laterale Bereich des Coracoids, der uns interessiert (s. Abb. 21.28).

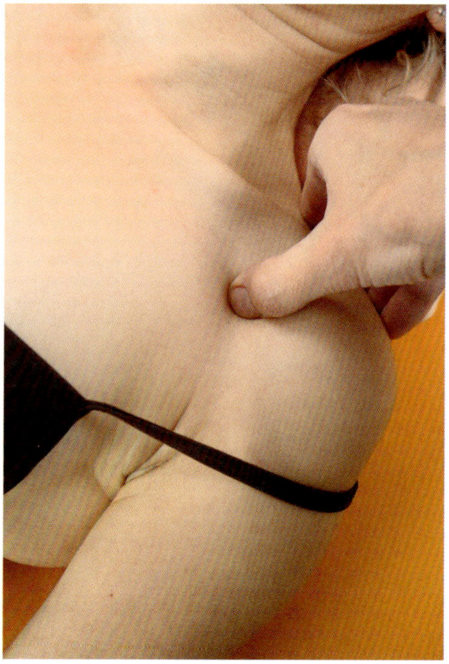

Abb. 21.28 Behandlung M. biceps brachii brevis

Den Muskelbauch palpieren wir während der Ellbogen 90° gebeugt ist und die Hand des Patienten auf dem Bauch liegt (s. Abb. 21.29).

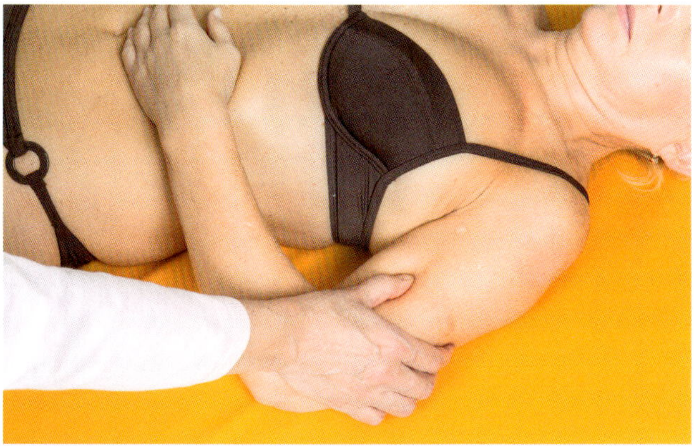

Abb. 21.29 Behandlung M. biceps brachii, Muskelbauch

Ausgangsstellung: Sitz

Das Tuberculum radii ist am besten zu erreichen, wenn der Patient sitzt. Der Patient sitzt angelehnt auf einem Stuhl neben der Behandlungsbank. Die Bank sollte so in der Höhe eingestellt sein, dass der Unterarm aufliegt, ohne dass die Schulter hochgeschoben wird. Um an das Tuberculum radii zu gelangen, muss der Unterarm supiniert sein. Wir stehen hinter dem Patienten und kommen von oben an den Unterarm. Ungefähr zwei Zentimeter kaudal der Ellenbeuge können wir auf der Radialseite das Tuberculum ertasten und ggf. behandeln (s. Abb. 21.30).

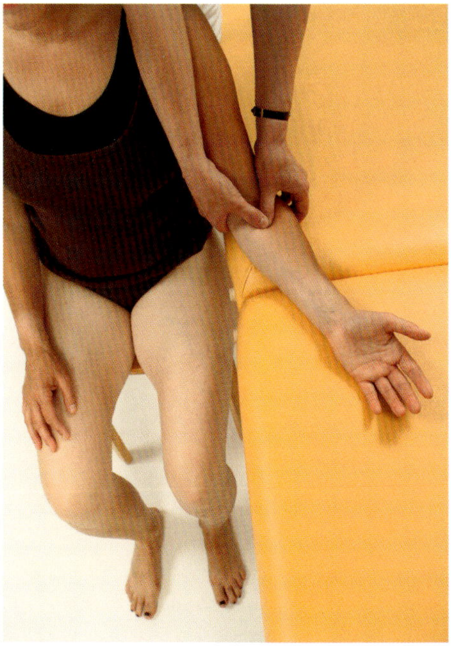

Abb. 21.30 Behandlung am Tuberculum radii

21.5.6 Musculus coracobrachialis

Wie der kurze Bizepskopf, entspringt der M. coracobrachialis vom Processus coracoideus, lateral-kaudal, wo wir ihn auch behandeln (s. Abb. 21.28).

21.5.7 Musculus triceps brachii

Der lange Kopf des M. triceps brachii entspringt vom Tuberculum infraglenoidale. Die beiden anderen Anteile haben ihren Ursprung medial und lateral vom Humerus. Sie treffen sich in einer Sehnenplatte oberhalb des Olekranons.

Ausgangsstellung: Bauchlage

Der zu behandelnde Arm liegt in ca. 80° Abduktion und hängt mit dem Unterarm von der Bank.

Wie schon bei den Teresmuskeln tasten wir entlang der Margo lateralis des Schulterblattes bis zum Tuberculum infraglenoidale. Manchmal ist es besser, sich dabei unter den M. deltoideus zu schieben, manchmal können wir aber auch durch den M. deltoideus hindurch tasten (s. Abb. 21.31).

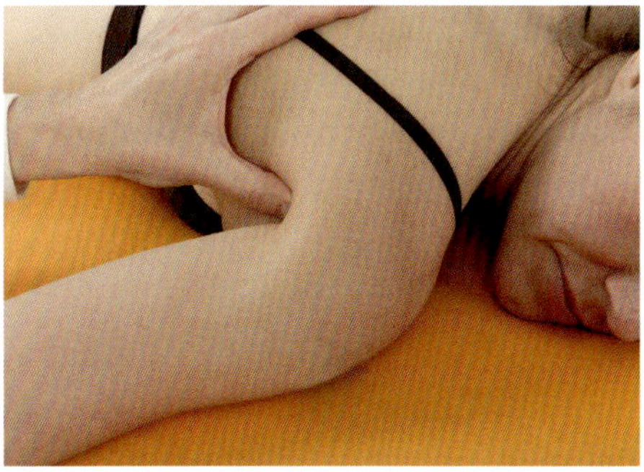

Abb. 21.31 Behandlung M. triceps brachii am Tuberculum infraglenoidale

Das Caput laterale und mediale behandeln wir am besten im Bereich des Überganges zu der Sehnenplatte, die im unteren Drittel der Rückseite des Oberarmes liegt. Von der Mitte der Rückseite des Oberarmes tasten wir bis zum Olekranon, zunächst mehr medial, dann mehr lateral, entlang des Muskelsehnenübergangs (s. Abb. 21.32).

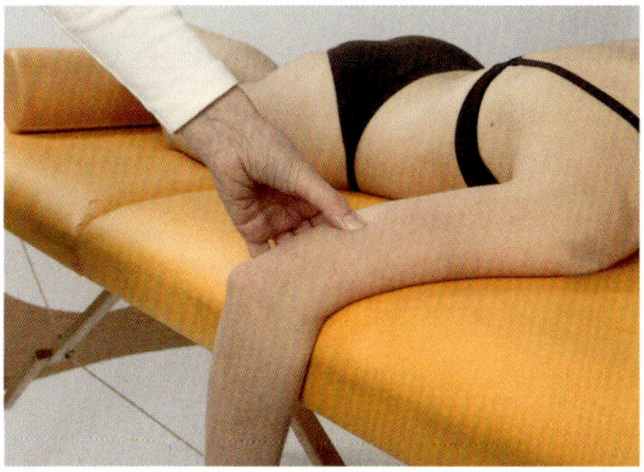

Abb. 21.32 Behandlung M. triceps brachii, caput laterale und mediale

21.5.8 Musculus brachioradialis, M. extensor carpi radialis longus

Diese Muskeln entspringen von der Crista supracondylaris lateralis humeri, der Knochenleiste oberhalb des Epicondylus lateralis.

Ausgangsstellung: Rückenlage

Die Hand des betroffenen Armes liegt entspannt auf dem Bauch des Patienten.

Wir ertasten zunächst den Epicondylus lateralis. Von dort aus tasten wir etwa fünf Zentimeter weiter an der Innenseite des lateralen Oberarmes nach kranial (s. Abb. 21.33) und behandeln die Maximalpunkte auf dieser Linie.

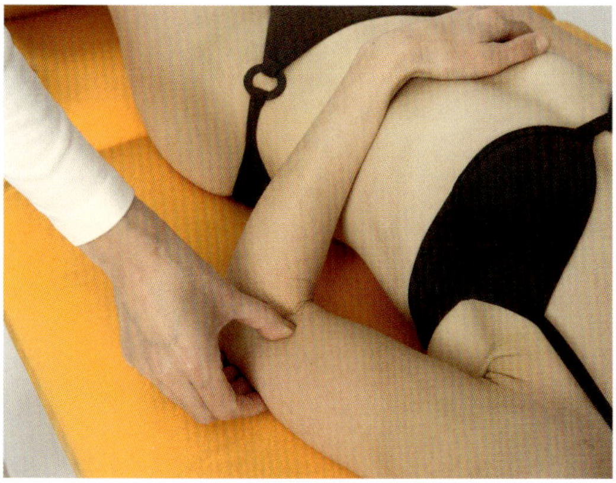

Abb. 21.33 Behandlung M. brachioradialis und M. extensor carpi radialis longus

21.6 UNTERARME

21.6.1 Finger- und Handflexoren

Zu den Hand- und Fingerflexoren gehören folgende Muskeln:

- **M. flexor digitorum superficialis**
  Entspringt von der ventralen Fläche des Epicondylus medialis humeri, vom Processus coronoideus ulnae und vom mittleren Drittel der Ventralfläche des Radius.
- **M. flexor digitorum profundus**
  Entspringt von den proximalen zwei Dritteln der Palmarfläche der Ulna.
- **M. flexor carpi radialis**
  Entspringt von der ventralen Fläche des Epicondylus medialis humeri.
- **M. flexor pollicis longus**
  Entspringt von der Ventralfläche des Radius (mittleres Drittel).

- **M. flexor carpi ulnaris**
  Entspringt vom Epicondylus medialis humeri distal medial, vom Olecranon und der Margo posterior ulnae (der dem Radius abgewandten Seite).
- **M. palmaris longus**
  Entspringt von der lateral-ventralen Kante des Epicondylus medialis humeri.

Ausgangsstellung: Rückenlage

Der Arm des Patienten liegt neben dem Körper in Supination mit einem Kissen unter der Hand, damit eine leichte Ellbogenflexion entsteht.

Wir palpieren die gesamte Innenfläche des Unterarmes. Zunächst die ventrale Fläche des Epicondylus medialis humeri (s. Abb. 21.34). Danach tasten wir entlang der Ventralfläche des Radius (s. Abb. 21.35) und dann entlang der proximalen zwei Drittel der Ulna (s. Abb. 21.36).

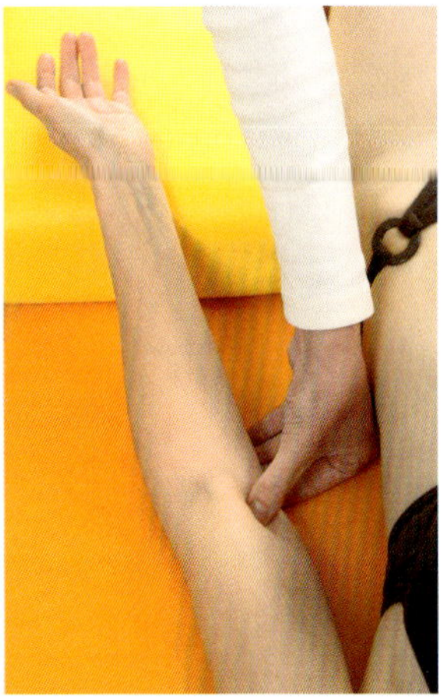

Abb. 21.34 Behandlung Epicondylus medialis humeri

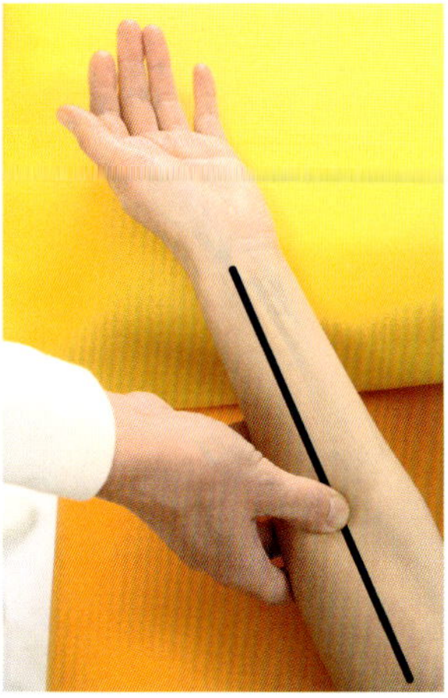

Abb. 21.35 Ventralfläche des Radius mit Palpationslinie

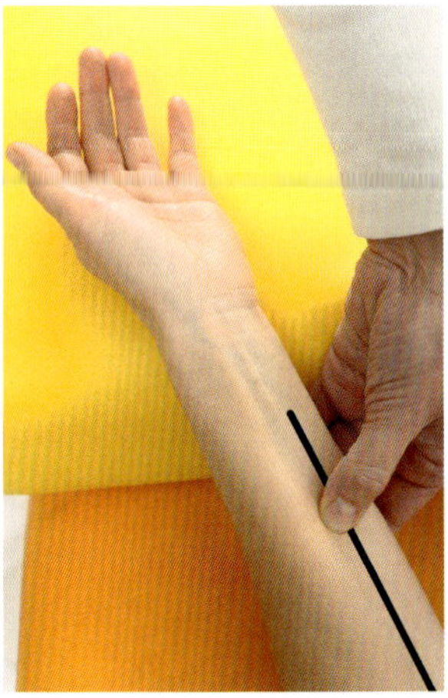

Abb. 21.36 Ventralfläche der Ulna mit Palpationslinie

Die Knochenkante der Ulna lässt sich besser palpieren, wenn die Hand des Patienten auf seinem Bauch liegt.

Wir ertasten das Olekranon und gleiten von dort nach distal, entlang der prominenten Kante der Ulna (margo posterior ulnae) bis zur Mitte der Ulna.

21.6.2 Finger- und Handextensoren

Zu den Hand- und Fingerflexoren gehören folgende Muskeln:

- **M. extensor indicis**
  Entspringt vom distalen Drittel der Dorsalseite der Ulna, dem Radius zugewandt.
- **M. extensor pollicis longus**
  Entspringt vom mittleren Drittel der Dorsalseite der Ulna, dem Radius zugewandt.

- **M. extensor pollicis brevis**
  Entspringt von der Mitte der Dorsalseite von Radius und Ulna.
- **M. abductor pollicis longus**
  Entspringt etwas oberhalb von der Mitte der Dorsalseite von Radius und Ulna.

Ausgangsstellung: Bauchlage

Der betroffene Arm liegt neben dem Körper ca. 80° vom Körper weggestreckt, die Handfläche zeigt nach unten. Damit der Unterarm noch eine Auflagefläche hat, benutzen wir einen senkrecht gestellten Quader direkt neben der Bank. Die Schulter unterlagern wir ggf. mit einem kleinen Polster, damit sie nicht so sehr in Protraktion fällt.

Wir ertasten zunächst das Radiusköpfchen unterhalb des Epicondylus lateralis. Dann tasten wir weiter entlang der Dorsalfläche des Radius und auch im Gewebe zwischen Radius und Ulna (s. Abb. 21.37). Dort finden sich besonders häufig Verklebungen. Danach tasten wir entlang der Dorsalfläche der Ulna, besonders die dem Radius zugewandte Fläche.

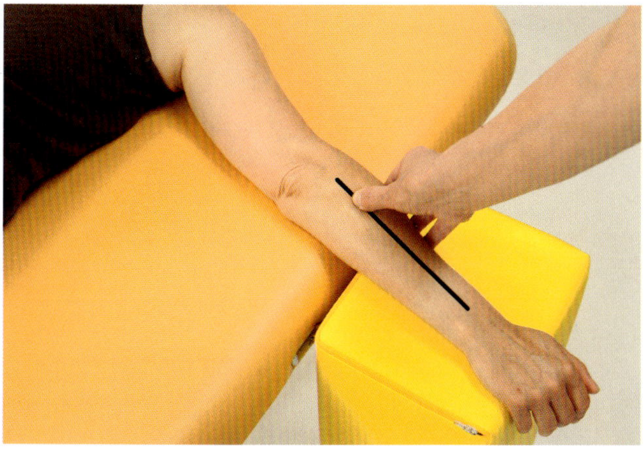

Abb. 21.37 Behandlung Finger- und Handextensoren

Weitere Extensoren sind:

- **M. extensor carpi radialis brevis**
  Entspringt von der lateralen Kante des Epicondylus lateralis humeri.
- **M. extensor digitorum**
  Entspringt von der Dorsalseite des Epicondylus lateralis humeri zusammen mit dem M. extensor carpi ulnaris.

Ausgangsstellung: Rückenlage

Die Hand des betroffenen Armes liegt entspannt auf dem Bauch des Patienten.

Wir ertasten den Epicondylus lateralis und untersuchen diese Region von allen Seiten auf der Suche nach schmerzhaften Verklebungen (s. Abb. 21.38).

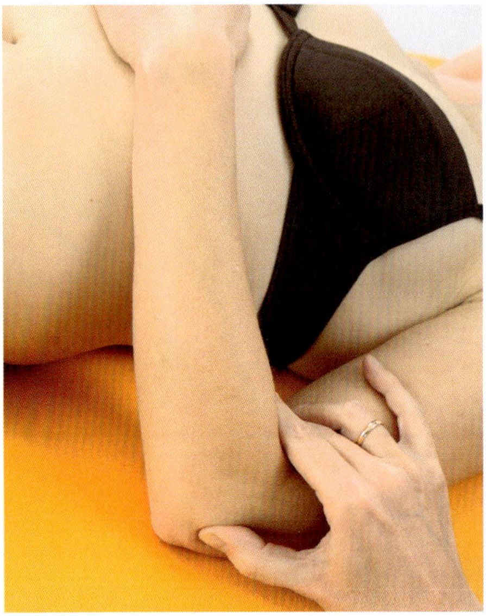

Abb. 21.38 Behandlung Epicondylus lateralis

21.6.3 Musculus pronator teres

Der M. pronator teres entspringt vom Processus coronoideus ulnae, von wo aus er oft schwer zu erreichen ist, und setzt an der lateralen Kante des Radius in der oberen Hälfte an.

Ausgangsstellung: Rückenlage

Die Hand des betroffenen Armes liegt entspannt auf dem Bauch des Patienten.

Wir tasten entlang der lateralen Kante des Radius vom Ellbogen bis ca. zur Mitte des Radius (s. Abb. 21.39). Dabei gleiten wir mit dem tastenden Finger immer etwas nach medial um die Kante herum. In dieser Region werden wir fast immer fündig.

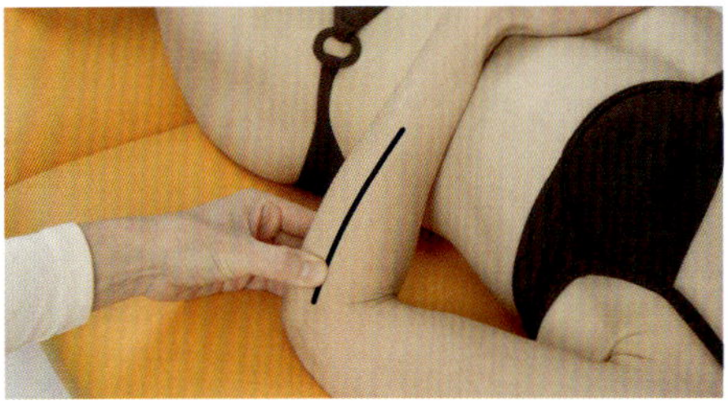

Abb. 21.39 Behandlung M. pronator teres mit Palpationslinie

21.6.4 Musculus supinator

Dieser Muskel setzt am proximalen Drittel der Dorsalfläche des Radius unterhalb des Radiusköpfchens an. Wir erreichen ihn automatisch, wenn wir die Streckseite des Unterarmes untersuchen, so wie bei den Hand- und Fingerextensoren beschrieben (s. Abb. 21.37).

21.7 SCHULTERGÜRTEL/ HALS/KOPF

21.7.1 Musculus trapezius descendens und transversus

Der M. trapezius pars descendens, setzt an der Oberkante des Schlüsselbeines am lateralen Drittel an. Die Pars transversa setzt an der Oberkante des Akromions und der Spina scapulae an.

Ausgangsstellung: Rückenlage

Wir tasten entlang der Oberkante des Schlüsselbeines (laterales Drittel). Dabei versuchen wir, uns von dorsal an die Kante heranzutasten (s. Abb. 21.40).

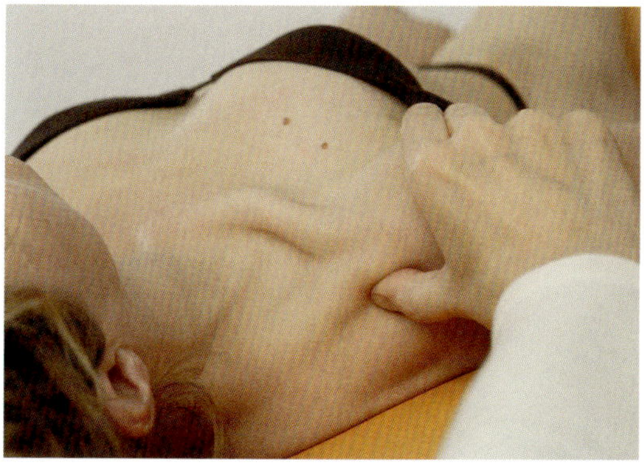

Abb. 21.40 Behandlung M. trapezius descendens

Ausgangsstellung: Seitlage

Wir tasten am Akromion entlang zur Oberkante der Spina scapulae bis zum medialen Rand der Skapula (s. Abb. 21.41).

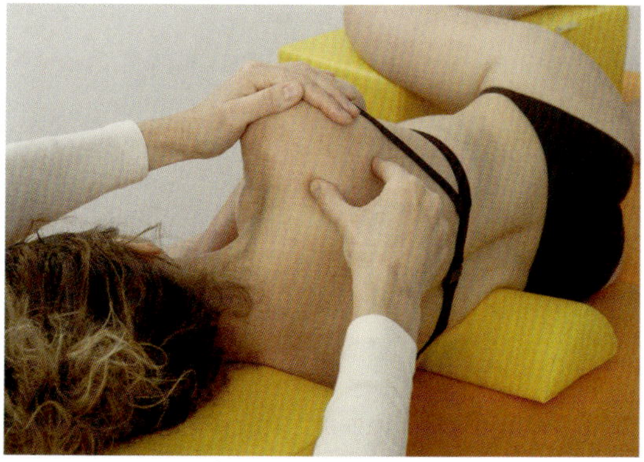

Abb. 21.41 Behandlung M. trapezius transversus

21.7.2 Musculus sternocleidomastoideus

Der M. sternocleidomastoideus entspringt vom medialen Drittel der Clavikula und vom Manubrium sterni.

Ausgangsstellung: Rückenlage

Wir setzen uns an das Kopfende der Behandlungsbank und tasten entlang der Oberkante des Schlüsselbeines von der Mitte der Clavikula beginnend nach medial bis zu deren Ende (s. Abb. 21.42). Danach palpieren wir das obere Ende des Brustbeines, direkt medial vom Sternoklavikulargelenk. Bei dieser Palpation haben wir auch noch das Platysma unter den Fingern und wenn wir versuchen, uns unter die Clavikula und das Manubrium zu schieben, erreichen wir auch den Rand der faszialen Auskleidung des Thorax.

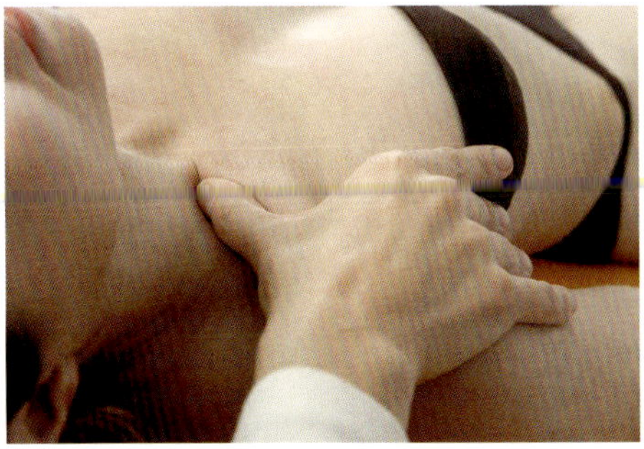

Abb. 21.42 Behandlung M. sternocleidomastoideus

21.7.3 Musculi scalenii

Die Mm. scalenii bestehen aus drei Muskeln. Zwei von ihnen setzen an der ersten Rippe seitlich des Halses an, der dritte, mehr dorsal liegende, an der zweiten Rippe seitlich des Halses.

Ausgangsstellung: Rückenlage

Wir sitzen am Kopfende der Behandlungsbank und tasten entlang der ersten Rippe, seitlich vom Kopf, direkt am Halsansatz und oberhalb der Clavikula mit Druck nach kaudal (s. Abb. 21.43). Die zweite Rippe erreichen wir zwischen Schlüsselbein (Mitte) und Oberkante des Schulterblattes (Mitte).

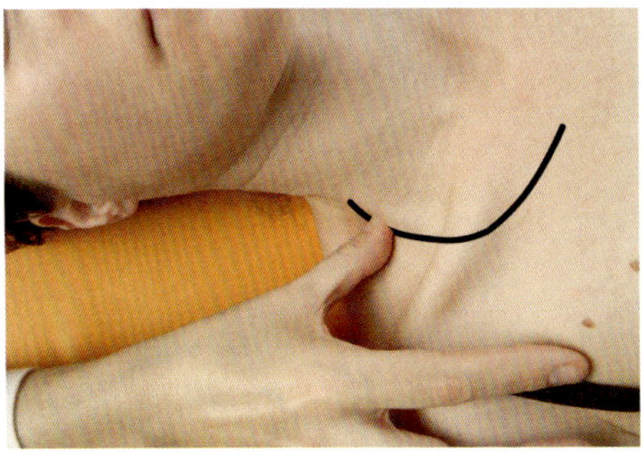

Abb. 21.43 Behandlung M. scalenii mit Palpationslinie

Wir können die Mm. scalenii auch aus der Seitlage behandeln. Der Vorteil dabei ist, dass wir mit einer Hand den Schultergürtel des Patienten mehr in Protraktion oder mehr in Retraktion so einstellen können, dass die oberen zwei Rippen gut zugänglich sind.

21.7.4 Musculus longus capitis

Dieser Muskel entspringt an den Tubercula anterioria der Querfortsätze 3 bis 6.

Ausgangsstellung: Rückenlage

Wir setzen uns an das Kopfende des Patienten und tasten vorsichtig entlang der Vorderflächen der Querfortsätze 3 und 4 ventral (s. Abb. 21.44) und 5 und 6 dorsal vom M. sternocleidomastoideus. Dort behandeln wir die Maximalpunkte mit sanftem Druck. Meist ist der Ansatzpunkt am 6. Halswirbel der schmerzhafteste.

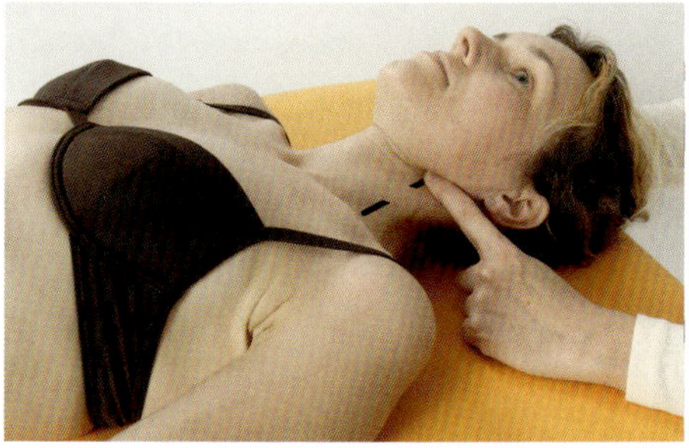

Abb. 21.44 Behandlung M. longus capitis mit Palpationslinie

21.7.5 Musculus occipitofrontalis, Schädeldecke

Der M. occipitofrontalis besteht aus dem M. frontalis und dem M. occipitalis, die durch die Galea aponeurotica (Schädelfaszie) miteinander verbunden sind. Sie bilden die oberste horizontale Ebene des Körpers (s. Kap. 8).

Ausgangsstellung: Rückenlage

Wir palpieren sowohl den Ansatz direkt auf den Augenbrauen (s. Abb. 21.45), als auch den gesamten Schädel (s. Abb. 21.46), insbesondere in jenen Bereichen, in denen wir alte Verletzungen vermuten. Eventuell ist es dafür sinnvoll, in die Seitlage zu wechseln.

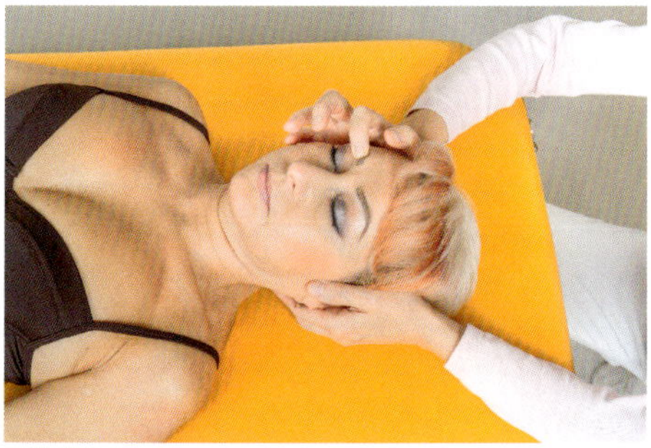

Abb. 21.45 Behandlung M. occipitofrontalis

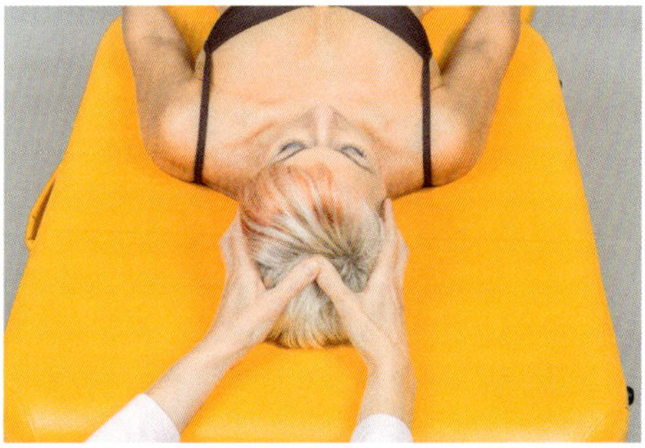

Abb. 21.46 Behandlung Schädeldecke

21.7.6 Nackenmuskeln

Zu den Nackenmuskeln gehören der M. splenius capitis, der M. semispinalis capitis, der M. longissimus capitis, der M. rectus capitis posterior minor u. major und der M. obliquus capitis superior. Diese Muskeln setzen am Hinterhaupt an, manche an der Unterkante, manche weiter kranial. Der M. splenius capitis und der M. longissimus capitis setzen im Bereich des Processus mastoideus an.

Ausgangsstellung: Rückenlage (wenn möglich ohne Kopfkissen)

Günstig ist es, wenn der offene Nasenschlitz der Bank direkt unter dem Nacken liegt. Dann haben wir mehr Platz für unsere Finger.

Wir setzen uns ans Kopfende und tasten zunächst entlang der Unterkante des Hinterhauptes von einem Processus mastoideus zum anderen. Danach tasten wir das Hinterhaupt noch zwei Mal quer von einer Seite zur anderen ab, jeweils einen Zentimeter nach kranial versetzt (s. Abb. 21.47). Findet sich die stärkste Verklebung im Bereich des Mastoids, ist es besser, die Behandlung in Seitlage durchzuführen, da der Kopf dann stabiler liegt (s. Abb. 21.48).

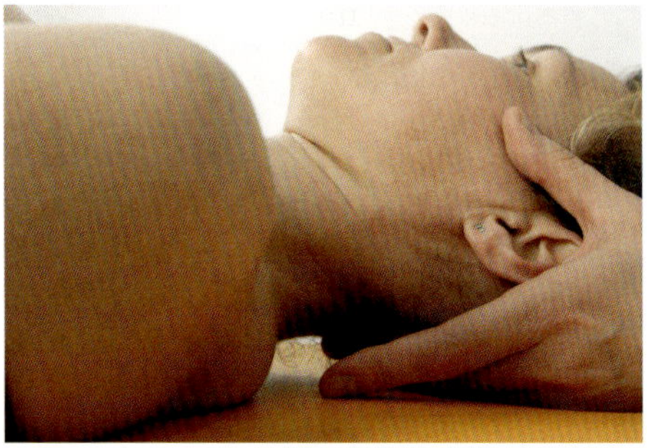

Abb. 21.47 Behandlung Nackenmuskeln aus Rückenlage

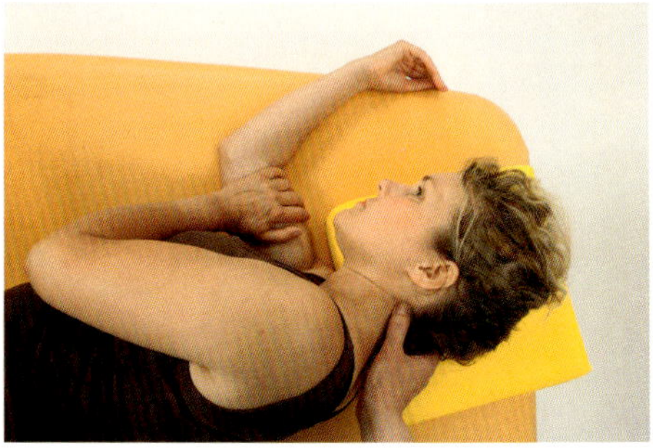

Abb. 21.48 Behandlung Nackenmuskeln aus Seitlage

21.7.7 Musculus levator scapulae

Der M. levator scapulae setzt am Angulus superior der Skapula und dem angrenzenden Teil der Margo medialis an.

Ausgangsstellung: Seitlage

Der obere Arm liegt auf der Hüfte des Patienten, sodass die Schulter in Retraktion fällt.

Vom Kopfende kommend schieben wir uns unter den M. trapezius. Mit der anderen Hand schieben wir die Skapula in Richtung Elevation, damit uns so der Angulus superior entgegenkommt und wir ihn gut abtasten können (s. Abb. 21.49).

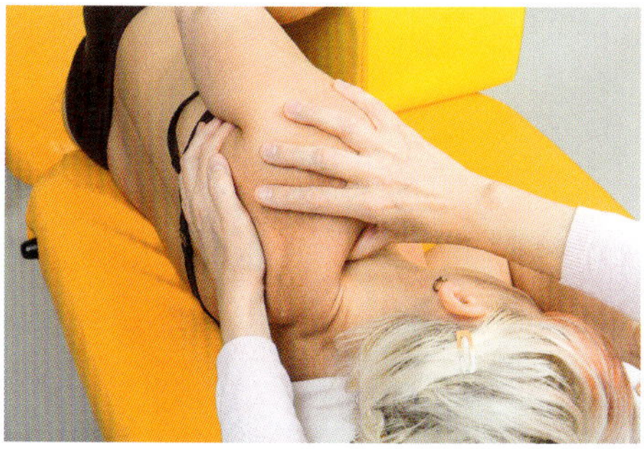

Abb. 21.49 Behandlung M. levator scapulae

21.7.8 Mundboden

Zum Mundboden gehören folgende Muskeln:

- **M. geniohyoideus**
  Spannt sich zwischen Unterkieferspitze und Zungenbein aus.
- **M. mylohyoideus**
  Kommt von der Innenseite des Unterkiefers und verläuft zum Zungenbein.
- **M. digastricus**
  Kommt von der Innenseite des Unterkiefers und läuft durch eine Schlaufe am Zungenbein weiter zum Processus mastoideus.

Ausgangsstellung: Rückenlage

Mit der einen Hand stützen wir den Kopf des Patienten, mit der anderen tasten wir entlang der Innenseite des Unterkieferknochens, beginnend beim Kiefergelenk bis zum Kinn (s. Abb. 21.50).

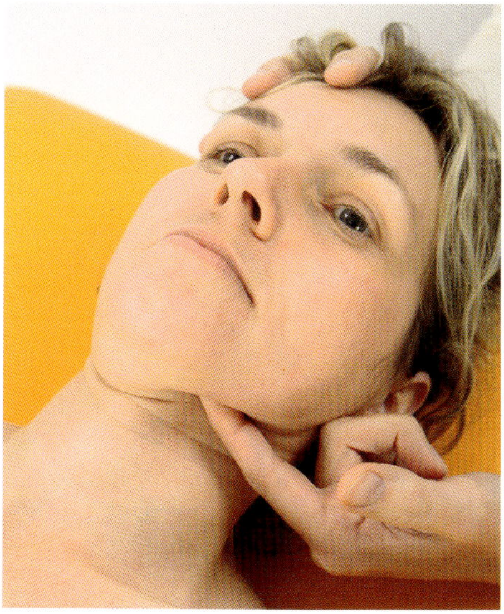

Abb. 21.50 Behandlung Mundboden

21.7.9 Gesichtsmuskeln

Unser gesamtes Gesicht ist bedeckt mit Muskeln. Ich möchte mich hier auf die wichtigsten beschränken. Wir behandeln im Gesicht, wenn es dort Verletzungen oder Operationen gab.

Ausgangsstellung: Rückenlage

Wir palpieren folgende Regionen:

21.7.9.1 Die Austrittsstellen des N. trigeminus

- N. ophthalmicus
  Tritt aus der Incisura supraorbitalis im ersten Drittel der Augenbraue medial aus. Genau wie beim M. frontalis palpieren wir entlang und direkt auf der Augenbraue (s. Abb. 21.45). Wir können dort ein Grübchen tasten und ggf. Verklebungen lösen.

- N. maxillaris
  Die Austrittsstelle dieses Nervs liegt einen Zentimeter unterhalb des unteren Augenhöhlenrandes. Wir ertasten den knöchernen Rand der Augenhöhle unterhalb des Auges und finden die Austrittsstelle in der Mitte (s. Abb. 21.51).

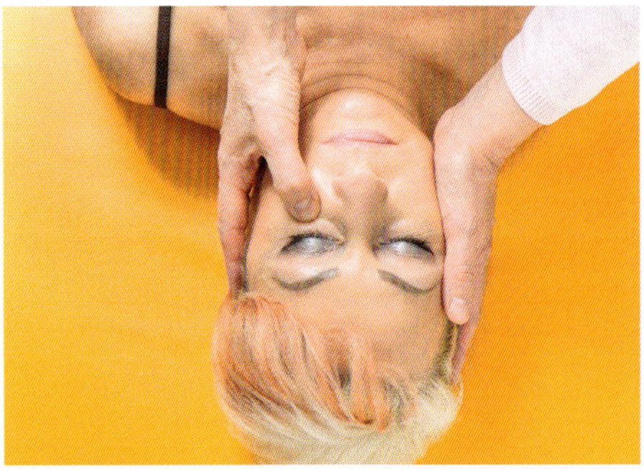

Abb. 21.51 Behandlung Austrittsstelle N. maxillaris

- N. mandibularis
  Ungefähr einen Zentimeter unterhalb des Mundwinkels können wir ein Grübchen tasten, wo der Nerv austritt (s. Abb. 21.52).

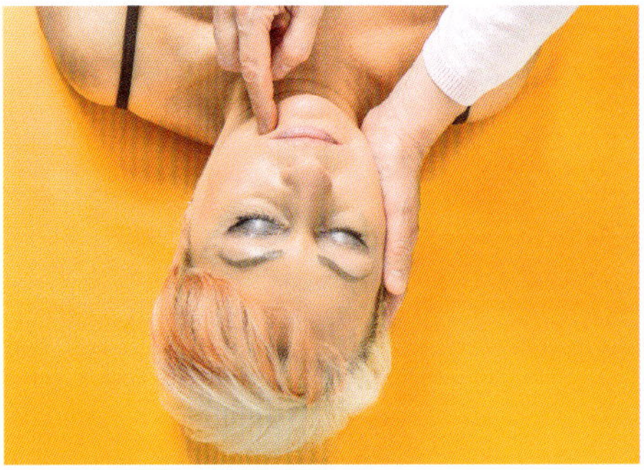

Abb. 21.52 Behandlung Austrittsstelle N. mandibularis

21.7.9.2 M. obliquus superior (Augenmuskel)

Diesen Muskel erreichen wir an der Innenseite der medialen Augenhöhle. Nur er ist überhaupt für unseren Finger zugänglich. Unser Patient hat seine Augen geschlossen und wir tasten uns vorsichtig neben der Nasenwurzel zum medialen Innenrand der Augenhöhle vor. Dort können wir ein kleines Höckerchen fühlen, durch den der Muskel hindurch läuft (s. Abb. 21.53). Diese Behandlung ist interessant, wenn die Blickrichtung Einfluss auf den Schmerz hat.

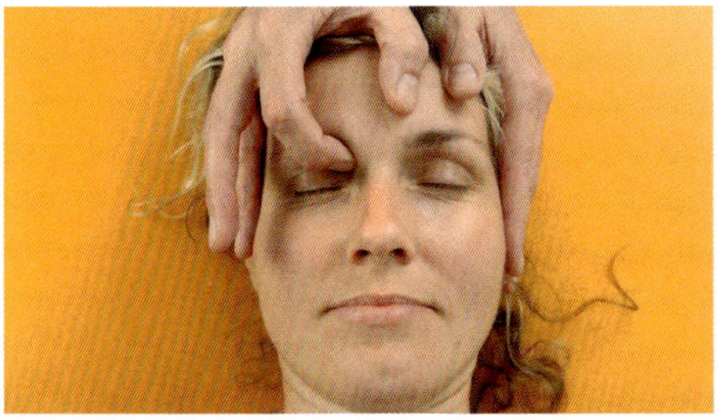

Abb. 21.53 Behandlung M. obliquus superior

21.7.9.3 M. temporalis

Spannt sich über die Schläfe aus. Wir tasten den gesamten Schläfenbereich ab und lösen dortige Verklebungen (s. Abb. 21.54).

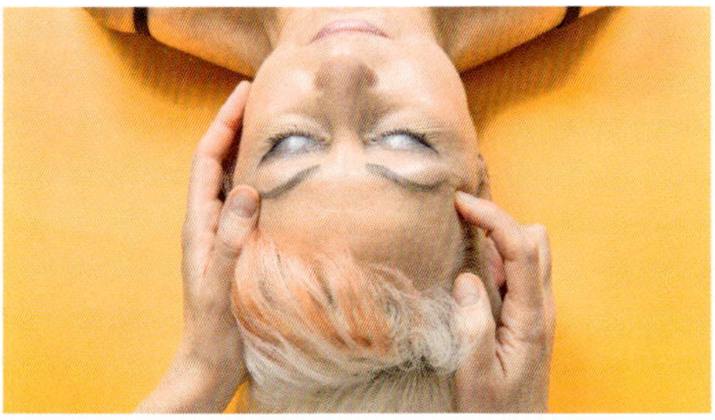

Abb. 21.54 Behandlung M. temporalis

21.7.9.4 M. masseter

Der kräftige Kaumuskel ist am Jochbein gut zu erreichen. Neben dem Nasenflügel beginnend tasten wir nach lateral bis zum Kiefergelenk an der Unterkante des Jochbeins entlang (s. Abb. 21.55). Auch bei der Untersuchung des Mundbodens haben wir diesen Muskel schon unter unseren Fingern, da er am Unterkiefer ansetzt.

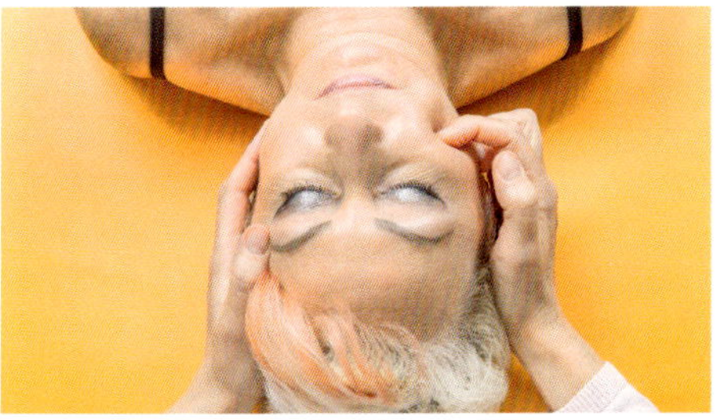

Abb. 21.55 Behandlung M. masseter

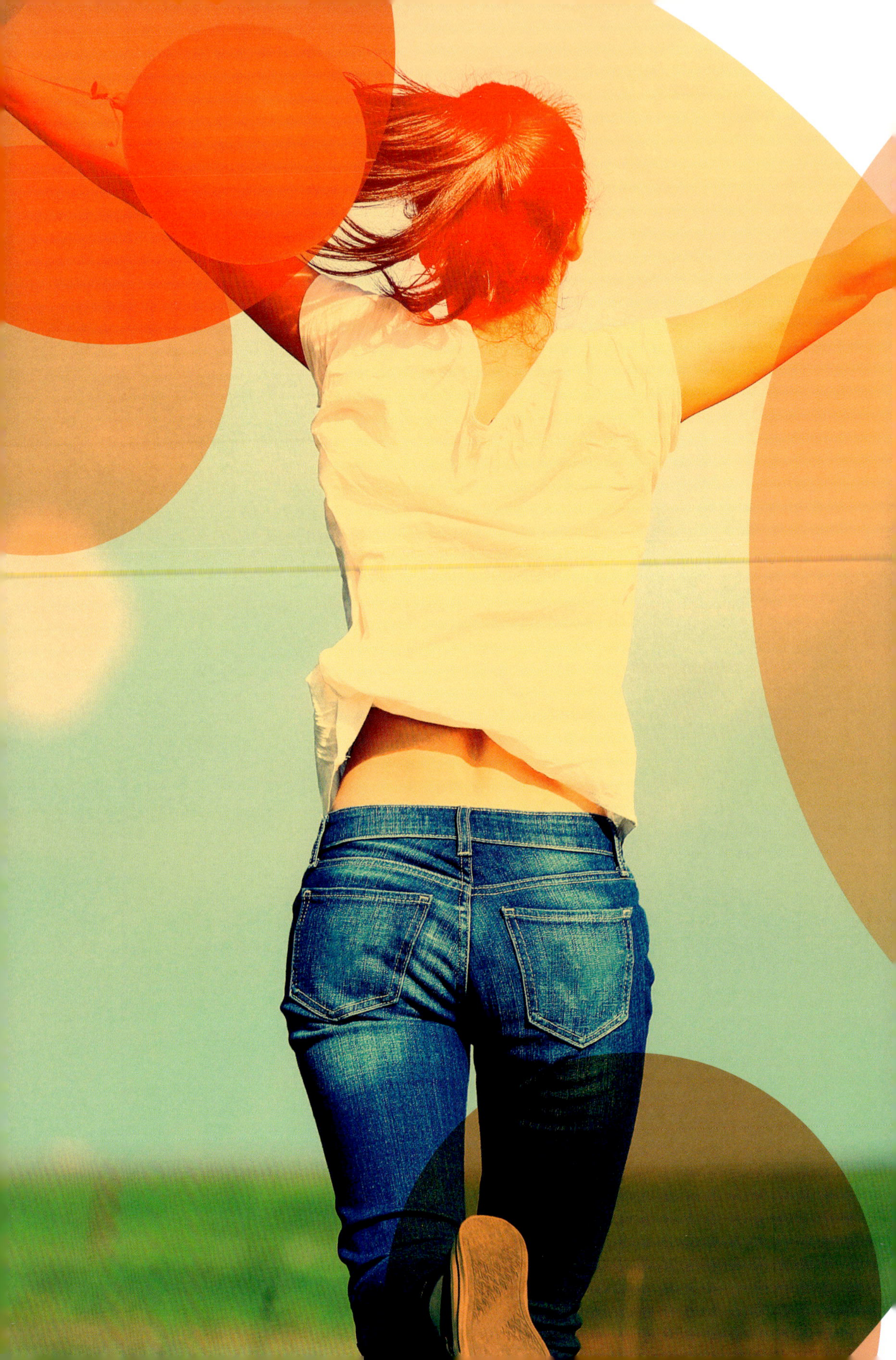

Teil 6
Anhang

DIE AUTORIN

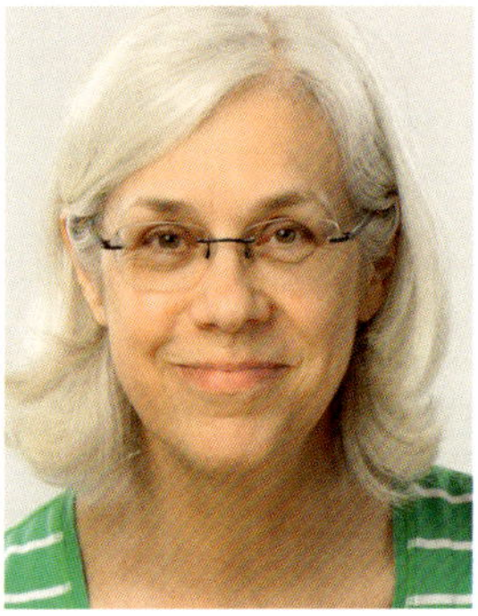

Bettina Tamura ist Physiotherapeutin und Heilpraktikerin. Bis 1999 führte sie eine Lehrtätigkeit an der Physiotherapieschule in Lahr aus, bis sie in Celle eine Privatpraxis für funktionelle muskeltherapie nach tamura® (fmt) eröffnete. Inzwischen hat sie zusätzlich eine Praxiszweigstelle in Berlin. Bettina Tamura veranstaltet seit 2002 regelmäßig Fortbildungskurse in funktioneller muskeltherapie nach tamura®. Informationen dazu unter: www.fmt-institut.com

BILDNACHWEISE

Shutterstock

Seite 16 / design36

Seite 83 / muratart

Seite 132 / Monthira

Seite 176 / slam.pukkato

Seite 196 / KieferPix

Seite 214 / Buzas Botond

Seite 246 / lzf

Alle weiteren Bilder und Abbildungen Copyright Bettina Tamura, Fotografen und Grafiker Helge Sauber, Philip Loeper, Robin Tamura und Lilian Hornbostel

LITERATURVERZEICHNIS

[1] Avery, N.C., Bailey, A. J., Restraining cross-links responsible for the mechanical properties of collagen fibers: natural and artificial, In: Fratzl P, editor, Collagen: Structure and mechanics, Boston, MA: Springer US 2008, S. 81 – 110

[2] De Morree, Jan J., Dynamik des menschlichen Bindegewebes, Urban & Fischer Verlag, 2001

[3] Goldspink, G., Williams, P.E., Journal of cell science, Longitudinal growth of striated muscle fibers, Company of Biologists, Cambridge 1971

[4] Guimberteau, J-C., Strolling under the skin, Images of living matter architectures, DVD, Centre de ressources et d`information sur le multimedia pour l`enseignement supérieur, ADF Video Productions/Endovivo productions, 2005

[5] Klinghardt, D., Schmeer-Maurer, A., Mentalfeldtechniken – ganz praktisch, VAK Verlags GmbH, Kirchzarten, 2011

[6] Markworth, P., Sportmedizin 1, Rowohlt Taschenbuch Verlag, Reinbek, 1983

[7] Müller, Divo G., Schleip, R., Faszientraining, Theorie und Praxis zum Aufbau eines geschmeidig-kraftvollen Bindegewebes, Terra Rosa e-magazine, Issue no. 7

[8] Myers, Thomas W., Anatomy Trains, Myofasziale Leitbahnen, Urban & Fischer, München, 2010

[9] Schleip, R., Die Bedeutung der Faszien in der manuellen Therapie, Deutsche Zeitschrift für Osteopathie, Hippokrates Verlag, 2004

[10] Schleip, R., Findley, T.W., Fascia, The tensional network of the human body, Churchhill Livingstone, Elsevier, 2012

[11] Stecco, C., Stern, R., Porzionato, A., Macchi, V., Masiero, S., Stecco, A., De Caro, R., Hyaluronan within fascia in the etiology of myofascial pain, Surge Radiol Anat, Springer Verlag, 2011

21